RELIGIÃO,

PSICOPATOLOGIA
&
SAÚDE MENTAL

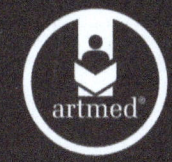

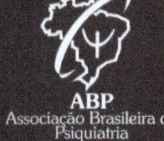

CB046827

artmed®

ABP
Associação Brasileira de
Psiquiatria

A Artmed é a editora oficial da ABP

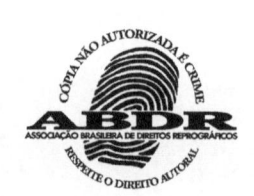

D142r Dalgalarrondo, Paulo
Religião, psicopatologia e saúde mental / Paulo Dalgalarrondo. – Porto Alegre : Artmed, 2008.
288 p. : il. ; 23 cm.

ISBN 978-85-363-1082-4

1. Psicopatologia. 2. Religião I. Título.

CDU 616.89:2

Catalogação na publicação: Juliana Lagôas Coelho – CRB 10/1798

PAULO DALGALARRONDO
Professor Titular de Psicopatologia
Universidade Estadual de Campinas
(UNICAMP)

RELIGIÃO,

PSICOPATOLOGIA

&

SAÚDE MENTAL

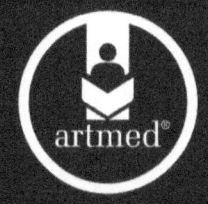

artmed®

2008

© Artmed Editora, S.A., 2008.

Capa
Tatiana Sperhacke sobre foto de
© iStockphoto.com/Joshua Blake

Preparação do original
Ivaniza O. de Souza

Leitura final
Cristiane Marques Machado

Supervisão editorial
Cláudia Bittencourt

Projeto gráfico e editoração eletrônica
Armazém Digital Editoração Eletrônica – Roberto Vieira

Reservados todos os direitos de publicação, em língua portuguesa, à
ARTMED® EDITORA S.A.
Av. Jerônimo de Ornelas, 670 - Santana
90040-340 Porto Alegre RS
Fone (51) 3027-7000 Fax (51) 3027-7070

É proibida a duplicação ou reprodução deste volume, no todo ou em parte, sob quaisquer formas ou por quaisquer meios (eletrônico, mecânico, gravação, fotocópia, distribuição na Web e outros), sem permissão expressa da Editora.

SÃO PAULO
Av. Angélica, 1091 - Higienópolis
01227-100 São Paulo SP
Fone (11) 3665-1100 Fax (11) 3667-1333

SAC 0800 703-3444

IMPRESSO NO BRASIL
PRINTED IN BRAZIL
Impresso sob demanda na Meta Brasil a pedido de Grupo A Educação.

*Para Mônica,
com amor*

AGRADECIMENTOS

Sendo um trabalho "de balanço", síntese de pesquisas que realizo, quase sempre em grupo, há cerca de 15 a 20 anos, muitas pessoas contribuíram para este livro. Não é possível agradecer a todos e, certamente, vários colegas que deram contribuições importantes injustamente não serão aqui mencionados.

Um grupo de pessoas próximas foi arregimentado na fase final de redação. Minha esposa, Mônica Jacques de Moraes, corrigiu cautelosamente as primeiras versões e fez sugestões valiosas para que o texto ficasse mais inteligível e correto. Cláudio Eduardo M. Banzato leu atenta e pormenorizadamente a versão preliminar e apontou de forma perspicaz algumas inconsistências no texto. Mário Eduardo Costa Pereira analisou criticamente o material e fez ricas sugestões. Eloísa Valler Celeri, assim como Joel S. Giglio, ajudaram-me, respectivamente, a entender a visão de Winnicott e de Jung sobre a religião.

Este trabalho foi discutido de forma detalhada, em versões prévias, pelo grupo "Saúde Mental e Cultura", que se reuniu todas as terças-feiras à tarde na Unicamp, por mais de 10 anos. Agradeço, assim, aos amigos que estiveram presentes desde o início: Joel S. Giglio, Paulo Augusto Costivelli de Moraes, Maria Cândida Becker, Ana Maria G. R. Oda, Marcelo Kimati Dias, Marcelo G. Nucci, Palmeron Dias, Patrícia Gatti, Silvia Maria Azevedo dos Santos e Daniela Barbetta, assim como os mais novos, Francis Sunaga, Alex de Toledo Ceará, Francisco de Assis Júnior e Sara Ponzini Vieira. Nesse grupo, numa fase anterior, os então jovens antropólogos Paulo César Ribeiro Barbosa e Cláudio Luiz Pereira foram interlocutores valiosos.

O professor e antropólogo da Unicamp José Luiz dos Santos, com seu apurado olhar e perspectiva sempre aberta e crítica, foi um interlocutor instigante; com ele passei a entender melhor a porosidade e o dinamismo do fenômeno religioso no Brasil e sua relação mais ampla com a cultura. Alexander Moreira-Almeida, ao realizar pós-doutorado na Duke University com Harold Koenig, enviou-me, com seu espírito entusiasmado e generoso, um bom número de artigos valiosos e recentes. Além disso, nestes anos, fui aluno ouvinte em cursos sobre religião, cultura e sociedade de Carlos Rodrigues Brandão, Jorge Cláudio Ribeiro, assim como sobre antropologia e sociologia de Marcelo Ridenti, Renato Ortiz e Nádia Farange.

Apesar dessa seleta equipe de revisores, críticos e mestres, certamente minha teimosia e limitações não permitiram que alguns erros vernáculos, inconsistências conceituais, falhas e omissões deixassem de permanecer neste livro. Não é retórico dizer que as pessoas mencionadas não são em nada responsáveis pelas deficiências que porventura sejam encontradas.

Este livro foi primeiramente parte de uma tese apresentada para concurso de professor titular em psicopatologia. Foram membros da banca e contribuíram com críticas e sugestões valiosas: Naomar de Almeida Filho, Othon Bastos, Jair de Jesus Mari, Antonio Muniz de Rezende e Neury José Botega. Na transformação dessa tese no presente livro contribuíram de forma decisiva Adriane Kiperman Rojas, com sugestões editoriais sempre criativas, e Cláudia Bittencourt, com paciente correção e padronização do texto.

Embora não necessária e diretamente relacionados ao trabalho, os amigos queridos estiveram presentes nesses anos todos: Mariana e Edinho, Márcia e Mário, Marilda e Neury, Vitória e Claudinho, Antônio, Valéria e João, Pola e Fernando.

No ano de 2006, meus pais, Maria Thereza e Fernando, faleceram, após longas e penosas doenças. Fica aqui a imensa gratidão e o carinho e saudades também incomensuráveis.

Finalmente, agradeço a minhas filhas, Luísa e Gabriela, pela paciência relativa ao tempo e energia que me custou este trabalho e pela luz que delas irradia, imprescindível nos meus dias escuros. Juntamente com Mônica, elas são a bússola e o porto seguro que orientam a minha vida.

SUMÁRIO

Parte I
Religião, psicopatologia e saúde mental: do coletivo ao individual,
do fenômeno sociocultural à experiência psicopatológica

1. Introdução 15
   Religião em uma certa tradição 18
   Como definir o fenômeno religioso 20
   Alguns campos semânticos: religião, religiosidade,
   espiritualidade, fé, mística e magia 22

2. Formadores do campo teórico 29
   Olhando para a sociedade e para a cultura 29
   Formadores do campo teórico: foco no indivíduo 54

3. A psicologia da religião 77
   A psicologia empírica da religião 77
   Curso da vida, grupos etários e gênero 89
   Neuropsicologia da religião: cérebro e experiência religiosa 95
   Religião e personalidade 97
   Religião, identidade e noção de pessoa 100

4. Religião e religiosidade no Brasil 105

As matrizes religiosas brasileiras 105
As várias religiões no Brasil 108
As mudanças recentes da religiosidade no Brasil 132
A porosidade do campo religioso no Brasil 135

5. Psicopatologia e religião 141

Loucura e religião: uma antiga e íntima relação 141
A melancolia religiosa 144
A loucura religiosa 145
Psicopatologia e religião em alguns autores formadores da psicopatologia moderna: Kraepelin, De Sanctis, Schneider e Jaspers 149
Um caso especial: o delírio religioso 158
A distinção entre fenômenos religiosos e psicopatológicos 164
Psicopatologia do religioso na contemporaneidade 170

6. Pesquisas epidemiológicas em saúde física e mental e religião 177

Saúde física e religião 177
Religião, saúde e transtornos mentais nas pesquisas médicas e epidemiológicas 179
Religião e uso nocivo de álcool e drogas 182
Religião e depressão 183
Religião e suicídio 185
Religião e outros transtornos mentais 185
Religião e esquizofrenia 186
Religião, bem-estar, qualidade de vida e rede de apoio social 187
Aspectos negativos da religião sobre a saúde mental 188
Avaliação geral da linha de pesquisa sobre saúde mental e religião 190

7. **Estudos sobre religião e saúde mental realizados no Brasil** 193
   Estudos de relevância histórica 193
   Estudos contemporâneos 204

Parte II
Um balanço entre teoria e investigação empírica no campo "saúde mental e religião" na contemporaneidade

8. **Reflexões sobre estudos empíricos** 215
   Limitações de estudos empíricos sobre religião e saúde mental 215
   Sinopse dos estudos empíricos 219

9. **Dois entreatos: a complexidade dos contextos e a religião como objeto de estudo científico** 229
   Entreato um – O contexto histórico atual: novos focos sobre religiosidade, sofrimento e transtorno mental na contemporaneidade 229
   Entreato dois – A religião como objeto de investigação: da simplificação epidemiológica à sua complexidade inerente 238

10. **Religião como sistema privilegiado de constituição de sentido e ressignificação do sofrimento** 247
    A religiosidade brasileira: aflição e demanda 252

11. **Conclusões** 259

Referências 263

Parte I

RELIGIÃO, PSICOPATOLOGIA E SAÚDE MENTAL: DO COLETIVO AO INDIVIDUAL, DO FENÔMENO SOCIOCULTURAL À EXPERIÊNCIA PSICOPATOLÓGICA

1
INTRODUÇÃO

> Se ao menos eu tivesse uma religião qualquer!
> Por exemplo, por aquele manipanso
> Que havia em casa, lá nessa, trazido de África,
> Era feiíssimo, era grotesco,
> Mas havia nele a divindade de tudo em que se crê.
> Se eu pudesse crer em um manipanso qualquer –
> Júpiter, Jeová, a Humanidade –
> Qualquer serviria,
> Pois o que é tudo senão o que pensamos de tudo?
>
> Fernando Pessoa (In: Poesias de Álvaro de Campos)

A primeira parte deste livro visa revisar criticamente a literatura sobre religião na sua interface com disciplinas como psicopatologia, psicologia e antropologia. Isso servirá de moldura teórica a uma reflexão sobre investigações empíricas desenvolvida na segunda parte do livro. Assim, praticamente toda a análise e reflexão deste livro tem em comum o tema da religião, articulada com distintos aspectos da saúde mental e de diferentes transtornos mentais.

Procede, portanto, indagar logo de início o que é, enfim, esta invenção humana[1] chamada religião. Como se deve conceber hoje e em nosso meio a experiência religiosa? E, afinal, por que relacionar religião e psicopatologia? Que conexões existiriam entre a religião e os transtornos mentais? Existiriam relações necessárias ou, se não necessárias, importantes entre a religião e o campo da saúde mental?

Deve-se também, ao se iniciar a leitura deste livro, assinalar que este não é o trabalho de um teólogo ou filósofo da religião, tampouco de um antropólogo ou

---

[1] Neste livro trata-se a religião como fenômeno eminentemente humano. Não é intuito do autor pôr em questão a existência ou não de uma divindade ou a origem e natureza mesma do sagrado. Assim, considera-se aqui a religião como "invenção humana". Em relação à contribuição do divino para sua gênese e desenvolvimento, deixo aos teólogos, filósofos, sacerdotes e pessoas genuinamente religiosas este tipo de reflexão. Mas mesmo que uma parte das pessoas considere a religião como algo de origem divina, é difícil negar, ao abordá-la na sua expressão histórica e social, que ela não seja pelo menos "reinventada" pelos homens.

sociólogo, porta-vozes de campos de estudo com longa tradição histórica relacionada ao tema. Trata-se da investigação de um psicopatólogo que se esforça em aproximar-se do fenômeno "religião" por meio de disciplinas como a psicopatologia, a psicanálise e a psicologia (além da antropologia e da sociologia da religião) e busca, assim, constituir uma certa psicopatologia culturalmente informada e sensível.

A religião é, seguramente, um objeto de investigação dos mais complexos,[2] posto que, como fenômeno humano, é, a um só tempo, experiencial, psicológico, sociológico, antropológico, histórico, político, teológico e filosófico. Enfim, implica abordagens e dimensões várias e de distintas espécies da vida coletiva e individual. Ela é, não se pode negar, fenômeno humano de decisiva centralidade e de complexidade incontornável.

A religiosidade, se tentará convencer o leitor, é uma das dimensões mais marcantes e significativas (assim como doadora de significado) da experiência humana cotidiana, da subjetividade. Apenas para mencionar um aspecto quantitativo, segundo levantamento do Instituto Gallup, de 1996, nos Estados Unidos, 96% da população afirmavam acreditar em Deus, 90% rezavam, 69% eram membros de igrejas e 43% haviam ido a um culto em uma igreja, sinagoga ou outro templo nos últimos sete dias (Princeton Religion Research, 1996). Uma nova pesquisa (Gallup, 2000) identificou que 88% dos norte-americanos se descrevem como pessoas "religiosas" ou "espirituais", 83% sentem Deus como importante em suas vidas e apenas 7% afirmam que a espiritualidade não é importante em seu cotidiano. Os Estados Unidos são considerados um país consideravelmente "religioso"; entretanto, países "menos religiosos" como Austrália, Nova Zelândia ou Canadá apresentam taxas de pertencimento a denominações religiosas que variam de 77 a 87% (os "sem-religião" variam de 13 a 20%) (Bouma, 1995). A Alemanha reunificada, considerada país pouco religioso no continente menos religioso do mundo, apresenta taxas de "crença em Deus" de 56% e "crença em vida depois da morte" em 50% da população (Shand, 1998). No Brasil, várias estatísticas (Antoniazzi, 2004) indicam que de 98 a 99% das pessoas acreditam em Deus (apenas 1 a 2% diz não crer em Deus); além disso, o censo do IBGE de 2000 revelou que mais de 92% da população referiu ter uma religião.

Há certo consenso entre cientistas sociais, filósofos e psicólogos sociais de que a religião é uma importante instância de significação e ordenação da vida, de seus reveses e sofrimentos. Ela parece ser fundamental naqueles momentos de maior impacto para os indivíduos, como perda de pessoas próximas, doença grave, incapacitação e morte. Como é elemento constitutivo da subjetividade e doador de significado ao sofrimento, defendo que ela deva ser considerada um objeto privilegiado na interlocução com a saúde e os transtornos mentais.

---

[2] François Laplantine diz, em seu texto *Pensar antropologicamente a religião*, que, não sendo um objeto antropológico autônomo "[...] ela (a religião) é considerada como expressiva do social (Durkheim), do político (Balandier), de processos psíquicos (Freud, Devereux), assim como de armadilhas ou descaminhos (*mauvais tours*) que nos prega a linguagem (Wittgenstein)". (LAPLANTINE, F. Penser anthropologiquement la religion. *Anthropologie et Societés*, v. 27, n. 1, p. 11-33, 2003.)

Mas, antes mesmo de iniciar esta revisão e análise conceitual e objetiva, creio ser pertinente formular uma pergunta ainda mais preliminar e um tanto mais pessoal: pode, de fato, alguém que não crê, que não tem sentimentos religiosos, que não consegue admitir a existência de um Deus ou de uma alma que sobreviva à morte, pesquisar e escrever sobre a religião?

Não se trata de uma permissão ética, mas antes da real viabilidade (ou seja, de uma "questão de método"), pois é possível que a religião para alguém desse tipo seja sempre a "religião dos outros", objeto externo, neutro e frio. Seria metodologicamente legítimo aproximar-se da religião sem tocar (ou "ser tocado") no sentimento vivo do homem que tem fé, que realiza sua devoção, que teme e adora a Deus? A religião, vista como entidade social ou psicológica abstrata, correria o risco de tornar-se um fenômeno morto, peça de museu, desvitalizada naquilo que lhe é mais essencial e original: as experiências íntimas, pessoais, altamente emocionais da fé religiosa.

Nesta linha, Mircea Eliade (1996) questiona como é possível tornar compreensível o comportamento do *Homo religiosus* e seu universo mental. Segundo ele, a empresa é das mais difíceis. O historiador das religiões alerta que "o único meio de compreender um universo mental alheio é situar-se dentro dele, no seu próprio centro, para alcançar, a partir daí, todos os valores que esse universo comanda". Assim, para o homem religioso, o mundo existe porque foi criado pelos deuses, a existência mesma do mundo "quer dizer alguma coisa". Segundo Eliade, para o *Homo religiosus* o Mundo *não é mudo nem opaco*, não é uma coisa inerte, sem objetivo e sem significado; o Cosmos *vive e fala*.

Quão distante está esse *Homo religiosus* do autor destas linhas, para quem o mundo é fundamentalmente opaco, provavelmente sem objetivo e cujo significado é duramente construído (e destruído) por nós mesmos a cada minuto.[3]

Talvez uma perspectiva aceitável seria pensar a religião e a religiosidade de modo mais amplo. A religiosidade laica seria análoga ou comparável a uma profunda admiração pelo mistério, uma atração indefinida pela dimensão poética da vida e do universo, uma percepção clara da insignificância do próprio eu e um desejo obscuro de transcendência, seja lá o que isso signifique. Humberto Eco (2000), nas cartas que trocou com o bispo Carlo Maria Martini, afirmou que:

> Creio poder dizer em que fundamentos se baseia, hoje, minha "religiosidade laica" – porque acredito firmemente que existem formas de religiosidade, e logo, sentido do sagrado, do limite, da interrogação e da espera, da comunhão com algo que nos supera, mesmo na ausência da fé em uma divindade pessoal e providente.

---

[3] Identifico-me, entretanto, com as palavras de Max Weber, que dizia: "Eu não tenho, com certeza, ouvido religioso, nem a necessidade e a capacidade de erigir em mim qualquer tipo de edifício espiritual. Mas, fazendo um rigoroso auto-exame, não sou nem anti-religioso, nem irreligioso". Quando Weber se refere a "ouvido religioso" faz alusão a "ouvido musical", ou seja, uma sensibilidade especial para perceber de forma discriminada e intuir de modo aprofundado. A citação de Weber é retirada de: WILLAIME, J. P.; HERVIEU-LEGER, D. *Sociologies et religion*: approches classiques, Paris: PUF, 2001.

Mais adiante, no final dessa carta, Eco faz algo que poderia ser considerado uma "defesa" da "religião laica":

> [...] mas admita que, se Cristo fosse realmente o sujeito de um conto, o fato de que esse conto tenha sido imaginado e desejado por bípedes implumes que sabem apenas que não sabem, seria tão milagroso (milagrosamente misterioso) quanto o fato de que o filho de um Deus real tenha realmente encarnado. Este mistério natural e terreno não cessaria de perturbar e adoçar o coração de quem não crê.

RELIGIÃO EM UMA CERTA TRADIÇÃO

Muitas concepções de sagrado e de Deus foram formuladas, em diversos momentos históricos e contextos socioculturais. Apenas para enfatizar a relatividade com que se deseja abordar o tema aqui, tomemos a noção de Deus e vejamos como ela pode ser variável.

Deus nem sempre foi judaico-cristão, perfeito, onipresente, onipotente e onisciente, o grande pai que salva e pune os homens em todos os momentos de suas vidas. Uma concepção da antiguidade referente a Deus muito distinta desta é a formulada por Epicuro (341-270 a.C.) e sua escola. O filósofo de Samos não nega a existência de Deus, mas afirma que a imagem que os homens fazem dele é totalmente enganosa. Ainda mais, ele pensa que se os Deuses realmente existem, como parece ser o caso, vivem muito longe de nosso mundo e não se ocupam em absoluto dos homens e de suas querelas:

> Os Deuses de fato existem e é evidente o conhecimento que temos deles; já a imagem que deles faz a maioria das pessoas, essa não existe [...] Com efeito, os juízos do povo a respeito dos Deuses não se baseiam em noções inatas, mas em opiniões falsas. Daí a crença de que eles causam os maiores malefícios aos maus e os maiores benefícios aos bons. Irmanados pelas suas próprias virtudes, eles só aceitam a convivência com os seus semelhantes e consideram estranho tudo que seja diferente deles. (Epicuro, 1997, p.25)

Os deuses são seres perfeitos; e os homens, imperfeitos. Não há contato, nem qualquer tipo de influência de uns sobre os outros. Epicuro buscou, certamente, um conjunto de fórmulas para ajudar os homens na sua condição de seres miseráveis em um mundo de guerras, fome, doença e incerteza. Como o temor da morte seja talvez uma das principais fontes de sofrimento, Epicuro recomenda ao seu jovem discípulo Meneceu:

> Acostuma-te à idéia de que a morte para nós não é nada, visto que todo bem e todo mal residem nas sensações, e a morte é justamente a privação das sensações. A consciência clara de que a morte não significa nada para nós

proporciona a fruição da vida efêmera, sem querer acrescentar-lhe tempo infinito e eliminando o desejo de imortalidade. (Epicuro, 1997, p.27)

O fato é que os conselhos de Epicuro, concretamente, não aliviaram ou não alcançaram o espírito dos povos que sucederam aos gregos. Mais de dois mil anos depois, o velho Hans-Georg Gadamer indaga em um colóquio de filósofos europeus, em Capri, o porquê da religião. Ele questiona:

> Mas, quando se trata de experiência, deve-se começar por si mesmo. De toda maneira, um rápido olhar sobre as demais religiões ensina algo sobre a experiência religiosa, a qual parece não faltar em lugar algum. Não seria o conhecimento da morte, em toda parte, aquele que ao mesmo tempo inclui a impossibilidade de experimentá-la? Isto é o que distingue o homem. Esse conhecimento sobre seus limites falta a todos os outros seres vivos existentes na natureza. (Gadamer, 2000, p.226)

Assim, se a essência da religião reside na experiência concreta e específica do sagrado, ou em um sentido de finitude e anseio por eternidade ou transcendência, não ouso responder. Mas, como pano de fundo das indagações sobre a experiência concreta de pessoas concretas, no Brasil de hoje, talvez faça sentido apresentar estas minhas inquietações já no início da introdução deste livro. Passemos então de volta a palavra a Gadamer (2000, p.227):

> De toda forma, a impenetrabilidade e o caráter sinistro da morte permanecem dote de todo pré-pensamento que diferencia o homem dos outros seres vivos – e este é um dom perigoso. O pensamento antecipador do homem leva, irresistivelmente, como parece, ao desejo de pensar para além de uma morte assim tão certa. Deste modo, os homens são os únicos seres vivos que conhecemos que sepultam seus mortos. Isto significa que eles procuram conservá-los para além da morte – e honrar em culto aqueles que guardam na memória [...]
> Trata-se de um ato simbólico – como aquela outra característica indiscutível do homem, a língua. Talvez ambos sejam inseparáveis, o pensamento para além da morte e o milagre da língua, que pode entregar o ser a qualquer coisa que não existe.

A partir desta formulação de Gadamer, penso receber o aval para pesquisar e escrever sobre religião. Postulo que isso seja permitido até aos incrédulos, até àqueles *sem ouvido religioso* e, oxalá, que esta tentativa de compreender a religião nas suas articulações com o sofrimento, com o psicopatológico, não fira demais a essência da experiência religiosa. Estudar, refletir e escrever sobre religião é trabalhar sobre o mesmo material de que ela é feita, da experiência humana nos seus limites, assim como de símbolos culturais, que constituem e alimentam, constrangem e enriquecem viabilizam nossos espíritos e nossa existência neste mundo. Todos, crédulos e incrédulos, de uma forma ou de outra, somos tocados pelo espírito da religião e dele dificilmente escapamos.

COMO DEFINIR O FENÔMENO RELIGIOSO

Na edição de 1968 da Enciclopédia Britânica encontra-se, no verbete "Religion" (de Jaroslav Pelikan), uma breve e significativa afirmação. Assim diz Pelikan: "Man, it has been said, is incurably religious".[4]

A idéia da religião como algo incurável, uma doença ou paixão constitucional, irremediavelmente ligada à condição humana, parece-me muito de acordo com a experiência pessoal e coletiva. Complementar à definição de Pelikan, a noção do sentido da religião para o homem expressa pelo sociólogo Manuel Castells (2001) é digna de ser evocada:

> É um atributo da sociedade, e ousaria dizer, da natureza humana, se é que tal entidade existe, encontrar consolo e refúgio na religião. O medo da morte, a dor da vida, precisam de Deus e da fé n'Ele, sejam quais forem suas manifestações, para que as pessoas sigam vivendo. De fato, fora de nós Deus tornar-se-ia um desabrigado.

Para os médicos, psicólogos e demais pesquisadores no campo da saúde e dos transtornos mentais, a religião, como fenômeno humano recorrente, constitutivo da subjetividade, não poderia nem ser negligenciada nem passar despercebida. Mas, deve-se assinalar, quase sempre passa como algo de menor importância. Ela é uma das dimensões da vida que, embora central, sintomaticamente míngua nos estudos sobre saúde e transtornos mentais (Larson et al., 1986).

Além de condição incurável, a religião caracteriza-se ao longo do tempo e do espaço como extremamente variável,[5] de um contexto cultural para outro, de um período histórico para outro. Há religiões animistas, fetichistas, totemistas, manistas, politeístas, monoteístas, matriarcais, patriarcais, reencarnacionistas, religiões com um Deus perfeito e puro, outras com deuses instáveis e repletos de defeitos,[6] religiões sem deuses (ou sem atribuir centralidade a eles, como o budismo e o confucionismo), religiões quase exclusivamente místicas e sem grandes preocupações com a ética (zen-budismo), religiões quase somente éticas e com pouca mística

---

[4] "O homem, tem sido dito, é incuravelmente religioso".

[5] Há, no mundo contemporâneo, segundo informa o Centro Apologético Cristão de Pesquisa (2003), mais de 2.000 religiões "mundiais" diferentes e mais de 10.000 seitas locais. Sobre a acentuada multiplicidade do religioso, ver: CASCUDO, L. C. Religião. In: CASCUDO, L. C. *Civilização e cultura*. Belo Horizonte: Itatiaia, 1983.

[6] Durkheim, em seu trabalho de 1912, "As formas elementares da vida religiosa", diz que: "Não existe fealdade física ou moral, não existem vícios nem males que não tenham sido divinizados. Houve deuses do roubo e da astúcia, da luxúria e da guerra, da doença e da morte. O próprio cristianismo, por mais alta que seja a idéia que ele se faz da divindade, foi obrigado a dar ao espírito do mal um lugar em sua mitologia. Satã é uma peça essencial do sistema cristão; ora, se ele é um ser impuro, não é um ser profano. O antideus é um deus, inferior e subordinado, é verdade, mas dotado de poderes extensos".

(confucionismo), religiões com infernos e céus e religiões sem uma clara sobrevivência da alma após a morte (confucionismo e algumas perspectivas no judaísmo). Enfim, as religiões variam tremendamente em seus elementos constitutivos, ao longo da história e das regiões da Terra.

Haveria, então, algo comum ou universal em toda experiência religiosa? Rudolf Otto, no seu famoso estudo *O sagrado* (1917/1992), propõe que o caráter específico do fenômeno religioso seria a contraposição de duas dimensões fundamentais da vida: a sagrada e a profana. Para ele, antes da religião, a experiência religiosa em si, do homem comum, não se traduz por uma idéia, por noções abstratas ou alegorias morais. Ela implica um poder terrível, um sentimento de pavor, um estado peculiar diante do que ele chama de *mysterium tremendum*, um respeito especial por essa *majestas*, essa superioridade esmagadora de poder. Otto designa a essência da experiência religiosa como o *numinoso*. Na contraposição entre o profano, o mundo cotidiano simples e prosaico do trabalho, das obrigações e diversões comuns, e o sagrado, este último surge como algo muito especial, um *ganz andere*[7] segundo Otto, um departamento radicalmente diferente da vida.

Em uma edição mais antiga da mesma Enciclopédia Britânica, a nona, editada de 1875 a 1889, o então jovem James Frazer (1994) dizia que:

> A palavra "tabu" é comum aos diferentes dialetos da Polinésia, sendo talvez derivada de ta, "marcar", e pu, advérbio de intensidade. Assim, a palavra composta "tabu" (tapu) significaria, originalmente, "completamente marcado". Seu sentido comum é "sagrado". Não implica contudo nenhuma qualidade moral, mas apenas "uma relação com os deuses, ou um desligamento de objetivos comuns e apropriação exclusiva por pessoas ou coisas consideradas sagradas." [...] O oposto de tabu é noa (em Tonga, gnofoba), que significa "geral" ou "comum". Assim, a regra que proíbe as mulheres de comer com os homens, bem como, exceto em ocasiões especiais, de comer quaisquer frutas ou animais oferecidos em sacrifício aos deuses, era chamada "ai tabu", "comida sagrada", ao passo que o atual relaxamento da regra é chamado "ai noa", "comida geral", ou comer em comum.

Mas Câmara Cascudo (1983) acentua que o termo polinésio *tabu* corresponde, mais ou menos, ao latino *sacer*, ao grego *agôs* e ao hebraico *kadausch*, cobrindo os campos semânticos de proibido, interdito, intocável; o contrário, então, do *noa*, lícito, permitido e utilizável. O sagrado é não apenas especial e incomum, mas também da esfera do interdito.

Durkheim (1978), em sua obra seminal de 1912, *As formas elementares da vida religiosa*, busca examinar o fundamento da religião nas sociedades humanas. Visa compreender a forma e a natureza da autoridade moral inerente a tudo que é religioso. Para isso, pesquisa aquela que os estudiosos da época consideravam a forma mais arcaica de religiosidade, a religião mais simples e primitiva, o totemismo

---

[7] *Gans andere*, do alemão, "totalmente outro".

australiano.[8] Em certa conformidade com Otto, Durkheim conclui que a religião seria um fenômeno social universal, marcado menos por crenças mágicas ou fé em uma transcendência, do que pela oposição fundante entre o sagrado e o profano. O totem é uma força impessoal, um poder anônimo, completamente exterior ao indivíduo, um sistema de símbolos que se irmanam pela noção básica do "sagrado". Essa força especial que caracteriza o sagrado e supera todo e qualquer indivíduo concreto é, de fato, para o sociólogo francês, a própria sociedade, oculta por trás das concepções e experiências religiosas vividas. Essa tese será examinada mais cuidadosamente um pouco adiante.

ALGUNS CAMPOS SEMÂNTICOS: RELIGIÃO, RELIGIOSIDADE, ESPIRITUALIDADE, FÉ, MÍSTICA E MAGIA

Certamente, não há consenso em torno da definição de religião. Algumas definições clássicas devem ser mencionadas, por seu valor histórico e formador do campo semântico coberto pelo termo religião.

No final do século XIX, **Tylor** (1871) a define sucintamente como *a crença em seres espirituais*. **Mueller** (1903), por sua vez, afirma que a religião consiste na *habilidade de experienciar o infinito no finito*.

Para **Durkheim**, a religião é um conjunto de práticas e representações revestidas de caráter sagrado. Segundo ele, a religião também pode ser definida como "um sistema solidário de crenças e práticas relativo a entidades sacras, quer dizer, separadas, proibidas; crenças e práticas que unem em uma mesma comunidade moral, chamada igreja, a todos que aderem a ela" (Durkheim, 1978, p.212).

Embora tenha evitado uma formulação concisa de religião, **Weber**, ao analisar a ética econômica das religiões ditas mundiais, fala de "sistemas de regulamentação da vida", sistemas estes que têm sabido reunir, ao redor de si, uma grande quantidade de fiéis. Weber também admite formas analógicas ou metafóricas de religião, quer dizer, formatações religiosas utilizadas como analogia ou metáfora no campo profano. Assim é, segundo ele, o constructo "politeísmo dos valores" ou a "sacralidade" das formas valorativas, fruto do individualismo ético.

Erik **Erikson** (1962) define religião em seu estudo sobre o jovem Lutero como uma forma de tradução em palavras, imagens e códigos significativos do excesso de obscuridade que envolve a existência humana. Ela é também uma espécie de luz que penetra a vida, para além de todo valor ou compreensão.

Finalmente, **Byrne** (2001), um estudioso dedicado a analisar e criticar definições da religião, propõe uma definição em uma vertente moral. Para ele

---

[8] Entretanto, Frazer, assim como muitos outros estudiosos, mostrou que o totemismo não se difundiu por todo o mundo e que, portanto, não podia ser considerado a forma religiosa mais antiga e originária (Eliade, 1996).

> [...] uma religião é um sistema simbólico (quando associado com crenças e práticas) que articula o pensamento de que há uma fonte de moral por trás do mundo, que é o pensamento de que os reinos dos valores e dos fatos estão, em última análise, unidos.

Uma formulação multidimensional que descreve a religião em vários aspectos é apresentada por **Wilges** (1995). Religião, para esse autor, é o conjunto de crenças, leis e ritos que visam um poder que o homem, de fato, considera supremo, do qual se julga dependente, com o qual pode entrar em relação pessoal e do qual pode obter favores. As religiões são constituídas por:

1. uma *doutrina*, ou seja, um conjunto de crenças e mitos sobre a origem do cosmos, sobre o sentido da vida, sobre o significado da morte, do sofrimento e do além;
2. um conjunto de *ritos* e *cerimônias* que empregam e atualizam símbolos religiosos;
3. um *sistema ético*, com leis, proibições, regras de conduta, que são mais ou menos claramente expressas e codificadas;
4. uma *comunidade de fiéis*, com diferentes tipos de líderes e sacerdotes, que estão mais ou menos convencidos das crenças e que seguem os preceitos dessa religião (Wilges, 1995).

O uso dos conceitos de religiosidade e espiritualidade vem ganhando espaço na literatura científica de modo geral e nos estudos em saúde de modo específico. De modo geral, religiosidade e espiritualidade seriam dimensões mais amplas e mais independentes de denominações e formas institucionalizadas específicas de religião. Muitas vezes os termos religiosidade e espiritualidade são usados como sinônimos. Pode-se, entretanto, arriscar alguma diferenciação.

Em contraposição à religião, a noção de *religiosidade* como algo mais pessoal, menos atrelado a instituições religiosas, a comportamentos ritualizados ou a doutrinas religiosas específicas foi desenvolvida de forma sutil e aprofundada por Georg Simmel (1909/1997). O filósofo e sociólogo alemão define a religiosidade como um "estado" ou "necessidade" interna, assim como o conjunto de crenças ou conhecimentos que a tradição oferece na tentativa de satisfazer tal necessidade. Segundo ele:

> Não há absolutamente qualquer possibilidade de que tais necessidades [vinculadas à religiosidade] possam ser silenciadas ou distraídas para outra área a não ser por um breve e transitório período: nosso conhecimento da história mostra que elas (as necessidades de religiosidade) estão enraizadas na natureza humana, há muito tempo e profundamente.

Para Simmel (1909), a religiosidade é um "ser particular", uma "qualidade funcional" da humanidade, que determina inteiramente a vida de alguns indivíduos, mas que existe apenas em forma rudimentar em outros. Próximo ao conceito de religiosidade, alguns autores sugerem haver um *sentimento religioso* original e distinto (Bellot, 1962); algo que, como experiência afetiva pura, resiste ao intelectual.

O sentimento religioso suspenderia a crítica racional, mesclaria o subjetivo com o objetivo, o desejado e o real[9]. Há, entretanto, considerável polêmica se de fato existe um tal sentimento primário, não derivado de outros. Freud (1929/1982a)[10], por exemplo, defendia a tese de que o sentimento religioso é sempre secundário a outros sentimentos mais básicos.

Segundo Larson, Swyers e McCullough (1998), o uso do termo *espiritualidade* destacado de religião e religiosidade é extremamente recente. Segundo esses autores, o incremento da secularização, assim como a desilusão com as instituições religiosas no Ocidente, particularmente durante as décadas de 1960 e 1970, favoreceram que a noção de espiritualidade ganhasse sentido e conotação diferente da de religião. Para tais autores, religiosidade e espiritualidade, embora constituam campos semânticos amplamente sobrepostos, podem ser diferenciadas. A religiosidade incluiria as crenças pessoais, tais como crença em um Deus ou poder superior, assim como crenças e práticas institucionais, como a pertença a denominações religiosas, a freqüência a cultos e o compromisso com um sistema doutrinário de uma igreja ou de uma religião organizada.

Já o termo espiritualidade, para os autores citados, tem sido mais utilizado como um constructo com dimensão mais pessoal e existencial, tais como a crença em (ou uma relação com) Deus ou um poder superior. Muitas pessoas que rejeitam uma religião organizada ou formas tradicionais de culto, dando maior ênfase à experiência espiritual direta em contraposição à religião institucional, preferem se definir como "espirituais", mas não como "religiosas". Segundo Roof (1993), pessoas que se identificam dessa forma tendem a ter maior nível de escolaridade, ser mais "individualistas" e ter maior propensão a engajar-se em grupos religiosos místicos que contêm aspectos de crenças e práticas do tipo *new age*.

Unruh, Versnel e Kerr (2002) examinaram criticamente o conceito de espiritualidade utilizado em pesquisas de saúde. Eles salientam que, na maioria das definições de espiritualidade, há noções de crença em um poder superior ou em uma realidade supra-sensível e busca individual do sagrado. Este é definido como a percepção socialmente influenciada de um ser divino ou de um senso de verdade e realidade última. Também importantes são as noções de "transcendência" e "conexidade". A transcendência refere-se à idéia de um campo experiencial fora da existência material do dia-a-dia, e a conexidade tem a ver com a percepção e a experiência de ligação com as pessoas (vivas ou mortas), com a natureza, com o cosmos, ao longo do tempo e do espaço. Outro aspecto da espiritualidade seria a

---

[9] Allport (1966) afirma que o sentimento religioso desenvolvido compreende uma atitude que relaciona o indivíduo à totalidade do ser. (ALLPORT, G. W. O sentimento religioso. In: ALLPORT, G. W. *Desenvolvimento da personalidade*. São Paulo: Herder, 1966.)

[10] A visão de Freud sobre o sentimento religioso primário, ou sentimento oceânico, é discutida mais adiante.

capacidade de estar em conexão intrapessoal, interpessoal e transpessoal. No final de seu artigo, eles apresentam uma lista de 94 definições diferentes de espiritualidade, formuladas por diversos autores.

As noções de *fé* e *crença* também são elementos importantes desse campo semântico e fenomênico. A crença se define por uma certa adesão ao que parece ou pode ser verdadeiro.[11] Ela é subjetivamente o assentimento voluntário dado a asserções que são tidas como verdadeiras (crenças morais, políticas, religiosas, etc.). Para Jolivet (1967), o domínio por excelência da crença é a *fé religiosa*.[12] Nesta, os enunciados referem-se aos mistérios sobrenaturais. Enunciados como, no cristianismo, trindade, encarnação, redenção e graça, ou no espiritismo, reencarnação são objetos de fé. Excedem a capacidade humana de explicação e estão fora das possibilidades de verificação empírica. São formulados, segundo ele, sob o influxo da vontade[13]. Há, assim, na fé religiosa, um emaranhado de fatores que a predispõe e condiciona: a intervenção ativa da vontade individual, uma certa disponibilidade subjetiva e talento pessoal para a vivência da fé, assim como, de fundamental importância, um meio sociocultural favorecedor ou inibidor.

Se, de um lado, um grande esforço teológico é registrado na história, particularmente do Ocidente, de compatibilizar a fé com a razão; de outro, Kiekegaard, por exemplo, afirma que a fé religiosa só subsiste pela "incerteza objetiva" do crer apesar de tal incerteza. Ele propõe ser central na fé o "martírio de crer contra a razão"; essa disposição de empreender um "salto no absurdo" que é, para ele, a essência da fé religiosa.[14]

Em uma perspectiva bem mais antropológica do que filosófica ou teológica, Kirsch (2004) analisou recentemente o constructo *crença* e suas articulações com o religioso. Para ele, trata-se de uma noção controversa. Para muitos antropólogos, o

---

[11] Para Allport (1966), "cada homem, tenha inclinações religiosas ou não, possui suas próprias pressuposições definitivas. Acha que não pode viver sua vida sem elas e para ele são verdadeiras. Tais pressuposições, quer as denominemos ideologias, filosofias, noções, quer simples idéias acerca da vida, exercem uma pressão criativa sobre toda a conduta que delas decorre". (ALLPORT, G. W. O sentimento religioso. In: ALLPORT, G. W. *Desenvolvimento da personalidade*. São Paulo: Herder, 1966.)

[12] Segundo Lahr (1968), quando o motivo que nos leva a crer é a autoridade de um testemunho propriamente dito, divino ou humano, a crença que daí resulta chama-se fé. (LAHR, C. A crença. In: LAHR, C. *Manual de filosofia*. Porto: Livraria Apostolado da Imprensa, 1968.)

[13] Allport (1966) faz uma reflexão não apenas sobre o sentimento e a crença religiosa mas também sobre a descrença; ele diz: "A descrença, ainda que possa ser fruto de reflexão madura, pode também ser uma reação contra a autoridade dos pais ou da tribo, ou pode ainda ser devida a um desenvolvimento intelectual unilateral que exclui outras áreas da curiosidade normal". (ALLPORT, G. W. O sentimento religioso. In: ALLPORT, G. W. *Desenvolvimento da personalidade*. São Paulo: Herder, 1966.)

[14] Ver uma discussão sobre a noção de fé religiosa em Kierkegaard no trabalho de Jolivet (1967).

termo crença é quase equivalente ao termo *visão de mundo*, o que faz da crença algo como a "menor unidade da cultura", no sentido de uma atitute mental e emocional mais ou menos duradoura, que condiciona as práticas sociais e a compreensão das experiências ao longo da vida. Segundo esse autor, sempre houve, no debate antropológico, uma certa tensão entre "crer internamente" e "realizar ou cumprir algo no mundo", entre ter fé e agir em um sentido ou em outro. Algumas posições mais recentes têm contraposto tal dicotomização à perspectiva de abordar a crença e a fé via uma teoria performativa. Crer, ter fé, é algo fundamental para as pessoas, não apenas por seu aspecto intelectual ou interno ao campo subjetivo, mas sobretudo porque crer implica uma dimensão performativa dirigida ao mundo externo; ter fé é sempre invocar concretamente o poder do mundo espiritual para os eventos e as experiências da vida diária.

Também os termos *mística* e *misticismo* implicam, segundo Willian James (1902/1991), uma considerável dificuldade em termos conceituais. Segundo ele, a experiência mística caracteriza-se por quatro aspectos: inefabilidade, qualidade noética, transitoriedade e passividade. A inefabilidade indica, de acordo com James, que a experiência mística é apreensível mais por sua negatividade. Ela desafia a possibilidade de expressão em palavras: não se pode, adequadamente e de forma satisfatória, comunicar o seu conteúdo por meio de palavras. É uma qualidade que necessita ser vivenciada, não podendo ser facilmente compartilhada ou transferida a outrem. A qualidade noética diz respeito a estados de conhecimento, de *insight* em profundezas não-acessíveis ao intelecto discursivo. São freqüentemente experiências transitórias, momentâneas, vividas com certa passividade.

Mircea Eliade (1975) propõe que a mística esteja, quase sempre, associada a processos iniciáticos, que alguns indivíduos empreendem com a finalidade de transcender a condição humana rotineira e, assim, aproximar-se do sagrado. Em seu livro *Iniciações místicas* ele traça um percurso que vai de ritos de puberdade e iniciação em sociedades indígenas, passa por cultos e sociedades secretas na Índia, China, África, Sibéria, aborda as iniciações xamanísticas e militares de diversas culturas e finaliza com as iniciações místicas nas grandes religiões como a dos mistérios helenísticos e a de correntes místicas do cristianismo. A "morte iniciática" tem a ver com o fim do homem "natural", rotineiro e preso às tarefas de conformação social, para que, por meio do "processo místico", o homem se converta em um *outro*, em um ser espiritual.

A mística pressupõe, portanto, um processo de unificação entre experiência e experienciador que, com certa passividade, percebe um "encontro" com uma totalidade (Gasper; Mueller; Valentin, 1990). Certos fenômenos, como o êxtase, os estados alterados de consciência, o "sentimento oceânico", as "experiências de pico ou apogeu" (*peak-experience*), a graça e a contemplação (no cristianismo), têm relações com a experiência mística. Entretanto, Gasper, Mueller e Valentin (1990) não aceitam a idéia de que a mística seja vista como uma "supra-religião" (*Über-religion*), ou que o seu núcleo seja idêntico em todas as religiões concretas. Para eles, a mística está sempre em determinado contexto, não havendo uma "mística em si", mas místicas com conformações religiosas específicas (mística hindu, cristã, judaica, islâmica, etc.). Essas místicas são representadas por grandes correntes, como o sufismo na tradição islâmica, a Cabala medieval e o hassidismo na tradição judaica, a mística cristã (com Mestre Eckhart, San Juan de la Cruz, Angelus Silesius, Santa Tereza de Ávila e outros), a mística monista Vedanta e Samkhya, etc. Entretanto, observa-se hoje um movimento no sentido de certa independência das místicas de suas religiões concretas, como um Zen sem budismo, um sufismo sem islamismo, uma Cabala sem judaísmo e assim por diante.[15]

Finalmente, Daisetz Suzuki (1961) relata que há vários tipos de misticismo, segundo seu conteúdo; racional e irracional, especulativo e oculto, sensível e fantástico. Para ele, o misticismo zen-budista, como de resto o misticismo do Extremo Oriente, tende a ser algo de silencioso, calmo, imperturbável. É silêncio de um "abismo eterno". Esse misticismo, por exemplo, difere muito do misticismo hindu, muito especulativo e elaborado intelectualmente. Segundo ele, a mística zen é a antípoda da lógica e da análise; ela visa, de fato, em um paradoxo singular, ultrapassar a lógica, sem, entretanto, implicar o caos. Em certo sentido, é uma mística não-religiosa, pois aqui não há Deus para ser cultuado, não há ritos cerimoniais, não há lugar futuro para os mortos, e, sobretudo, afirma Suzuki, o zen não vê na alma algo cujo bem-estar deva ser procurado e cuja imortalidade seria assunto de alguma relevância. Nessa perspectiva, tal mística afasta-se até de suas aparentadas noções de religião e religiosidade.

Por sua vez, a *magia* teria a ver com atos e crenças com objetivo mais imediato, pragmático e específico. Assim, pela magia visa-se obter algum resultado no campo das colheitas, do amor, da luta contra um inimigo. A atitude geral da magia é menos reverente, mais prosaica. Espera-se que as forças da natureza obedeçam a atos e processos mágicos (Lakatos, 1987). Um modo freqüente de contrapor a religião à magia foi aquele formulado por Malinowski, que notou que as populações indígenas das ilhas Trobriand não usavam a magia em operações marítimas que eram seguras, próximas da costa. Para essas pequenas viagens e pescarias, sua técnica de construção de canoas e de navegação era perfeitamente adequada. A magia era acionada quando eles precisavam ir mais longe, em águas onde tempestades, ondas, ventos e outros acontecimentos imprevisíveis poderiam ocorrer e, então, toda a técnica e ciência indígenas seriam insuficientes. Assim, Malinowski concebe a magia como uma resposta cultural quando a vida do homem fica fora do alcance de sua ciência ou sua tecnologia não-sagrada. Nessas situações, a angústia passa a dominar e as crenças, atos e rituais mágicos entram em ação para neutralizá-la (Pelto, 1979). Tal perspectiva funcionalista da magia tem sido, entretanto, criticada atualmente, pois muitos autores a concebem mais como um sistema de signos de classificação e orientação no mundo do que como respostas a angústias não resolvidas por conhecimentos e técnicas objetivas.

---

[15] Há também uma mística contemporânea, de maior difusão, um tanto mais estereotipada, produto de consumo mais amplo, com marcante presença editorial e midiática, como a ligada a movimentos e conteúdos esotéricos e a grupos *new age*.

As definições aqui expostas, sucintas (até o ponto em que isso é possível nesse campo) e pinçadas arbitrariamente, revelam que na própria definição do tema trata-se mais de fazer opções do que de encontrar o mais correto. Há um certo consenso de que as noções de religião, religiosidade, fé, magia e espiritualidade são, de fato, constructos multidimensionais, contendo diferentes aspectos que podem receber distintas ênfases, a depender da perspectiva teórica que se tome e do tipo de investigação que se deseja fazer. O presente trabalho ficará circunscrito mais aos campos semânticos cobertos pelos termos religião e religiosidade. Dessa forma, a espiritualidade e a mística só tangencialmente serão tocadas no texto desenvolvido a seguir.

2

FORMADORES DO CAMPO TEÓRICO

> Quem morre vai descansar na paz de Deus.
> Quem vive é arrastado pela guerra de Deus.
> Deus é assim: cruel, misericordioso, duplo.
> Seus prêmios chegam tarde, em forma imperceptível.
> Deus, como entendê-lo?
> Ele também não entende suas criaturas,
> Condenadas previamente sem apelação a sofrimento e morte.
>
> Carlos Drummond de Andrade,
> "Deus e suas criaturas" (In: *Corpo*)

OLHANDO PARA A SOCIEDADE E PARA A CULTURA

Em um passado longínquo

Nas várias sociedades humanas, a visão dominante sobre a religião e suas conseqüências para a vida dos homens tendeu, ao longo da história, a ser aquela adotada pelas hierarquias, sejam elas religiosas, políticas ou sociais. As versões oficiais e dominantes tenderam a ser quase sempre apologéticas. Os sacerdotes, teólogos e pensadores afirmam os dogmas, a certeza da existência e centralidade dos deuses e suas leis inexoráveis; a salvação e a felicidade (sejam elas terrenas ou celestiais) só sendo possíveis pela adoção das crenças e pela obediência às leis. Em particular, nas tradições cristã, islâmica e judaica, desde o final da Antigüidade, vários pensadores sutis e profundos, como Santo Agostinho, Anselmo, Abelardo, Tomás de Aquino, Avicena, Averróis, Israeli, entre outros, empreenderam esforços concentrados para vislumbrar e conciliar nas teses propostas pela fé uma razão sólida e abrangente.

Entretanto, desde a Antigüidade Clássica, muitos pensadores (primeiro filósofos e historiadores, depois também sociólogos, antropólogos e psicólogos) têm abordado a religião não na perspectiva apologética, mas de forma crítica e analítica. A religião, fora dos cânones oficiais das doutrinas estabelecidas, pôde ser vista como um fenômeno humano que corresponde tanto às vicissitudes da vida pessoal ou grupal como à precariedade de conhecimentos que os humanos têm das verdades últimas.

Não é obviamente objetivo deste livro revisar de modo minimamente completo a evolução do pensamento analítico e crítico sobre a religião no Ocidente. Apenas alguns autores e idéias serão citados, como marcos referenciais que orientam uma aproximação explorativa.

Como se verá adiante, tal visão crítica tem evidenciado que a religião, com freqüência, implica a projeção, no sagrado, de elementos da vida mundana. Ela representa, muitas vezes, antropomorfização e se oferece como instrumento de alienação, controle social e dominação.

Todavia, muitos autores, igualmente não-apologéticos, formulam que ela talvez seja a principal doadora de sentido nos momentos mais essenciais da vida do indivíduo e dos povos. Inicialmente, serão mencionados alguns autores mais antigos e, em seguida, abordados, com um pouco mais de atenção, os autores pertencentes à modernidade (a partir do século XIX) que, de certa forma, têm marcado a visão contemporânea sobre a religião.

Na Grécia antiga, o suposto mestre de Parmênides, Xenófanes de Cólofon (ca. 570-460 a.C.),[16] na Jônia, foi possivelmente um dos primeiros a formular uma análise crítica e sistemática da religião, sobretudo da ingenuidade dos homens que julgam ser possível conhecer os deuses. Ao contrário de seus pares também pré-socráticos, que centravam suas reflexões filosóficas sobre o cosmos, sua origem e ordem, Xenófanes se preocupou com a divindade e o que se pode dela saber. Ele não afirma a inexistência dela, pelo contrário, sugere que ela existe, mas é inalcançável pela mente humana ("nem no corpo nem no pensamento semelhante aos mortais", Fragmento 23).

O que os homens fazem nas suas religiões, de fato, nada mais é do que projetar nos deuses suas vãs opiniões. Acabam por produzir uma torpe antropomorfização da divindade. Xenófanes investe, sobretudo, contra a ingenuidade em se crer que é possível conhecer a divindade. Para ele, os homens são de fato incapazes de saber algo substancial sobre os deuses.

> Então, nenhum homem conheceu nem conhecerá
> algo claro sobre os deuses e sobre tudo quanto falo.
> Pois ainda que acaso dissesse algo totalmente perfeito,
> ele mesmo não o saberia.
> Acerca de tudo molda-se a opinião.
>
> (Fragmento 34)

---

[16] Para a leitura dos "fragmentos", ver: XENÓFANES DE CÓLOFON. *Fragmentos*. Tradução Daniel Rossi Nunes Lopes. São Paulo: Olavobrás, 2003. Ver também: KIRK, G. S.; REVEN, J. E.; SCHOFIELD, M. *Os filósofos pré-socráticos*. 4. ed. Lisboa: Calouste Kulbenkian, 1994.

A crítica desse pré-socrático incide, sobretudo, nas concepções dos grandes poetas helênicos, que influenciam de forma acentuada a noção que os gregos têm dos deuses. Na verdade, esses poetas projetam nos deuses as características morais dos humanos. A análise apurada de Xenófanes é relativa à recorrente projeção nos deuses de todo tipo de características humanas, sejam elas espirituais ou mesmo materiais. Constroem divindades à sua semelhança, colocando nelas não só a sua imagem, mas seus costumes e formas de ser:

> Aos deuses Homero e Hesíodo atribuíram
> tudo o que entre os homens é injurioso e censurável,
> roubar, cometer adultério e enganar uns aos outros.
>
> (Fragmentos 11 e 12).

> Mas os mortais acham que os deuses foram gerados,
> e que, como eles, possuem vestes, fala e corpo.
>
> (Fragmento 14)

O Fragmento 15, talvez o mais conhecido de Xenófanes, incluído nas *Sátiras*, mostra o filósofo usando de um humor refinado para denunciar a ingênua antropomorfização presente na religião. Toda representação de Deus é, afinal, uma projeção do ser que a produz. Para ele, se os animais pudessem crer e representar deuses, representariam seres divinos à sua imagem e semelhança. Assim afirma esse famoso fragmento:

> Mas se mãos tivessem os bois, os cavalos e os leões,
> e se com elas desenhassem e obras compusessem
> como os homens,
> os cavalos desenhariam as formas dos deuses iguais a cavalos,
> e os bois iguais a bois,
> e os corpos fariam tais quais o corpo que cada um deles tem.
>
> (Fragmento 15)

É também o próprio Xenófanes quem denuncia originalmente (talvez pela primeira vez na história do pensamento) não só a antropomorfização, mas mesmo certo etnocentrismo na construção das religiões:

> Os etíopes dizem que seus deuses são negros e de nariz achatado,
> e os trácios, que são ruivos e de olhos glaucos.
>
> (Fragmento 16)

Como Xenófanes, outros gregos também desenvolveram concepções críticas sobre a religião (Dumont, 1986). Epicuro (341-270 a.C.) (Farrington, 1968) via nos cultos populares a fonte de muitas das angústias que atemorizavam o coração dos homens e atribuía à crença popular em deuses cósmicos os medos mais absurdos e as esperanças mais irreais. O mestre do jardim, assim como seu seguidor romano, Lucrécio (98-55 a.C.), utiliza um argumento que será retomado por toda a crítica materialista da religião (Jones, 1992) (deles até Marx), a de que o homem só pode se libertar – e encontrar alguma felicidade – ao dissipar seus temores dos deuses e empreender o verdadeiro conhecimento das coisas naturais e suas causas.

Nessa vertente, encontram-se os céticos (Brochard, 1959), como Carnéades (219-129 a.C.) (Long, 1997), que teria refutado todos os argumentos estóicos que procuravam provar seu politeísmo, ou Sexto Empírico (séc. II a.C.)(ver Dumont, 1986), que afirmara que os costumes, leis e crenças religiosas, por variarem entre os diferentes povos, revelam que não há um critério absoluto e seguro para julgar a veracidade das religiões ou ter certezas sobre o sagrado; tal dúvida (ou destruição de certeza irrefutável) conduziria à tranqüilidade da alma. Sofistas, como Górgias (483-376 a.C.) (ver Long, 1997), defendiam que o ser é indizível e incomunicável, o mundo é por natureza enganador e todo discurso é igualmente uma trapaça. Assim, nada se pode saber sobre os deuses, e toda crença fervorosa neles é demonstração de auto-engano.

Entre os romanos, historiadores como Políbio e Tito Lívio apontaram a relação entre crença religiosa e alienação, principalmente política.[17] Políbio (séc. II a.C.) afirmava que, sendo as massas populares instáveis, cheias de paixões irrefreáveis e de ira irracional, devem ser contidas pelo medo do invisível, pelo temor aos deuses que os líderes políticos conseguem engendrar. Tito Lívio (59 a.C.-19) ao comentar em sua extensa *História de Roma* sobre o organizador da religião romana, Numa, afirma que este sabia que "a melhor maneira de controlar um povo ignorante e simples é enchê-lo de medo dos deuses".

Constituindo um campo de análise crítica da religião

Feuerbach e Marx

Dando um salto gigantesco, chega-se aos autores da modernidade. No século XIX, dois pensadores alemães dissecaram analiticamente a religião, desenvolvendo teses que retomam a crítica inaugurada por Xenófanes, Epicuro, Tito Lívio e outros. Discípulos do hegelianismo, Ludwig Feuerbach e Karl Marx, cada um a seu modo, formularam a religião como projeção e alienação.

Feuerbach (1988), ao analisar a religião cristã, trabalha com a noção de que Deus seria o interior do homem projetado para o exterior (mais tarde Durkheim, Freud, Erikson, Berger, entre outros, retornarão à perspectiva do sagrado como *projeção*). Nessa perspectiva, o homem se expressa e é revelado em forma de Deus. Nas palavras do filósofo, a "confissão pública de seus segredos de amor", o "desvelamento solene de seus tesouros ocultos" permitem ao homem expressar

---

[17] Ver o capítulo Os deuses cósmicos, a alma e o indivíduo, em: FARRINGTON, B. Os deuses cósmicos, a alma e o indivíduo. In: FARRINGTON, B. *A doutrina de Epicuro*. Rio de Janeiro: Zahar, 1968.

seus vínculos mais fundamentais com a vida, com os outros e consigo mesmo. Mas nesse processo de projeção do homem em Deus reside, para Feuerbach, uma alienação fundamental, pois, embora a religião seja a relação do homem consigo mesmo, ela é experienciada como uma relação do homem com outra coisa, externa a ele. Sua essência torna-se outro ser. A alienação será fatal, pois "para enriquecer Deus, o homem deve empobrecer-se; para que Deus seja tudo, o homem deve ser nada". Este é, para Feurbach, o pecado fatal da religião cristã (e possivelmente de toda religião).

Marx formula a alienação engendrada pela religião de forma distinta. Também parte da idéia da religião como projeção, pois para ele foi o "homem quem fez a religião, não foi a religião (ou Deus) que fez o homem" (Marx, 1975). A religião é produto do homem, fenômeno eminentemente humano. Mais original em Marx é o questionamento sobre o fundamento de tal projeção.

Ele afirma que a existência real do homem dá-se no mundo concreto das relações humanas concretas. O homem não é uma essência espiritual, mas o ser do mundo dos homens em sociedade, das relações de produção, das condições que determinam seu posicionamento em determinada classe social. Diz: "mas o homem não é um ser abstrato escondido em algum lugar fora do mundo. O homem é o mundo do homem, o estado, a sociedade" (Marx, 1975).

Desse modo, para Marx, não apenas a religião é uma projeção do interior do homem em uma "realidade fantasmagórica do céu", mas, fundamentalmente, uma "consciência invertida do mundo". A religião formula uma teoria da realidade, uma teoria abrangente que estabelece uma lógica plausível e sanciona a experiência de forma completa e aceitável. Mas, no seu modo de construir tal "teoria da realidade", ela aprisiona o homem, pois, ao inverter a representação do mundo, o impede de perceber e mudar sua miséria concreta, seja ela material ou espiritual. Em uma formulação que expressa bem seu emprego peculiar e afiado da dialética hegeliana, ele diz:

> A miséria (*Elend*) religiosa é, por um lado, expressão da miséria real e, por outro, o protesto contra a verdadeira miséria. A religião é o suspiro da criatura oprimida, o temperamento (*das Gemüt*) de um mundo sem coração, tal como é o espírito de condições sociais, de que o espírito está excluído. Ela é o ópio do povo ("das Opium des Volks").[18]

---

[18] Em *Zur Kritik der Hegelschen Rechtsphilosophie*, Marx se expressa em sua língua da seguinte forma: "Das religiöse Elend ist in einem der Ausdruck des wirklichen Elendes und in einem die Protestation gegen das wirkliche Elend. Die Religion ist der Seufzer der bedrängten Kreatur, das Gemüt einer herzlosen Welt, wie sie der Geist geistloser Zustände ist. Sie ist das Opium des Volks". Na tradução apresentada no corpo do texto, ao contrário de outros tradutores brasileiros, preferi traduzir o termo *Elend* por miséria (e não angústia), e lembro que *das Gemüt* poderia ser traduzido mais livremente por alma ou ânimo (e não somente "temperamento"). In: MARX, K.; ENGELS, F. *Ausgewählte Werk in sechs Bänden*: Band I. Berlin: Dietz Verlag, 1989.

Na segunda metade do século XIX, a religião deixou gradativamente de ser objeto de estudo e pesquisa apenas de filósofos como Feurbach, Comte e Marx,[19] e foi tornando-se gradativamente objeto dos primeiros antropólogos culturais e sociólogos da religião. Ainda no século XIX, três autores britânicos, Tylor, Robertson Smith e Frazer, formulam hipóteses influentes sobre a origem e a essência da religião. São autores fundantes de um campo, a antropologia da religião, marcados pelo espírito da segunda metade do século XIX, quando, além de dominar marcante evolucionismo paralelista ("as sociedades indígenas reproduzem estágios anteriores da civilização ocidental"), que implica acentuado etnocentrismo, viceja uma busca pelos elementos fundamentais da cultura, da sociedade e do psiquismo humano.

Tylor, Smith e Frazer

Para um desses "pais fundadores" da antropologia, **Edward Burnett Tylor** (1871/1981), a origem da religião está no animismo, na convicção de que todos os elementos da natureza possuem vitalidade autônoma e são, de fato, seres espirituais. A religiosidade via animismo teria nascido por meio das experiências que o "homem primitivo" teria tido com fenômenos da vida cotidiana que, embora reiterantes, seriam para ele de difícil compreensão e explicação. Experiências como o sonho, os estados de êxtase, a morte e as doenças (aqui, em particular, as experiências alteradas do que hoje possivelmente seria chamado de "psicose") seriam interpretadas pelo "homem primitivo" como oriundas de um espírito que pode abandonar o corpo que habita. Assim, por exemplo, a imagem dos mortos que apareceria em sonhos, visões e alucinações auditivas seria interpretada como os seus espíritos a mostrar que ainda estão por aqui. Esses espíritos, inicialmente pertencentes a humanos apenas, pensa Tylor, logo se estenderiam aos animais, às plantas e a toda a natureza.

Robertson Smith (1889) formula a origem da religião de um modo um tanto distinto de Tylor. Ele sustenta a tese de que o ritual é o elemento originário; o ritual precede todo pensamento religioso, dos mitos às formulações teológicas mais desenvolvidas. Os ritos e as práticas tradicionais são fixados e posteriormente preen-

---

[19] Cabe assinalar que autores de extração marxista, particularmente sensíveis à religiosidade, desenvolveram teses originais sobre a relação entre sociedade, cultura e religião. Vale, nesse sentido, citar Ernst Bloch, Georg Lukács, Rosa Luxemburgo e Antonio Gramsci. Para uma introdução às formulações desses autores sobre religião e sociedade, ver: ROLIN, F. C. Ernest Bloch e George Lukács: dois messiânicos revolucionários. In: ROLIN, F. C. *Dicotomias religiosas*: ensaios de sociologia da religião. Petrópolis: Vozes, 1997; assim como BLOCH, E. Cristianismo e Marxismo. In: ROLIN, F. C. *Dicotomias religiosas*: ensaios de sociologia da religião. Petrópolis: Vozes, 1997. Ver também LESBAUPIN, I. Marxismo e religião. In: TEIXEIRA, F. *Sociologia da religião*: enfoques teóricos. Petrópolis: Vozes, 2003.

chidos por elaborações intelectuais. Segundo ele, os sujeitos elaboram regras de comportamento antes de dar início às formulações dos princípios gerais; as instituições e práticas políticas são mais antigas do que as teorias políticas. Da mesma forma são mais antigas as práticas e instituições religiosas do que as crenças religiosas. A estrutura institucional e ritual precede a teoria. A religião não é o produto de uma elaboração intelectual, mas o fruto de uma cultura, de um conjunto de costumes, de uma organização social comunitária, que constrói e desenvolve seus ritos. Desse processo ritual, procedem os mitos, ou seja, as legitimações ideológicas e as teorizações religiosas e cosmológicas.

Tylor e Smith são evolucionistas que viam nas religiões ocidentais um estágio superior às religiões dos povos primitivos. Suas pesquisas, entretanto, fazem avançar a antropologia da religião (e cultural em geral), posto que, a partir deles, os indígenas tornam-se gradativamente objeto de estudos sistemáticos e de reflexão.

Sir James George Frazer (1982), dentre esses autores britânicos, foi o que teve, para o bem e para o mal, a maior influência na concepção científica de religião desenvolvida no início do último século no Ocidente. Sua abordagem metodológica, pivô das críticas que recebeu, é diacrônica, histórica e marcadamente evolucionista e etnocêntrica.[20] Da mesma forma que Comte,[21] Frazer acredita em três estágios de evolução da humanidade: magia, religião e, finalmente, no topo, ciência.

Metodologicamente, trata-se de estudar os ritos, mitos e costumes religiosos em épocas diferentes e compará-los para, assim, compreendê-los. Segundo Frazer, na raiz da vida religiosa de todos os povos, está a magia. Esta precede a religião, mas permanece como resquício quando a religião passa a dominar. Há uma linha evolutiva contínua entre magia e religião. Assim, para o antropólogo inglês, a "religião consta de dois elementos, um teórico e outro prático, a saber, uma crença em poderes mais altos que o homem e uma tentativa deste para propiciá-los ou aproveitá-los" (Frazer, 1982). No processo de reconstrução histórica, desenvolvido em profundidade por Frazer, muitos de seus críticos viram excesso de romantismo literário, gerando construções interpretativas forçadas. Segundo Cipriani (2004), Frazer é, de fato, um grande mito cultural da antropologia, cuja debilidade principal foi não perceber o forte laço entre mito e rito.

Mary Douglas (1982), na introdução ao *Ramo de ouro*, articula inteligente defesa de Frazer. Ela lembra que a essência do *Ramo de ouro* é o tema do *Deus imolado*. Ao desenvolver esse tema, ele produziu um protótipo de todas as religiões,

---

[20] Pelo menos essa é a opinião do sociólogo, professor da Universidade de Roma, Roberto Cipriani. (CIAPRIANI, R. *Manual de sociologia de la religion*. Buenos Aires: Siglo Veintiuno, 2004.)

[21] Em sua conhecida teoria, Comte formulou os três estágios ou estados como "teológico", "metafísico" e "científico-positivo". (COMTE, A. *Discurso sobre o espírito positivo*. São Paulo: Abril Cultural, 1973. [Coleção Os Pensadores])

"a crença no Deus encarnado, que morre para redimir seu povo e é ressurrecto no momento adequado". A antropóloga argumenta que as restrições feitas hoje ao *Ramo de ouro* e a Frazer implicam certa insensibilidade histórica. Se alguém escrevesse hoje o que ele escreveu há um século seria certamente acusado de racismo. Mas ela afirma que ele não era racista, pelo menos tal como hoje é entendida a expressão. Frazer escreveu com a mente de um erudito do século XIX (seria um erro, diz Douglas, tratá-lo como autor do século XX). Para Frazer, seu *Ramo de ouro* é um trabalho sobre a pré-história da religião, algo passado e concluído. Ele tenta resgatar "a longa tragédia da loucura e sofrimento humanos" vinculada à construção das religiões dos povos.

De qualquer modo, mesmo com seu evolucionismo ingênuo e exageros literários, Frazer influenciou profundamente pensadores como Freud e Mircea Eliade. Os pais fundadores da antropologia cultural, criadores de uma visão moderna da religião, formularam a essência da religião a partir de supostas – e nebulosas – origens históricas. Nas raças primitivas, estariam as raízes de todas as formas atuais de religião. A obsessão pelas origens, pelo primevo, pelo núcleo mais antigo, marcou o início dos estudos antropológicos, sociológicos e psicológicos da religião. Impulsionou, entretanto, a investigação detalhada das religiões dos habitantes da África, da Oceania, da Ásia e das Américas. Também propiciou perspectivas de aproximação entre as religiosidades de diferentes povos, abrindo um caminho para novas abordagens antropológicas da religião, baseadas em etnografias mais bem cuidadas, e perspectivas teóricas menos etnocêntricas.

Durkheim e Malinowski

Emile Durkheim, no início do século XX, propõe uma nova compreensão da religião. Durkheim é, como Weber, considerado fundador tanto da sociologia geral como da própria sociologia da religião.[22] Leitor atento de Robertson Smith, sobretudo de seu *Lecture on the Religon of the Semites*, também busca nas religiões primitivas, como seus antecessores evolucionistas, a chave para entender a religiosidade humana em geral. Mas, nessa busca pelo primevo e originário, terminou por formular uma especificidade para os fenômenos sociais nunca antes e tão argutamente formulada.[23]

---

[22] Sobre a história e atualidade da sociologia da religião, ver a obra bastante completa e bem-escrita: CIAPRIANI, R. *Manual de sociologia de la religion*. Buenos Aires: Siglo Veintiuno, 2004.

[23] Durkheim situa-se, filosoficamente, na corrente positivista, na tradição que vem de Condorcet, Saint-Simon e Comte. Nenhum deles, entretanto, desenvolveu uma sociologia tão rica e complexa como Durkheim. Para uma visão crítica do positivismo de Durkheim, ver: ROLIN, F. C. Sagrado e profano em Durkheim. In: ROLIN, F. C. *Dicotomias religiosas*: ensaios de sociologia da religião. Petrópolis: Vozes, 1996.

Para ele, a religião é, antes de tudo, "uma coisa eminentemente social" (Durkheim, 1978), produto e, mais importante que isso, produtora, ela mesma, da sociedade. Ela surge de necessidades humanas fundamentais, que são, indubitavelmente, sociais. Mesmo aparentando ser uma experiência de foro íntimo, pessoal, de marcante interioridade, ela é, em essência, social.

Como Feuerbach, Durkheim também formula que os homens, ao adorarem os deuses, estão adorando a si mesmos. Entretanto, para ele, tal processo de projeção-idealização se dá em um contexto coletivo, social. Adoram a si mesmos como seres coletivos e, dessa forma, ao adorarem Deus, estão, de fato, adorando a sua própria sociedade. Todavia, a religião não representa a sociedade tal como ela é (real, concreta), mas, antes, a representa de um modo ideal, como sociedade ideal. Nesse sentido, para o pensador francês, a religião é social porque é constituída como um ideal.

Para Durkheim, enquanto houver sociedade, haverá religião, pois é ela que permite à sociedade se pensar como totalidade. A religião é, nesse sentido, a instituição exemplar pela qual a sociedade se pensa, se concebe como totalidade. Por sua vez, cabe lembrar que, para o sociólogo francês, a sociedade é um "antecedente obrigatório" que constrange os homens em todas as esferas de suas vidas. Uma das teses centrais da sociologia de Durkheim é aquela em que as representações e a consciência coletivas precedem ao indivíduo e, o que é mais importante, impõem-se a ele.

Assim como Marx, ele formula que a religião é produto da sociedade, de situações sociais dadas. Entretanto, ele se diferencia do filósofo alemão, pois não admite a fórmula marxista de "consciência invertida":

> [...] é preciso guardar-se de ver nesta teoria da religião um simples rejuvenescimento do materialismo histórico: isto seria equivocar-se completamente sobre nosso pensamento. Mostrando na religião uma coisa essencialmente social, não pretendemos de maneira alguma dizer que ela se limita a traduzir, em uma outra linguagem, as formas materiais da sociedade e suas necessidades imediatas e vitais". (Durkheim, 1978, p.227)

Entretanto, a crítica de autores marxistas a Durkheim evidencia um certo "organicismo" social que seria, ao final, positivista e conservador. Assim, segundo Loewy (2003), Durkheim é, por excelência, antes o teórico da "coesão social", da "solidariedade mecânica ou orgânica dos grupos sociais" do que o pensador do conflito e da contradição (estes sim, segundo o autor marxista, fundamentais para se compreender a sociedade). Ao propor a sociedade como um sistema de órgãos diferentes, uns ocupando posições privilegiadas e hierarquizadas em relação a outros, escamotearia as lutas e tensões geradas pelas desigualdades em termos de riquezas, domínio dos meios de produção e poder, ficando cego para as verdadeiras e fundamentais contradições de classe das diversas sociedades.

No entanto, é certo que, como Feuerbach e Marx, Durkheim também professa o credo iluminista, laicizador e, em certo sentido, cientificista, da história, da sociedade, da política e da ética, de seus colegas alemães. Entretanto, ao escrever *As formas elementares*, ele se defronta com algo novo e original, uma categoria fundamental e, em certo sentido, desconcertante. A categoria do sagrado, essência da religião, relaciona-se, por sua vez, a algo que é fundamental para a compreensão da experiência religiosa na perspectiva durkheimniana. É a noção de força, de poder especial, que está no centro da compreensão do fenômeno religioso:

> [...] acredita-se que ela (a religião) consiste em um sistema de idéias, exprimindo, mais ou menos adequadamente, um sistema de coisas. Mas esta característica da religião não é nem a única nem a mais importante. Antes de tudo, a religião supõe a ação de forças *sui generis*, que elevam o indivíduo acima dele mesmo, que o transportam para um meio distinto daquele no qual transcorre sua existência profana, e que o fazem viver uma vida muito diferente, mais elevada e mais intensa. O crente não é somente um homem que vê, que conhece coisas que o descrente ignora: é um homem que pode mais. (Durkheim, 1977)

A religião, apesar de pensada como processo de idealização da sociedade, é, antes disso, um sistema de forças. O homem religioso, para Durkheim, mais do que representar o mundo por meio da religião, experimenta em si e na sua vida social esse poder particular. Assim, salienta Pierre Sanchis (2003), são para Durkheim essenciais na experiência religiosa as vivências de "entusiasmo", de "exaltação", de "tumulto interno", de "ser novo" em um "mundo diferente". Nesse sentido, a religião seria a dimensão da experiência humana mais relacionada à ação e à vida. Para o pensador francês, "uma filosofia pode elaborar-se no silêncio da meditação interior, mas não uma fé. Pois uma fé é, antes de tudo, calor, vida, entusiasmo, exaltação de toda atividade mental, transporte do indivíduo acima de si mesmo" (Durkheim, 1978, p.228).

Em 1897, impressionado com as altas taxas de suicídio de então, Durkheim publica seu famoso estudo sobre o suicídio (Durkheim, 1982). Talvez este seja um dos primeiros estudos sistemáticos que investigaram as relações entre um evento do campo da saúde mental (o suicídio;[24] embora ele não o considerasse fenômeno *psiquiátrico*, mas *sociológico*) e condições e variáveis socioculturais (entre elas, a religião). Para iluminar a natureza social desse fenômeno, ele compara as taxas de suicídio em diversas sociedades, pois "[...] cada sociedade tem, portanto, em cada momento da sua história, uma aptidão definida para o suicídio". Para Durkheim, o suicídio, assim como a religião, é um fato social. E o fato social é algo inteiramente novo, distinto dos impulsos, tendências e patologias individuais. Pois o fato social só surge quando suas propriedades elementares são transformadas pela associação:

> A associação é também um fator ativo que produz efeitos especiais. Ora, em si mesma, ela é qualquer coisa de novo. Quando as consciências, em vez de

---

[24] Durkheim formula a possibilidade de tratar um evento "psicopatológico" e individual, o suicídio, como objeto de estudo da sociologia, afirmando: "Cada sociedade está predisposta a fornecer um determinado contingente de mortos voluntários. Esta predisposição pode, portanto, ser objeto de um estudo especial, que se situa no domínio da sociologia". (DURKHEIM, E. *O suicídio*: um estudo sociológico. Rio de Janeiro: Zahar, 1982.)

ficarem isoladas umas das outras, se agrupam e se combinam, há qualquer coisa que mudou no mundo.

O suicídio passa, então, a ser compreendido como *patologia social*. Para o sociólogo francês, as taxas de suicídio em determinada sociedade dependem do grau de integração dos indivíduos nas suas estruturas sociais, tais como família, denominações religiosas e organizações políticas. Quando se aprofunda a desorganização social, sobretudo nas sociedades complexas, ditas orgânicas e, em particular, no que tange às normas que os sujeitos devem seguir, instaura-se o que ele denominou "anomia". As taxas de suicídio indicam o grau de anomia de dada sociedade ou de determinado grupo social.

O fato de judeus e católicos terem taxas menores de suicídio em relação aos protestantes seria a conseqüência de um maior grau de anomia nesta última forma de organização da vida sociorreligiosa.[25] O livre exame das escrituras, um gosto pela atividade cultural-intelectual (talvez a maior racionalização da vida como marca do protestantismo, o que Weber irá depois postular), associa-se à menor coesão ou coação social implicada na vida religiosa protestante (tese, hoje, dificilmente defensável para o protestantismo no Brasil). Pois, para Durkheim, não são simplesmente a doutrina e as concepções religiosas que inibem o suicídio. A religião protege o homem do suicídio porque se constitui como "sociedade", como força de integração e coesão, e não por pregar com argumentos peculiares o respeito pela pessoa.

Finalmente, ainda, uma última nota sobre esse brilhante positivista (denominado assim de forma um tanto imprecisa[26]); um notável contraste entre Durkheim e Marx é que o francês se distancia do criador do materialismo histórico ao aprofundar a noção de símbolo na análise da religião e dos processos simbólicos que se interpõem entre Deus e a sociedade. Assim, ao contrário de uma leitura rápida que se poderia fazer de Durkheim, de *Deus sive societas*, para ele, em efeito, Deus não é *simplesmente* (ou diretamente, imediatamente) a sociedade. Deus, sobretudo, *simboliza* a sociedade. Para Durkheim, a vida social só é viável graças a um profundo simbolismo. Durkheim utiliza os termos "delírio" e "alucinação" como metáforas do processo simbólico de "criar" o mundo. As representações coletivas engendradas pela religião por meio de um processo simbólico análogo ao delírio e à alucinação(Durkheim, 1978, p.209) permitem que o mundo exista, que a sociedade seja plasmada como fenômeno total e ideal.

Por sua vez, **Bronislaw Malinowski** postula que a religião surge de necessidades humanas. Ela é uma tentativa de resolver tais necessidades, resolvê-las principalmente onde a técnica é insuficiente.

---

[25] Uma clara e detalhada revisão das teses de Durkheim sobre o suicídio foi realizada recentemente pelo professor Everardo Duarte Nunes. (NUNES, E. D. Perspectiva psicológica. In: WERLANG, B. G.; BOTEGA, N. J. *Comportamento suicida*. Porto Alegre: Artmed, 2004.)

[26] De fato, o jovem Durkheim do *Método sociológico* e da *Divisão social do trabalho* pode ser classificado como positivista, entretanto, o autor de *Formas elementares* dificilmente se encaixa nessa classificação, de resto, em nosso meio, pejorativa e muitas vezes simplificadora.

É bem sabido que a idéia da cultura como resposta a determinadas necessidades é pedra angular no funcionalismo de Malinowski. O modelo funcionalista da cultura e da religião, embora criticado fortemente como "reducionista" ou como "pragmatismo pobre", nunca deixou de impregnar, de uma forma ou de outra, as concepções sociológicas e antropológicas. É, de certa forma, um fantasma teórico fácil de denunciar e criticar, mas difícil de exorcizar.

De fato, para Malinowski, o que determina a cultura são algumas necessidades biológicas, tanto do corpo como da mente, que se impõem ao indivíduo. A cultura se constitui em "respostas culturais" que formam um todo coerente. Tais respostas precisam de instituições sociais determinadas, que tornem viáveis respostas específicas às necessidades biológicas básicas. Assim, a religião é uma dessas instituições, e só pode ser entendida desta forma, ou seja, como um dos elementos de resposta a necessidades básicas.

Mas como a noção de religião em Malinowski (1944) pode ser confrontada com a noção de religião em Durkheim? O ponto aqui é que, para Durkheim, a função da religião (e do culto, elemento central na experiência religiosa) não é responder a necessidades biológicas ou psicológicas, mas constituir a sociedade, e, nesse processo constitutivo, estabelecer coesão. A constituição do laço social é o fundamento último da religião, segundo o pensador francês. O esquema funcionalista da cultura, em Malinowski, apresenta-a como resposta às necessidades individuais, enquanto Durkheim acentua a importância da cultura para as necessidades do sistema social.

Em *O caráter público e tribal dos cultos primitivos*, Malinowski visa diferenciar-se de Durkheim, dizendo que "não se podem aceitar as perspectivas de Durkheim" (Malinowski, 1988), pois, nas sociedades primitivas, a religião surgiria, em grande medida, de fontes puramente individuais. Entretanto, em muitos pontos, ele se aproxima mais de Durkheim do que parece querer admitir:

> [...] a religião, sagrando e, conseqüentemente, estandardizando o outro conjunto de impulsos, concede ao homem o dom da integridade mental. Desempenha exatamente a mesma função em relação à totalidade do grupo. [...] Em tudo a religião contraria as forças centrífugas do medo, da dor, da desmoralização e proporciona o meio poderoso de reintegração da abalada solidariedade do grupo e de restabelecimento do seu moral. Em breves palavras, a religião garante a vitória da tradição e da cultura sobre as reações negativas do instinto perturbado. (Malinowski, 1988)

Malinowski também concorda com Durkheim ao identificar, na experiência religiosa, algo mais do que um sistema de idéias: "a magia e a religião não são meramente uma doutrina ou uma filosofia, não apenas o cerne da opinião intelectual, mas um modo especial de comportamento, uma atitude pragmática impregnada de razão, sentimento e vontade em partes iguais" (Malinowski, 1988).

No estudo do culto em sociedades primitivas, Malinowski (1988) expressa bem esse funcionalismo radical que caracterizou toda a sua obra antropológica. Ao analisar os diversos cultos religiosos de culturas iletradas, ele se pergunta: "Qual é, então, a função sociológica destes costumes, qual o seu papel na manutenção e no desenvolvimento da civilização?". No caso de cerimônias religiosas de iniciação dos jovens, ele formula, por exemplo, que sua função é transmitir o saber, garantir a continuidade da tradição e manter a coesão tribal. Assim, Malinowski (1988) diz:

> [...] a religião faz algo mais, infinitamente mais do que a mera "sagração de uma crise da vida". De um acontecimento natural faz uma transição social, acrescenta à maturidade física a vasta concepção de entrada na idade adulta, com os seus deveres, privilégios, responsabilidades, acima de tudo, com o seu conhecimento da tradição e a comunhão com coisas e seres sagrados.

Além disso, os ritos religiosos têm função primordial no enfrentamento da mais temida realidade da existência humana, a consciência da morte inevitável:

> A morte em uma sociedade primitiva é, por conseguinte, muito mais do que a eliminação de um membro. Ao movimentar uma parte das profundas forças do instinto de conservação da vida, põe em perigo a própria coesão e solidariedade do grupo, e disto depende a organização da sociedade, a sua tradição e, por último, a continuidade da tradição e a existência da civilização material seriam impossíveis.

Mauss e Lévi-Strauss

A contribuição original de **Marcel Mauss**, sobrinho e discípulo de Durkheim, sobre a religião se expressa em muitos trabalhos,[27] mas de forma mais evidente em sua obra sobre a prece. Cabe assinalar que, no interior do pensamento durkheimniano, Mauss irá assinalar o significado da religião como elemento para a constituição e manutenção de um elemento fundamental da sociedade, o "vínculo social" (Menezes, 2003).

Em seu estudo sobre a prece, Mauss argumenta que esta teria um caráter eminentemente social. Mesmo quando realizada solitariamente, no íntimo da experiência pessoal, ela expressa coisas sagradas com palavras e frases consagradas, isto é, elaboradas por um grupo social que as formulou e prescreveu sua utilização. Para Mauss (1979), "mesmo quando a prece é individual e livre, mesmo quando o fiel escolhe a seu gosto os termos e o momento, não há nada no que diz além de frases consagradas, ou seja, sociais".

---

[27] Marcel Mauss realizou trabalhos originais sobre o sacrifício e sobre a magia, objetos que, embora não exclusivamente religiosos, articulam-se no mais das vezes com o religioso. Ver: MAUSS, M.; HIMBERT, H. *Sobre o sacrifício*. São Paulo: Cosacnaify, 2005, assim como MAUSS, M. Esboço de uma teoria geral da magia. In: MAUSS, M. *Sociologia e antropologia*. São Paulo: Cosacnaify, 2003.

Para ele, a prece articula, de forma indissociável, o elemento cognitivo do ato religioso com o elemento ritual, dramático, da experiência social. Assim, "a prece é o ponto de convergência de um grande número de fenômenos religiosos. Mais do que qualquer outro sistema de fatos, ela participa, ao mesmo tempo, da natureza do rito e da natureza da crença".

Mas, sendo a prece uma forma de expressão de coisas sagradas, que utiliza uma linguagem consagrada socialmente, ela incorpora todas as características de atos lingüísticos, que são sociais (Mauss, 1979) e simbólicos:

> A prece é uma palavra. Ora a linguagem é um movimento que tem um objetivo e um efeito; é sempre no fundo um instrumento de ação. Mas age exprimindo idéias, sentimentos que as palavras traduzem para o exterior e substantificam. Falar é ao mesmo tempo agir e pensar: eis por que a prece pertence ao mesmo tempo à crença e ao culto.
> [...] Uma interjeição como a que começa a prece dominical é o fruto de trabalho de séculos. Uma prece não é apenas a efusão de uma alma, o grito de um sentimento. É o fragmento de uma religião.

Na linha de desenvolvimento das ciências sociais concernentes à religião, na França, **Claude Lévi-Strauss**[28] desenvolve e transforma as teses de Durkheim e Mauss, que deságuam em seu influente estruturalismo. Dando seguimento à elaboração etnológica do último, Lévi-Strauss atribuirá grande ênfase às trocas simbólicas que viabilizam o vínculo social e constituem a sociedade. A ênfase da sua análise etnológica da religião é, certamente, seu estudo detalhado e aprofundado sobre o mito. Sua perspectiva resulta em um estruturalismo fértil e original que sustenta subjazer, a todo fenômeno cultural significativo, uma estrutura inconsciente,[29] constituída por díades, pares de oposição binária cuja significação é dada pela própria oposição.

Ao buscar as estruturas simbólicas, ele parte dos termos pelos quais os grupos humanos formulam, expressam e aplicam seus mitos. Assim, os mitos e, de certa forma, também os ritos religiosos constituem sistemas de signos que organizam e fixam relações conceituais abstratas.[30] Dessa forma, os mitos plasmam imagens concretas que viabilizam o pensamento abstrato e especulativo. Eles permitem a construção de uma "ciência do concreto", ou seja, a compreensão intelectual do

---

[28] Para as teses de Lévi-Strauss sobre a religião, ver: LÉVI-STRAUSS, C. *Antropologia estrutural*. Rio de Janeiro: Tempo Brasileiro, 1989. Assim como: LÉVI-STRAUSS, C. Religiões comparadas dos povos sem escrita. In: LÉVI-STRAUSS, C. *Antropologia estrutural II*. Rio de Janeiro: Tempo Brasileiro, 1976.

[29] O conceito de inconsciente de Lévi-Strauss é fundamental em sua obra, entretanto, menos explicitamente elaborado do que o de Freud (diferindo deste em pontos fundamentais). Para uma boa revisão, ver: LÉPINE, C. *O inconsciente na antropologia de Lévi-Strauss*. São Paulo: Ática, 1979.

[30] Uma exposição introdutória da visão levi-straussiana da religião encontra-se em: GEERTZ, C. Religion: anthropological study. In: SILLS, D. L. *International encyclopedia of the social sciences*. New York: Macmillan/Free Press, 1965. v. 13.

mundo sensível em termos de fenômenos sensíveis. Tais construções míticas, formuladas por grande número de povos (e Lévi-Strauss estudou os mitos indígenas à exaustão),[31] possibilitam uma apreensão do mundo que não é, em absoluto, menos racional ou menos lógica (nem mais emocional) do que os sistemas científicos abstratos das sociedades ocidentais modernas.

Outro aspecto importante do estudo da religião de Lévi-Strauss é sua oposição ao utilitarismo que os funcionalismos (como o de Malinowski ou de Radcliffe-Brown) implicam. Para o etnólogo francês, os objetos transformados em sagrados (como os totens) não são selecionados por suas qualidades utilitárias, nem por serem projeções de emoções reprimidas (o pai odiado-temido de Freud), nem por refletirem a força moral da organização coletiva introjetada ritualisticamente nas mentes (como em Durkheim). Os objetos sagrados, para Lévi-Strauss, são escolhidos, pois permitem a corporificação de idéias gerais (teorias gerais) em termos de realidades imediatamente perceptíveis. Assim, as aves, as tartarugas, os roedores, as plantas, não são escolhidos como totens por serem bons (ou maus) como alimentos, eles são bons como instrumentos da formulação de uma representação do mundo e da vida. O etnólogo francês emitiu a formulação que se tornaria emblemática no estruturalismo, dizendo que os totens não são bons para comer, são bons para pensar (Lévi-Strauss, 1976).

As taxonomias indígenas da natureza, assim como os mitos, permitem que se percebam as relações entre objetos e eventos naturais e que se estruturem modelos de relação, dos campos físico, psicológico, social e legal. As distinções de espécies e qualidades permitem a diferenciação estrutural. O modelo dos mitos religiosos fornece, por exemplo, os contrastes entre pureza e impureza, superioridade e inferioridade social, masculino e feminino, cultural e natural, fertilizador e fertilizado. Assim, para o criador do estruturalismo antropológico, as religiões indígenas são, em última análise, sistemas, que como sistemas simbólicos são, também, sistemas de classificação e comunicação. As religiões, sejam elas de povos iletrados ou ocidentais urbanos, só podem ser compreendidas como sistemas integrados de pensamento, coerentes logicamente (uma lógica não-evidente) e epistemologicamente válidos.[32]

Embora teoricamente brilhantes, as teses de Lévi-Strauss podem ser criticadas pela excessiva ênfase em aspectos intelectuais, taxonômicos e cognitivos da reli-

---

[31] Em seu depoimento pessoal *De perto e de longe*, Lévi-Strauss diz que entre 1964 e 1971 publicou os quatro volumes de suas *Mitologias*, cada volume com centenas de páginas, ao todo quase duas mil (de mitos de povos indígenas espalhados pelo mundo). "Foi um período em que acordava entre 5 e 6 horas todas as manhãs, em que não soube o que era um fim de semana, trabalhei realmente..." In: LÉVI-STRAUSS, C.; ERIBON, D. *De perto e de longe*. Rio de Janeiro: Nova Fronteira, 1990.

[32] Como exemplo das estruturas míticas do cristianismo referentes ao feminino, é possível estabelecer pares antagônicos que estruturam a construção do feminino no Ocidente: a Virgem Maria, assexuada, representante da pureza, do espírito; e Eva, sexuada, representante do pecado, da carne, do terreno.

gião. Sua teoria minimiza a dimensão emocional da experiência religiosa, assim como negligencia os fatores eminentemente sociais, de expressão de conflitos, contextos e forças hierárquicas na vida coletiva. No dizer de Geertz (1965), ele cerebraliza ao extremo a religião.[33]

Weber

Max Weber tem sido um dos pensadores sociais mais influentes na sociologia da religião, mas é também um dos autores mais refratários a resenhas rápidas. Diferenciando-se de autores examinados anteriormente, como Malinowski, Frazer, Durkheim, Mauss e Lévi-Strauss, seu campo de preocupações está relacionado à sociedade moderna, aos países capitalistas do Ocidente nos séculos XIX e XX, embora também tenha estudos sobre a religiosidade na Índia e na China antigas, assim como sobre o judaísmo antigo. De qualquer modo, seu interesse incide sobre sociedades letradas e não em indígenas.

Seu modo de estudar os fenômenos sociais e constituir sua sociologia vincula-se, certamente, à tradição hermenêutica e do historicismo (sobretudo de Droysen e Dilthey). Diferentemente de Marx, Durkheim ou Malinowski, sua ciência não visa a identificação de leis históricas, sociais ou culturais. Sua ciência visa uma *compreensão interpretativa da ação social de maneira a obter uma explicação de suas causas, de seu curso e seus efeitos* (Weber, 1987). E este átomo da sociologia weberiana, a *ação social* que se desdobra em relações sociais, designa toda a conduta humana, *cujos sujeitos vinculam a esta ação um sentido subjetivo*.

É, portanto, do sentido que se trata, não de um sentido *objetivamente válido*, ou de um *sentido verdadeiro, estabelecido metafisicamente*. O sentido que Weber busca é obtido por meio da constituição de seu objeto de estudo; captado ou na *conduta real*

---

[33] Ioan Lewis (1977) vai mais longe nas críticas às teses de Lévi-Strauss sobre religião: "Na França, Lévi-Strauss cortou os laços que unem a religião à sua base social, dando assim um golpe selvagem na tradição sociológica do estudo da religião iniciada por seu predecessor na estima do público e eminência intelectual, Durkheim". Segundo Lewis, o criador do estruturalismo em antropologia teria embarcado em uma "[...] empresa neofrazeriana de proporções gigantescas e esplendor gótico, na qual procura descobrir as oposições binárias elementares no simbolismo religioso que, para ele, fornecem a chave dos mais íntimos recessos do espírito humano". Assim, Lévi-Straus teria deixado para trás o nexo social, no qual as crenças e símbolos são pensados, experimentados e realizados. Na teoria estruturalista lévi-straussiana, a sociedade se tornaria sombria e insubstancial, perderia seus contornos mais nítidos "[...] na medida em que se mistura indissoluvelmente com aquela capa que a tudo envolve, a cultura, que separa o homem da natureza". Tal crítica às concepções de Lévi-Strauss implicaria colocá-lo ao lado daqueles que "essencializam" o constructo "cultura", de forma análoga ao que fizeram os "culturalistas" norte-americanos (mas com pressupostos bem diferentes de Lévi-Strauss). (LEWIS, I. M. *Êxtase religioso*. São Paulo: Perspectiva, 1977.)

de um ator específico ou em uma situção histórica dada, ou por uma certa aproximação (*durchschnitlich und annähernd*, ou seja, mediana e aproximativa), baseada em uma certa quantidade de casos, envolvendo muitos atores. Ou, ainda (e, possivelmente, esta seja a forma de captação de sentido preferida por Weber), pela constituição de um *"tipo ideal" conceitual de sentido subjetivo, atribuído a um ator hipotético em um dado tipo de conduta*. Mas ao lado do sentido, para não fazer de Weber um idealista, estão os interesses. Em sua sociologia e história não são as idéias que comandam diretamente o agir dos homens, são os interesses, sejam eles materiais ou morais. Os interesses, por sua vez, são envoltos por imagens do mundo, oriundas das idéias, imagens e idéias que influenciam os homens e os fazem. Mas não caminham a esmo, percorrem as trilhas abertas pelos interesses (Rolim, 1997).

Uma das perguntas fundamentais da obra de Weber foi a de como ocorreu o processo peculiar de racionalização do Ocidente, da vida social, cultural e econômica das nações. Sua tese central do "desencantamento" do mundo[34] e da vida organiza seu pensamento em torno das sociedades ocidentais modernas; a pergunta central ordena-se em torno da questão de como se desenvolveu *este racionalismo específico e peculiar da cultura ocidental* (Weber, 2001, p.13).

Para ele, a religião tem importância fundamental no processo de formatação da base cultural do Ocidente, base cultural que está estreitamente ligada ao processo específico de racionalização que permitiu o (e, em certo grau, foi produto do) capitalismo moderno.[35]

De forma original, Weber utiliza seu método do "tipo ideal", um tipo artificial que radicaliza de forma não-empírica o seu objeto de estudo e permite visualizar sua estrutura íntima. Além disso, concebe o social e o histórico como acontecimentos únicos e individuais, não sendo possível estabelecer leis do devir histórico (leis estas buscadas por Marx e Durkheim, p. ex.).

A religião cristã e, em particular, as suas formas protestantes têm uma relação intricada, uma "afinidade eletiva", com a racionalidade econômica e social do capita-

---

[34] Ver análise aprofundada do significado do "desencantamento do mundo" weberiano no livro: PIERUCCI, A. F. *O desencadeamento do mundo*: todos os passos do conceito em Max Weber. São Paulo: 34, 2003.

[35] Segundo Weber, o processo de racionalização do Ocidente teria passado por três momentos fundamentais: o do judaísmo antigo, o monasticismo ocidental e a reforma protestante. A ética monoteísta judaica representa, então, um primeiro momento de eticização e racionalização da vida, com seu combate à magia, aos cultos orgiásticos, seu desígnio de manter acesa a memória da Aliança Divina e a idéia de homem como instrumento de Deus. Essa ética é seguida pelo monasticismo ocidental, que prega o controle dos instintos, o trabalho corporal, a disciplina da oração e a leitura do texto sagrado. Finalmente, a ética protestante, com seu ascetismo intramundano, fecharia este ciclo de racionalização da vida proposto pelo sociólogo alemão. Para uma discussão crítica destes constructos weberianos, ver: ROLIN, F. C. Max Weber: natural e sobrenatural. In: ROLIN, F. C. *Dicotomias religiosas*: ensaios de sociologia da religião. Petrópolis: Vozes, 1997.

lismo moderno. Nos seus textos *A ética protestante e o espírito do capitalismo* e *Seitas protestantes e capitalismo*, Weber visa expor como a religião gera ou constitui formas de ação e disposições gerais, relacionadas a determinados estilos de vida. Ela proporciona, por assim dizer, estilos de vida culturalmente viáveis em um contexto histórico e econômico específico. Para ele, entretanto, não há determinismos de um lado ou de outro (o econômico configurando o cultural ou vice-versa). Em *A ética protestante* ele diz: "[...] não se pode pensar em substituir uma interpretação materialista unilateral por uma igualmente bitolada interpretação causal da cultura e da história" (Weber, 2001, p.132).[36]

A análise de Weber do protestantismo e sua relação com a vida social e econômica moderna ilustra as relações entre dimensão religiosa e esfera social e econômica mais ampla. O protestantismo introduzido por Lutero,[37] ao empregar o termo alemão *Beruf* para se referir tanto à vocação religiosa como ao trabalho secular, institui uma virada ético-religiosa-econômica no Ocidente. Assim, o protestantismo estabelece, ao longo de sua história, uma relação de outra natureza entre o campo devocional e o campo de atividades econômicas seculares. Mariz (2003) diz que Weber revela que, no protestantismo, o pedreiro passa a servir a Deus construindo casas, o padeiro, fazendo pães, o comerciante, vendendo e comprando. Nessa linha, Deus não solicitava mais imagens ou templos ornados, mas determinada disposição em relação à vida cotidiana, à inserção e ao trabalho no mundo secular; trata-se do *ascetismo intramundano*.

A ética protestante representa uma ruptura em relação à ética católica tradicional. A negação da devoção aos santos e seus milagres, a recusa a certos sacramentos e uma nova perspectiva de relação com o sagrado e com a ascese configuraram uma religiosidade menos ritualista e mágica e mais intelectualizada. O fiel protestante, racional, disciplinado e, fundamentalmente, previsível, é também o operário capitalista, necessariamente previsível e disciplinado.

Weber busca, assim, articular o *ethos* religioso com o *ethos* econômico no decurso da história. Para ele, a religião estabelece modos de agir particulares no interior das comunidades. Ele pensa a religião não como sistemas de crenças, mas

---

[36] Considerar também o trabalho de Weber sobre o que ele denominou "seitas protestantes", sobretudo nos Estados Unidos: WEBER M. Die protestantischen Sekten und der Geist des Kapitalismus (1919/1920). In: WEBER, M. *Die protestantische Ethik I*: Eine Aufsatzsammlung. Hamburg: Gütersloher Verlagshaus, Gerd Mohn, 1991.

[37] Cabe lembrar, entretanto, que a ética protestante cuja "afinidade eletiva" com a racionalidade capitalista se afirma não é, para Weber, exatamente a ética expressa pelos fundadores do protestantismo. No Capítulo 1 de *A ética protestante*, ele diz: "O velho protestantismo de Lutero, Calvino, Knox, Voët, quase nada tinha a ver com o que hoje denominamos progresso". A ética protestante afinada com o espírito do capitalismo é a ética que se desenvolveu no pietismo do norte da Europa, principalmente no século XVIII. In: WEBER, M. *A ética protestante e o espírito do capitalismo*. São Paulo: Thompson Pioneira, 2001.

mais como "sistemas de regulamentação da vida que reúnem massas de fiéis". Assim, seu interesse volta-se para os comportamentos práticos e o sentido que o *ethos* religioso atribui à conduta (Willaime, 2001).

Para o autor, a questão suscitada pela "irracionalidade do mundo", questão que emerge dramaticamente nas dimensões do sofrimento, da morte, da diferença freqüente entre "mérito" e "destino", seria a "força motriz" do desenvolvimento de todas as religiões. Assim, os atos mágicos encontrados na vida social de muitos povos servem para alcançar algo de felicidade e vida longa, almejada pelo homem comum. Nesse sentido, Weber pensa que a religião visa dar conta, antes de tudo, ao "aqui-embaixo", e os virtuosos religiosos (monges, ascetas, sufis, etc.) constituem exceção ao buscar a salvação em dimensões extramundanas (Bourdieu, 1967).

Outra dimensão importante da sociologia da religião de Weber é a sua articulação entre os domínios da religião e do poder. Ocorrem vários modos de exercício do poder religioso, assim como várias formas de produção de elos sociais. Dessa forma, para cada formação religiosa há tipos específicos de "comunalização religiosa" e de "autoridade". Dois tipos ideais fundamentais formulados por Weber são os de "igreja" e "seita". A "igreja" implica um certo projeto "universalista", que a coloca para além de laços tribais, familiares ou étnicos, assim como um corpo sacerdotal profissional, dogmas e cultos fundamentados em escrituras sagradas que se "racionalizam" e se "institucionalizam" progressivamente. Já a "seita" diz respeito a tipos de associações voluntárias de fiéis, que se caracterizam por uma certa ruptura com a sociedade mais geral. Os fiéis não seguem "profissionais religiosos", mas autoridades carismáticas.

Finalmente, há, na obra de Weber, a preocupação com as relações entre religiosidade e os diferentes grupos sociais em termos de classes, estamentos e estratos sociais. Assim, para as classes marcadas pela opressão social, econômica ou política, as crenças e religiosidades preferidas estariam relacionadas à possibilidade de "redenção". Já as classes privilegiadas e dominantes social, política ou economicamente, buscam formas de religiosidade que permitam a "legitimação" das relações sociais estabelecidas (Bourdieu, 1967). Em suma, para os grupos dominantes, a religião é instrumento de legitimação; para os grupos dominados, pobres e destituídos de poder, a religião é uma forma de "compensação" ou "redenção". Aqui se nota uma certa aproximação, ainda que em termos conceituais distintos, entre Weber e Marx.

Autores contemporâneos

A apropriação de Marx e Weber por Bourdieu

Para **Pierre Bourdieu** (1971), a religião, para além de um conjunto de práticas e representações caracterizadas por seu caráter sagrado, pode ser pensada como linguagem, como um sistema simbólico de pensamento e de comunicação:

> Traitant la religion comme une langue, c'est-à-dire à la fois comme un instrument de communication et comme un instrument de connaissance ou,

> plus précisément, comme un médium symbolique à la fois structuré (donc justiciable d'une analyse structurale) et structurant [...]. (Bourdieu, 1971)

Esse sistema de pensamento se dá em uma sociedade concreta e em tal sociedade funciona no sentido de permitir uma ordenação lógica, tanto do mundo natural como do mundo social. A religião permite, assim, que o mundo concreto (e potencialmente caótico) seja formulado como um *cosmos* mais ou menos coerente. Ao constituir esse *cosmos*, essa ordem cósmica, a religião permite a produção de sentido, podendo cada fenômeno particular, cada experiência fragmentária, ser integrada a essa ordem cósmica engendrada pela religião (Ribeiro, 2003). Assim, para o pensador francês, categorias fundamentais, como sagrado e profano, eterno e temporal, material e espiritual são os alicerces simbólicos que permitem ordenar a experiência do sujeito social.

Um elemento fundamental, tanto de legitimação do religioso como de viabilização de sua eficácia social, é poder transformar fenômenos e produções humanas, que são potencialmente frágeis, arbitrárias e questionáveis, em concepções seguras, inquestionáveis e permanentes. A religião, assim, para Bourdieu, confere à vida e à ordem social caráter transcendental e inquestionável, com as conseqüências ideológicas e políticas que isso implica.

Talvez ainda mais original, em Bourdieu, seja a perspectiva de analisar a religião como um sistema de poder simbólico com propriedades análogas a outros domínios culturais, como as artes, a filosofia, as ciências, o sistema de consumo, etc. (Swartz, 1966). A sua abordagem da cultura, que inclui a religião, propõe que se formule uma "economia política das práticas simbólicas", que inclui uma teoria do interesse simbólico, uma do "capital cultural" e outra do poder simbólico. Para o autor francês, todas as práticas e símbolos culturais, em um amplo arco que vai do gosto artístico à moda no vestir-se, de hábitos alimentares à ciência, da filosofia à religião, incluindo a própria linguagem, corporificam interesses e funções que estabelecem e reforçam as distinções sociais, as hierarquias e dominâncias sociais.

Bourdieu realizou, então, uma síntese original e fértil de dois autores bastante contrastantes, Marx e Weber. Como Marx, Bourdieu atribui primazia ao conflito estrutural de classe e à perspectiva de desigualdade historicamente constituída, luta e tensão social nas sociedades contemporâneas, sendo, entretanto, crítico de qualquer reducionismo nas explicações que deduzem a cultura e a política do conflito de classes. Com inspiração em Weber, por outro lado, Bourdieu formula a sua teoria de poder simbólico apoiando-se nos constructos de *carisma* e *legitimidade*. O carisma viabiliza a constituição e a manutenção de relações de poder, e todo exercício de poder pressupõe níveis de legitimidade. Assim, ele "weberianamente" afirma:

> Les demandes religieuses tendent à s'organiser autour de deux grands types qui correspondent aux grands types de situations sociales, soit les demandes de légitimation de l'ordre établi propres aux classes privilégiées, et les demandes de compensation propres aux classes défavorisées (religions de salut). (Bourdieu, 1971)

No domínio cultural, o exercício do poder pressupõe uma forma de falseamento ou "falso reconhecimento" com base em uma lógica de aparente "desinteresse". Próximo da tradição marxista de "falsa consciência", o falso reconhecimento pressupõe a negação dos interesses políticos e econômicos presentes em um conjunto de práticas simbólicas, incluindo a religião. Dessa forma, o que Bourdieu denomina "capital simbólico" implica um "capital velado", que desfoca e disfarça relações de interesse, possibilitando a elas a legitimação necessária. Para o autor, o "capital simbólico" é uma forma de poder que não é percebido como tal, mas serve à legitimação de demandas por reconhecimento, submissão e serviço a outros. Ao lado da noção de "capital simbólico" está a de "trabalho simbólico" realizado por especialistas que transformam relações de poder em formas de "honorável desinteresse".

O trabalho religioso realizado por especialistas, como um tipo de "trabalho simbólico", cria um entendimento religioso de condições sociais de existência particulares de grupos específicos. Assim, o "trabalho simbólico" gera um poder simbólico, transformando relações de interesse em meios aparentemente desinteressados.

As práticas, lutas e elaborações simbólicas ocorrem em determinada arena, que Bourdieu denomina de "campo" (*champ*) ou, especificamente, "campos de produção cultural". Nesses campos, formas específicas de "capital cultural" são produzidas, investidas, trocadas e acumuladas; sendo o "campo religioso" (*champ religieux*) um exemplo deles. Tais campos são, portanto, arenas de luta por legitimação, implicando forças que competem pelo monopólio do exercício de uma "violência simbólica".

Em suma, as teses de Bourdieu desenvolvem-se em uma perspectiva de conflito, das lutas pelo poder na esfera simbólica e cultural. É nessa perspectiva que a vida religiosa se insere. Para ele, o "poder religioso" ou "capital religioso" repousa sobre as forças materiais e simbólicas de grupos e classes sociais, posto que tais poderes mobilizam bens e serviços que satisfazem interesses religiosos. A luta por legitimação no interior do campo religioso reproduz, de certa forma, as relações de dominação na ordem estabelecida.

Questões contemporâneas relacionadas a interesses religiosos envolvem uma grande variedade de pontos de disputa, tais como leis e direitos constitucionais (como no caso da união civil de pessoas do mesmo sexo, aborto, pesquisas genéticas, pesquisas com embriões, etc.), educação religiosa, conflito entre visões científicas e religiosas nas escolas, políticas públicas em relação ao uso de símbolos e manifestações religiosas, aceitação de doutrinas, terrorismo, políticas tributárias relacionadas aos negócios das instituições religiosas, etc. Esses são alguns poucos exemplos da multiplicidade de lutas e pontos de conflito que doutrinas e agentes religiosos profissionais põem em movimento, buscando legitimações e acúmulo de formas específicas de "capital religioso".

Berger e Geertz

Ainda no hemisfério norte, porém do outro lado do Atlântico, os trabalhos de **Peter Berger** têm ocupado posição central na sociologia norte-americana da religião desde a década de 1960. Ele constrói uma teoria sociológica da cultura e da religião debitária, certamente, de Marx, Durkheim e Weber, mas também busca avançar em relação a esses autores (Berger, 1985).

Para compreender sua análise da religião deve-se, primeiramente, assinalar algumas particularidades de sua perspectiva. Para Berger, o mundo que sua sociologia da religião quer estudar é constituído por três "mundos". O "mundo material", terreno da natureza, das necessidades biológicas básicas à sobrevivência do homem; o "humano", que é a sociedade enquanto tal, com suas relações e estrutura social concreta e, finalmente, o mundo como *nomos*, ou seja, aquele criado pelos homens como representação cognitiva.

Entretanto, para Berger (assim como para Weber, Geertz e a tradição interpretativista), cada sujeito é, ao mesmo tempo, produto e criador dessa sociedade. O mundo no qual os homens habitam e que os constrange simbolicamente é, de fato, constituído pelos próprios sujeitos. Ele diferencia, então, três momentos nesse processo de *constituição do mundo*. Um primeiro momento, em que haveria a percepção das necessidades biológicas básicas, momento denominado como "externalização". O segundo momento é o da "objetivação", no qual são criadas as estruturas de relações que são percebidas como exteriores ao indivíduo, exteriores e constrangedoras. Na "objetivação", a sociedade se constitui como conjunto de símbolos, hierarquias, valores e regras que, ao se formarem, tornam-se uma realidade externa, exercendo ação normatizadora e constrangedora sobre o indivíduo. Finalmente, no terceiro momento, pela "internalização" são incorporados à subjetividade dos sujeitos os princípios, as normas, os símbolos, os valores que foram, de alguma forma, estabelecidos pelos processos de externalização e de objetivação.

A religião, situada fundamentalmente na dialética entre externalização, objetivação e internalização é, para Berger, um momento privilegiado de "nomização", ou seja, de ordenação que se opõe ao caos, à experiência humana "bruta". Nesse processo de "nomização", a religião objetiva fornecer, de forma específica, uma explicação plausível sobre questões como a origem dos homens e do mundo, seu futuro e destino, o que se deve fazer para que o destino caminhe desta ou daquela forma. Assim, a religião é um processo em que, por meio da *externalização*, *objetivação* e *internalização*, se irá constituir um *nomos*, plausível e aceitável.[38] Em seu livro *O dossel sagrado*, Berger diz:

---

[38] Carmem Macedo exemplifica bem esse processo, relatando como para os Achilpa, um povo tribal da América do Norte, "[...] a consagração do tronco de uma árvore de goma transforma-o em tronco sagrado, que representa um eixo cósmico. O tronco sagrado dos Achilpa sustenta o mundo deles e lhes assegura a comunicação com o céu, dando-lhes segurança e sentido para a vida". Em outro exemplo, fornecido pela mesma autora, ela descreve como os Kwakiult, indígenas da costa oeste do Canadá, "[...] têm um grito revelador do significado do espaço sagrado: eles gritam 'Eu estou no centro do mundo'. A idéia básica é sempre a de que o 'verdadeiro mundo' (o nosso) se encontra sempre no meio, no centro. Um universo origina-se a partir de um ponto central, um eixo, que é como seu umbigo". Carmem Macedo, aproximando-se de Berger, diz que, por meio da religião, este "nosso mundo" passa a ser um *Cosmo*, toda invasão externa torna-se ameaça de reinstauração do *Caos*. (MACEDO, C. C. *Imagem do eterno*: religiões no Brasil. São Paulo: Moderna, 1989.)

> [...] viver em um mundo social é viver uma vida ordenada e significativa. A sociedade é a guardiã da ordem e do sentido não só objetivamente, nas suas estruturas institucionais, mas também subjetivamente, na sua estruturação da consciência individual. [...] O nomos socialmente estabelecido pode, assim, ser entendido, talvez no seu aspecto mais importante, como um escudo contra o terror. Ou por outras, a mais importante função da sociedade é a nomização. A pressuposição antropológica disso é uma exigência humana de sentido que parece ter a força de um instinto. Os homens são congenitamente forçados a impor uma ordem significativa à realidade.

Na perspectiva de Berger, a qualidade essencial que a religião empresta à vida dos homens é, portanto, a possibilidade de defendê-los de uma das ameaças mais terríveis, a ameaça de não encontrar sentido ou ordenação significativa no mundo e na vida, seja no dia-a-dia, seja em condições extremas, como a morte, a doença, as catástrofes, etc.:

> Em um certo nível, o antônimo do sagrado é o profano [...] Em um nível mais profundo, todavia, o sagrado tem outra categoria oposta, a do caos. O cosmos sagrado emerge do caos e continua a enfrentá-lo como seu terrível contrário. Essa oposição entre o cosmos e o caos é freqüentemente expressa por vários mitos cosmogônicos. O cosmos sagrado, que transcende e inclui o homem na sua ordenação da realidade, fornece o supremo escudo do homem contra o terror, a anomia. Achar-se em uma relação "correta" com o cosmos sagrado é ser protegido contra o pesadelo das ameaças do caos.

Nesse mesmo texto, um pouco adiante, ele conclui, com argumentação forte e elegante, postulando uma decisiva centralidade da religião para a vida social:

> Pode-se dizer, portanto, que a religião desempenhou uma parte estratégica no empreendimento humano da construção do mundo. [...] A religião supõe que a ordem humana é projetada na totalidade do ser. Ou por outra, a religião é a ousada tentativa de conceber o universo inteiro como humanamente significativo.

Mais recentemente, em uma conferência proferida em 2000, Berger (2001) reanalisa a religião na contemporaneidade. Partindo do paradigma weberiano da secularização e do "desencantamento do mundo", ele constata que, excluindo-se a Europa ocidental, o "retorno da religião" obriga a uma nova reflexão. O avassalador ressurgimento do Islã nos países muçulmanos, assim como a explosão evangélica, principalmente na sua versão pentecostal, mais dramática na América Latina, assim como revitalizações no catolicismo, no judaísmo, no hinduísmo e no budismo, obrigam à percepção de uma pulsante ubiqüidade da religião no mundo contemporâneo; ele diz: "put simply, most of the world is bubbling with religious passions" (Berger, 2001).[39]

---
[39] "dito de forma simples, a maior parte do mundo está borbulhando (esfuziando) com paixões religiosas."

Entretanto, esse ressurgimento contemporâneo da religião tem contornos claramente diferenciados. Há um incremento de formas novas de religiosidade, um *believing without belonging* e um *belonging without believing*. Nas sociedades modernas, o incremento da religiosidade individual, que absorve de forma arbitrária elementos religiosos que desconsideram fronteiras denominacionais rígidas, fizeram autores como Robert Wuthnow cunhar termos como *patchwork religion* ou a socióloga francesa Hervieu-Léger lançar mão do conceito Lévi-straussiano de *bricolage*. A compreensão da religiosidade contemporânea, em um contexto de pluralismo religioso crescente decorrente de processos de modernização, urbanização, migrações, educação e informações midiáticas em massa, não pode mais repousar nos constructos anteriores às décadas de 1980 ou 1990.

Para Berger, Weber continua vivo nos bairros pobres e favelas da América Latina, mas sua perspectiva de "ascetismo intramundano" associada ao protestantismo deve ser pensada de forma muito mais flexível, para o entendimento de novas formas de mobilidade social que a religião implica e mesmo formas modernas de "hedonismos intramundanos" que a religiosidade contemporânea acaba por incorporar.

Embora a obra etnográfica e teórica de **Clifford Geertz** (1978) seja ampla e variada, a religião ocupa, nela, um espaço significativo. Seus campos de estudo foram principalmente países com forte presença islâmica, como Java e Marrocos. Neles, procurou acompanhar as inter-relações que se operavam entre religiosidades animistas, hinduístas, budistas e islâmicas.

Geertz propõe que se entenda a religião como um "sistema cultural". Assim, os elementos sagrados devem ser compreendidos, essencialmente, como símbolos integrados a determinada cultura (Geertz, 1978). A cultura, por sua vez, é para ele um sistema de símbolos que interpreta a realidade. A definição de religião de Geertz, expressa de forma sintética, condensa bem sua perspectiva. Para ele:

> Uma religião é: (1) um sistema de símbolos que atua para (2) estabelecer poderosas, penetrantes e duradouras disposições e motivações nos homens através da (3) formulação de conceitos de uma ordem de existência geral e (4) vestindo essas concepções com tal aura de fatualidade que (5) as disposições e motivações parecem singularmente realistas.

Assim, para o antropólogo norte-americano, os símbolos sagrados são fundamentais no sentido de sintetizar o *ethos* de um grupo social. Configuram o tom, o caráter e a qualidade da vida desse grupo, seu estilo e disposições morais e estéticas, enfim, sua visão de mundo. A articulação entre o religioso e a vida cotidiana é enfatizada por ele, posto que a religião ajusta as ações humanas a uma ordem cósmica imaginada e projeta imagens da ordem cósmica no plano da experiência humana.

Geertz salienta a multiplicidade de formas e áreas da vida que os símbolos religiosos podem afetar. Segundo ele, esses símbolos, em épocas e lugares diferentes, podem envolver desde experiências de euforia até estados de melancolia, de autoconfiança a autopiedade, de jocosidade incorrigível a apatia acentuada, de ascetismo e puritanismo em relação ao mundano a mitos e rituais de acentuado poder erógeno. Segundo ele, não se pode, enfim, falar de apenas uma espécie de motivação chamada religiosidade.

Apesar da multiplicidade de sentimentos e experiências que ela codifica, o essencial da religião é dizer algo sobre a realidade, algo que a torne significativa para as pessoas. Segundo ele, o que qualquer religião particular afirma sobre a natureza básica da realidade pode ser obscuro ou, o que freqüentemente acontece, perverso. Mas, de qualquer modo, a religião deve afirmar alguma coisa, se não quiser ser apenas uma coletânea de práticas estabelecidas e sentimentos convencionais que habitualmente, diz ele, são referidas como "moralismo".

Na linha de outros autores que formulam uma antropologia hermenêutica como a sua, Geertz vê na religião um elemento cultural central na constituição de um significado viável à existência. Isso é, para o autor, uma das propriedades fundamentais da religião:

> O que ocorre mais comumente é a dificuldade persistente, constante, reexperimentada, de apreender certos aspectos da natureza, de si mesmo e da sociedade, de trazer certos fenômenos esquivos para a esfera dos fatos culturalmente formuláveis que tornam o homem cronicamente inquieto, dirigindo para eles um fluxo mais uniforme de símbolos de diagnóstico.

Em um artigo mais recente Geertz (2001) reelabora suas concepções sobre a religião, tendo, como interlocutores, de um lado, William James e seu *Varieties of Religious Experience* e, de outro, o panorama da religiosidade no mundo contemporâneo. Se o texto fundante de William James marcou época ao considerar as variedades da experiência religiosa em uma perspectiva radicalmente individualista e fortemente emocional, em uma época em que a pertença religiosa era bastante coletiva e institucional, o panorama atual é distinto e semelhante ao mesmo tempo. Nos dias atuais, a religião voltou, afirma Geertz, a ocupar um lugar de destaque em nossa agenda profissional. A perspectiva que a questão religiosa abre hoje implica uma forte dimensão política, em um contexto de luta religiosa, em um mundo tenso e cambiante (ele cita as políticas de migração, de minorias, os currículos escolares, o terrorismo, *fatwas*, etc.). No entanto, pensa Geertz, a religião continua sendo uma experiência radicalmente social e, ao mesmo tempo, subjetiva.

Para ele, as "tonalidades da devoção" em nossa época vêm impregnadas de termos fortes como "sentido", "identidade" e "poder". Ao que parece, no mundo contemporâneo, aquilo que passou a ser chamado de "busca de identidade", assim como as "políticas de identidade", as crises, perdas e reconquistas das identidades plurais passaram a interagir de forma cada vez mais indissociável do envolvimento religioso. Um "mundo em pedaços" passou a estimular identidades públicas circunscritas, intensamente específicas e sentidas, ao mesmo tempo em que tais identidades fragmentam as formas estabelecidas de ordem política organizadas até a metade do século XX em torno do estado-nação. Geertz fala assim dos vários fatores que contribuem para isso:

> [...] a proeminência das identidades religiosas na estrutura política dispersa e semi-ordenada que, pelo menos por ora, substituiu a magnífica simplicida-

de da Guerra Fria. Existe a tese de que "nada mais funcionou": a desilusão sucessiva com as narrativas ideológicas mestras – o liberalismo, o socialismo, o nacionalismo – como arcabouços da identidade coletiva, especialmente nos países mais novos, deixou apenas a religião como "uma coisa que ainda não falhou" [...]

Ele testemunha, como antropólogo, um mundo que se transforma muito radicalmente e, ao que parece, de forma estonteante e rápida. Nesse mundo, a religião, agora fortemente entrelaçada a lutas políticas,[40] mercados ideológicos competitivos e fortes tensões identitárias, tem um lugar que, embora ainda percebido de forma confusa, sem dúvida constitui um lugar estratégico, um palco destacado de elaboração de significados essenciais à vida tanto social como individual. Ele termina seu texto falando de:

[...] mudanças maciças, continentais, na sensibilidade religiosa, cujo impacto na vida humana, como vemos agora, apesar do caráter maltrapilho que elas tiveram, foi radical e profundo, constituindo uma vasta reformulação do julgamento e da paixão. Seria uma pena estarmos vivendo em meio a este evento sísmico e nem sequer saber que ele está acontecendo.

FORMADORES DO CAMPO TEÓRICO: FOCO NO INDIVÍDUO

> Vem, quero descer contigo
> Ao seio das coisas
> Não modeladas ainda.
>
> Vem ver o mar do Espírito
> Com as suas águas fecundas,
> Encrespadas pelo sopro
> Inicial.
>
> Augusto Frederico Schmidt, Convite

---

[40] Os islâmicos, que talvez sejam o grupo religioso da atualidade em que as lutas políticas e questões identitárias expressem os conflitos mais intensos e dramáticos, têm tido um crescimento demográfico expressivo. Em torno do islamismo contemporâneo, vê-se aproximar questões diversas, como identidade étnica e religiosa, ideologias nacionalistas e antiocidentais, terrorismo internacional, guerras e massacres. Depois dos cristãos, com 2,1 bilhões de pessoas, há no mundo atual cerca de 1,2 bilhões de muçulmanos, sendo que esta é a religião que, isoladamente, mais cresce no globo (Centro Apologético Cristão de Pesquisas, 2003). Obviamente, os grupos e sujeitos islâmicos envolvidos com terrorismo são uma minoria, entretanto, ao considerar o contingente total de islâmicos no mundo (e seu crescimento numérico), percebe-se que os conflitos políticos, sociais e identitários que envolvem esse grupo (ou mesmo subgrupos minoritários deles) serão inevitáveis e potencialmente gravíssimos.

Na tradição de Freud e Jung

Freud

Embora tenha sido um homem assumidamente ateu, Freud dedicou um amplo espaço para a religião em sua obra. Os últimos anos de sua vida concentraram-se na busca por uma interpretação da cultura e, em particular, da religião. A sua visão da religião como uma ilusão infantil, como um sistema de defesa socialmente construído, que permite ao homem lidar com sua condição fundamental de desamparo[41] e com seus intensos sentimentos ambivalentes direcionados à figura paterna, é sempre evocada para alinhar Freud no campo dos autores que vêem na religião uma forma de ilusão a ser superada.

Isso tudo é certo. Entretanto, talvez não seja justo reduzir Freud, simplesmente, como querem alguns, a um inimigo cientificista da religião. De fato, ele formulou intrigantes e férteis hipóteses sobre a religião e a cultura, propôs conexões revolucionárias entre a experiência cultural e a experiência subjetiva (como a relativa ao complexo de Édipo e ao romance familiar na constituição da subjetividade humana) e incitou toda a intelectualidade do Ocidente a pensar por que rejeita tão profundamente o corpo, a sexualidade e, em essência, a irracionalidade. De resto, suas teorias sobre a cultura e a religião tiveram grande influência sobre toda análise teórica posterior, em áreas tão diversas como a psicologia social, psiquiatria, crítica literária, sociologia, ciência política, antropologia cultural, filosofia e até a teologia.

Freud observou e analisou não somente a religião como instituição humana, mas também o sentimento religioso que, certamente, o intrigava. Em *Mal-estar na cultura* (1930), ele discute a existência de um certo sentimento fundamental para a religião, proposto pelo escritor e seu amigo Romain Rolland.[42] O romancista argumentava que, na base de toda experiência religiosa, havia um "sentimento parti-

---

[41] Para uma revisão cuidadosa da noção de desamparo na obra freudiana, ver: PEREIRA, M. E. C. A noção do "desamparo" no pensamento freudiano. In: PEREIRA, M. E. C. *Pânico e desamparo*. São Paulo: Escuta, 1999.

[42] De fato, Freud responde à carta de Romain Rolland (de 5 de dezembro de 1927), em que o escritor francês diz o seguinte: "Sua análise da religião é muito justa. Porém, eu gostaria muito de vê-lo fazer uma análise do sentimento religioso espontâneo ou, mais exatamente, do sentir religioso, que é completamente diferente das religiões no sentido estrito do termo, e é muito mais duradouro. [...] independentemente de qualquer dogma, de qualquer credo, de qualquer igreja organizada, de qualquer livro sagrado, de qualquer esperança na sobrevivência pessoal, etc., o fato simples e direto do sentimento do 'eterno' (que pode muito bem não ser eterno, mas simplesmente sem limites perceptíveis, tal como o sentimento oceânico). [...] o sentimento que experimento se me impõe como um fato. Ele é um contato, [...] a verdadeira fonte subterrânea da energia religiosa". Trechos dessa carta foram transcritos por: ANCONA-LOPEZ, M. A espiritualidade e os psicólogos. In: AMATUZZI, M. M. *Psicologia e espiritualidade*. São Paulo: Paulus, 2005.

cular", algo que poderia ser denominado "sensação de eternidade". Seria um sentimento de algo "[...] sem limites, sem barreiras, por assim dizer, oceânico".[43] Tal sentimento seria puramente subjetivo, não consistiria em um artigo de fé ou na promessa de sobrevivência da alma pessoal, representaria a fonte da energia religiosa das diversas igrejas.

Freud reconhece, nessa formulação de Romain Rolland, algo original e inquietante, porém também admite a sua incapacidade pessoal de vivenciar tal "sentimento oceânico".[44] O criador da psicanálise analisa de forma detalhada tal sentimento, nega, entretanto, que ele esteja na origem da religião. Lançando mão de seu ceticismo, argumenta que tal sentimento seria, antes, uma visão intelectual com algum tom afetivo, mas presente em outros tipos de experiência humana, não sendo, possivelmente, original ou exclusivo da religiosidade. Tal vivência de "eternidade", de "fusão com o todo", representaria um retorno da experiência primeva do bebê, fundido à sua mãe. Embora Freud reconheça a religiosidade como vivência humana importante, tende a considerá-la derivada de outras experiências, não sendo, assim, uma experiência primária.

O primeiro estudo de Freud especificamente sobre a religião foi *Atos obsessivos e práticas religiosas* (*Zwangshandlungen und Religionsuebungen*), publicado em 1907. Curiosamente, a religião e a neurose obsessiva parecem ter sido as suas principais obsessões.[45] Ele examina, nesse estudo, as semelhanças entre os sintomas obsessivos e as práticas e rituais religiosos. Além de incluírem cerimoniais repetitivos, ambos trazem consigo, diz Freud, uma angústia da consciência moral pela omissão, o isolamento em relação a obrar em outras esferas da vida ("proibição de ser perturbado"), assim como uma escrupulosidade na execução dos detalhes de suas ações (obsessivas de um lado, religiosas de outro).

Freud conclui que se pode conceber a neurose obsessiva como um contraponto patológico (*pathologisches Gegenstück*) da formação da religião, considerando, dessa forma, a neurose como uma religiosidade individual e a religião como uma neurose obsessiva coletiva, universal. A concordância mais essencial reside na renúncia à realização das pulsões. A diferença mais decisiva reside na natureza dessas

---

[43] Nas palavras de Freud: "Ein Gefühl, das er die Empfindung der 'Ewigkeit' nennen möchte, ein Gefühl wie von etwas Unbegrenztem, Schrankenlosem, gleichsam "Ozeanischem". In: FREUD, S. *Das Unbehagen in der Kultur* (1930/1929). Frankfurt: Fischer Wissenschaft, 1982.

[44] Ele diz, em sua língua: "Ich selbst kann dies 'ozeanische' Gefühl nicht in mir entdecken" (Eu mesmo não posso descobrir em mim tal sentimento "oceânico"). In: FREUD, S. *Das Unbehagen in der Kultur* (1930/1929). Frankfurt: Fischer Wissenschaft, 1982.

[45] Segundo o editor da *Studienausgabe* da obra freudiana, de todos os transtornos mentais, a neurose obsessiva foi a mais tratada por ele em sua obra, do início ao fim de sua carreira. No Capítulo V de *Inibição, sintoma e angústia*, Freud assinala que "A neurose obsessiva é certamente o mais interessante e proveitoso (*interessanteste und dankbarste Objekt*) objeto da investigação analítica, embora ainda um problema não-dominado (*unbezwungen*).

pulsões; na neurose, são pulsões exclusivamente sexuais e, na religião, seriam pulsões de origem egoística.

Em 1908, Freud publica *A moral sexual cultural e o nervosismo moderno* (*Die "kulturelle" Sexualmoral und die moderne Nervosität*), no qual afirma que a cultura ocidental se constitui a partir da repressão das pulsões agressivas e eróticas. A recusa da satisfação libidinal e agressiva é sancionada pela religião. Uma forma especial de lidar com as exigências pulsionais é desviar (*verschieben*) seus fins (sexuais ou agressivos) sem fazer tais pulsões perderem a força original. Tal capacidade Freud denomina sublimação (*Sublimierung*). A vida religiosa pode expressar uma solução plasmada tanto como sintoma (socialmente sancionado), quanto como sublimação.[46]

Atos obsessivos e práticas religiosas pode ser considerado um estudo prévio à exuberante e polêmica obra *Totem e tabu*, de 1913-1914. De fato, Freud preparou-se com grande afinco para produzir esse trabalho; leu as gigantescas obras de James George Frazer (os quatro volumes de *Totemismo e exogamia* e muitas partes dos 12 volumes do *Ramo dourado*). Além de sua antiga paixão pela antropologia social, também as obras de Wundt e Jung parecem ter influenciado Freud a adentrar campo tão difícil (pensou muitas vezes em desistir da empreitada). Ele confessava ser *Totem e tabu* seu livro preferido. Ao longo de seus quatro amplos capítulos, Freud analisa o horror ao incesto, verificável em todas as sociedades, aqui estudado em particular entre os aborígines australianos. Comenta como Wundt descreve o tabu de forma geral e sua formulação deste como fundado no temor dos poderes demoníacos. Tal temor primevo irá se transformar, posteriormente, em veneração e horror.

O criador da psicanálise irá chegar à formulação de que o tabu resulta de uma proibição ancestral, imposta sobre os indivíduos e consagrada aos desejos e impulsos fundamentais do ser humano. Permanecerá sempre, na espécie humana, o desejo inconsciente de violar o tabu, assim como uma ambivalência profunda relacionada àquilo que o tabu proíbe.

A conclusão de Freud no final de seu estudo é de que o totem, o animal totêmico, é, na realidade, um substituto do pai. Na horda primeva dos ancestrais

---

[46] A relação entre sublimação e religiosidade na obra de Freud não é, entretanto, direta, simples e evidente. A própria noção de sublimação é conceito freudiano controverso. A troca do alvo originalmente sexual por algo socialmente mais valorizado é sugerida por Freud como um elemento importante para a criação artística e a investigação intelectual. No próprio trabalho da análise, a capacidade de sublimar é vista muitas vezes por Freud como um resultado do tratamento. Já a religião, ilusão infantil, não seria tão bem vista como desvio válido das pulsões sexuais, ficando assim um tanto distante da sublimação. Enfim, para Laplanche e Pontalis, "a ausência de uma teoria coerente da sublimação mantém-se uma das lacunas do pensamento psicanalítico". (LAPLANCHE, J.; PONTALIS, J. B. *Vocabulário de psicanálise*. São Paulo: Martins Fontes, 1986.)

da humanidade, os irmãos são submetidos a um pai poderoso e tirânico, possuidor de todas as fêmeas e profundamente temido e odiado. Esse pai é, por fim, assassinado pelos filhos. Esse "assassinato fundante" é celebrado em um grande festim, simbolizado pelo banquete totêmico no qual o totem (Deus-Pai) é devorado e depois pranteado. À realização do desejo homicida segue-se a culpa e o arrependimento, com atos, crenças e rituais reparatórios. Essa trama mítica (ou teria sido real, fato ocorrido mesmo, para o criador da psicanálise?) teria deixado vestígios indeléveis no espírito de toda a humanidade:

> Um processo como a eliminação do pai primordial pela horda de irmãos não podia não deixar marcas imperecíveis na história da humanidade...
> No mito cristão o pecado original do homem é indubitavelmente o pecado contra o Deus-Pai. [...] Segundo a lei de Talião, profundamente arraigada no sentimento humano, um assassinato só pode ser expiado pelo sacrifício de outra vida; o auto-sacrifício redime uma culpa de sangue. E, se esse sacrifício da própria vida produz uma reconciliação com Deus-Pai, o crime assim expiado não pode ter sido outro que o parricídio. (Freud, 1986)

Um ano depois, em 1915, Freud escreve um texto que, embora muito ousado em suas teses (ou talvez por isso), não foi publicado por seu autor. Em *Neuroses de transferência: uma síntese* (Freud, 1987), ele lança mão da tese de retorno de fixações filogenéticas (de extração lamarckiana) para dar conta da etiologia de neuroses e psicoses, e também dos sentimentos religiosos. Assim, disposições herdadas são restos das aquisições dos antepassados (*Reste der Erwerbung der Vorahnen*). A humanidade teria incorporado, em seu arsenal mental, as experiências dos períodos glaciais, com as maiores adversidades à sobrevivência. Ele afirma que, "sob a influência das privações impostas pelo desencadeamento da era glacial, a humanidade em geral tornou-se angustiada". Devido a tais intempéries, também o homem primitivo resigna-se diante do conflito entre a autopreservação e o prazer de procriar (que seria a origem filogenética da maioria dos casos de histeria). Gradativamente, o pensamento vai ganhando importância sobre o instinto, a linguagem torna-se importante, mas também irá adquirir um colorido mágico, assim como desenvolver-se-á o pensamento onipotente (aqui estaria a origem filogenética da neurose obsessiva). Nessas fases primevas, o ser humano compreenderia o mundo por meio de seu próprio eu. É, segundo Freud, a época da concepção anímica do mundo e de sua técnica mágica (*Die Zeit der animistischen Weltanschauung und ihrer magischen technik*). Tudo remete à necessidade de proporcionar proteção de vida a uma humanidade basicamente desamparada.

Ao período glacial, origem das neuroses de angústia, histeria e neurose obsessiva, assim como da religiosidade animista, sucede a fase da horda primeva, dominada pelo pai primitivo, cruel, ciumento, possuidor de todas as fêmeas. É o pai perseguidor, temido e odiado. Como em *Totem e tabu*, tal pai é assassinado e posteriormente pranteado e ressuscitado via religião. Nesse período estariam as bases das neuroses narcísicas (demência precoce, paranóia e melancolia-mania). Também, formula o autor, a tal período da humanidade remete-se a religiosidade centrada em um Deus-Pai. No final de *Neuroses de transferência*, ele diz: "é difícil não nos lembrarmos da sucessão semelhante de triunfo e luto que forma o conteúdo regular das festividades religiosas. Luto pela morte de Deus; alegria triunfal na sua ressurreição".

Em 1921, Freud escreve *A psicologia das massas e a análise do eu* (*Massenpsychologie und Ich-Analyse*). Aqui ele analisa a religião como um grupo social artificial. No grupo religioso o indivíduo está ligado por laços libidinais a um líder (que pode ser Cristo, Mohamed, Buda, etc.) e aos outros membros do grupo. Freud propõe que o elemento essencial do grupo está nos laços libidinais que unem o sujeito ao líder e ao grupo. Se tal laço libidinal por algum motivo se desfaz, pode surgir o pavor da desintegração e o pânico passa a dominar. Esse trabalho é importante ao salientar como, em Freud, a experiência religiosa tem uma marcante dimensão libidinal, no sentido de que as projeções envolvidas nesse campo não são neutras nem puramente ideacionais, envolvem sempre uma carga libidinal que pode ser muito intensa.

Em 1927, após hesitar, talvez por receio de desagradar seu amigo, o pastor Pfister, Freud publica seu estudo clássico inteiramente dedicado à religião *O futuro de uma ilusão* (*Die Zukunft einer Illusion*). Aqui ele argumenta que a religião surge da mesma forma que as outras instituições sociais e culturais da vida civilizada. Elas surgem, em última análise, da luta entre indivíduo e natureza. Além disso, toda a vida civilizada repousaria na renúncia às pulsões agressivas e eróticas.

Algo que deve ser ressaltado é que, para Freud, na essência do ser humano há um "homem natural" (isso é mais evidente em *Futuro de uma ilusão* e *Mal-estar na cultura* [*Das Unbehagen in der Kultur*]). Tal ser é dominado por pulsões agressivas e libidinais, cuja sobrevivência em sociedade depende de um constante e vigilante represamento de tal animalidade.

Diferentemente de *Totem e tabu*, em *O futuro de uma ilusão* Freud enfatiza que, premidos pela necessidade de defender-se tanto das forças avassaladoras da natureza, que submetem o homem ao perigo constante da fome, da doença, da privação absoluta, assim como das pulsões agressivas e eróticas, incompatíveis com a vida social, os homens se refugiam de seu desamparo intrínseco e buscam na imagem do pai onipotente a salvação. O homem permanecerá para sempre uma criança ao perceber-se incapaz ante as forças superiores da natureza e suas próprias pulsões. O criador da psicanálise remete essas forças ao Pai, ao Deus-Pai:

> O deslocamento da vontade humana em direção a Deus se justifica por completo. Os homens sabiam, em efeito, que haviam eliminado o pai mediante a violência, e como reação à sua impiedade propuseram-se a respeitar daí em

> diante a sua vontade. [...] A religião seria a neurose obsessiva humana universal; como a da criança, proviria do complexo de Édipo, do vínculo com o pai. (Freud, 1927/1982)

Ao pai, portanto, o homem buscará por toda a vida agradar e dele obter proteção. Desamparo infantil e busca de proteção do pai por meio da abdicação de todo ódio e rivalidade são, assim, as bases da religião. Freud equipara a religião a uma neurose infantil e a uma ilusão, a ilusão de ser protegido de seu desamparo constitutivo. Tais neurose e ilusão, entretanto, poderão ser superadas com o progresso da humanidade, no sentido de uma vida social e cultural fundada na razão, no autoconhecimento e na ciência, utopias do intelectual e cientista moderno comprometido com o projeto de racionalidade ocidental (apesar de ter sido o genial *cientista* do "irracional"):

> Assim se impõe a concepção de que a religião é comparável a uma neurose da infância, e é bastante otimista supor que a humanidade superará esta fase neurótica como tantas crianças deixam atrás de si, com o crescimento, a sua neurose. (Freud, 1927/1982)

No final de sua vida, Freud redigiu *O homem Moisés e a religião monoteísta* (*Der Mann Moses und die monotheistische Religion*), uma espécie de testamento espiritual do grande pensador da cultura, segundo Renato Mezan.[47] Nesse livro, o mestre vienense retoma, finalmente, suas teses relativas à origem e ao fundamento da religião. Costa Pereira (1999) afirma que aqui "Freud parece querer acertar contas com a figura do 'Grande homem', com o herói de sua própria história pessoal, precisamente para destituí-lo do seu lugar divino que lhe fora ancestralmente atribuído". Assim, é nesse processo de destruição dos ídolos e deuses, criados para enfrentar o desamparo mais radical, que o ser humano enfrenta, talvez, o maior de seus desesperos. O mesmo autor diz que, "quando se descobre abandonado pelos deuses que ele próprio criou, o homem tem de enfrentar o seu desamparo mais radical, o do lugar vazio do fiador último da história simbólica pessoal e da humanidade".

A religião em Freud é, portanto, em última análise, a expressão do modo como os homens lidam com o pai, com a imago paterna, seu desamparo constitutivo e sua profunda ambivalência em relação a essa figura. A questão da religião, em resumo, é centrada na questão paterna, nas vicissitudes da sua figura e nas relações intensas e profundamente ambíguas que os homens estabelecem com tal imago. O pai poderoso, dominante, protetor, onipotente, punitivo, odiado, vítima do ódio

---

[47] Ver o livro: MEZAN, R. *Freud:* pensador da cultura. São Paulo: Brasiliense, 1986. Há neste livro uma análise cuidadosa e sutil das idéias freudianas relativas à religião, principalmente nos Capítulos 3 e 4.

dos filhos, redentor. Em Freud, a religião trata, enfim, desse recorrente e inacabável acerto de contas com o pai nosso de cada dia.[48]

Erik Erikson: uma matriz materna para a religião

Se para Freud as relações, primordialmente inconsciente, dos homens com a imago paterna estão na base das religiões, para o psicanalista de crianças e adolescentes Erik Erikson, essa base está na relação primordial que todo ser humano teve e, na sua estrutura psíquica inconsciente, continua a ter com a mãe, sobretudo com *a imago* materna. A religião, fenômeno profundamente constituído e codificado pela cultura, relaciona-se, para o autor de *Infância e sociedade*, a outra experiência primeva, aquela relação tanto essencial como misteriosa do bebê com sua mãe.[49]

No primeiro ano de vida, tudo para o bebê é a pele quente da mãe, o sugar o leite que aplaca deliciosamente a fome, o olhar e a voz envolvente da mãe que sempre está ou estará lá, e esta, constituída da mesma forma (que o seu bebê) pela sua experiência pessoal e pela cultura que formula e torna possível determinadas formas de maternidade, estabelece com o bebê uma relação centrada em uma mutualidade de prazer oral e prazer de amamentar e, de forma mais geral, no cuidado específico que tal relação implica e que cada cultura prescreve a seu modo.

À experiência de completude e satisfação libidinal plena contrapõem-se a frustração terrível da fome não-saciada, do frio ou desconforto que não cessam, da ausência muito longa da mãe. Porém, mais importante do que essa frustração básica é a percepção de afastamento e rejeição da mãe quando sente em seus seios as mordidas dolorosas de seu bebê, que experimenta progressivamente esse impulso incontornável de satisfazer os estímulos da dentição que se impõe.

---

[48] A literatura a respeito das teses de Freud sobre a religião é extensa e multifacetada. Vale citar dois trabalhos recentes: de Peter Gay, *Um judeu sem Deus* (Imago, Rio de Janeiro, 1992), no qual o autor defende a tese de que Freud criou a psicanálise sobretudo por ser um racionalista ateu. Outra obra, de Ana-Maria Rizzuto (*Por que Freud rejeitou Deus?*, Edições Loyola, São Paulo, 2001) vai em um sentido distinto. Freud teria recalcado profundamente uma forte dimensão religiosa de seu espírito, devido a conflitos com suas figuras paternas e ao abandono traumático de sua ama católica. No Brasil, Karin H.K. Wondracek organizou com vários autores um rico volume que analisa a obra de Freud (e seus debates com Oskar Pfister) relativa à religião. (WONDRACEK, K. H. K., *O futuro e a ilusão*: um embate com Freud sobre psicanálise e religião. Petrópolis: Editora Vozes, 2003.)

[49] Não há espaço aqui para apresentar a conhecida perspectiva epigenética de Erikson, que desenvolve de um modo muito peculiar as noções de desenvolvimento emocional e libidinal propostas por Freud. Às fases oral, anal, fálica, de latência e genital, Erikson busca integrar suas perspectivas de "zonas, modos e modalidades", estende as fases de desenvolvimento para todo o ciclo vital, dando sempre muita ênfase ao contexto cultural como fundo definidor da forma como isso se dá. Ver ERIKSON, E. H. Oito idades do homem. In: ERIKSON, E. H. *Infância e sociedade*. Rio de Janeiro: Zahar, 1976.

O conflito básico nesse primeiro período dá-se em torno da constituição dos fundamentos e de um sentimento geral, difuso e duradouro de confiança (ou de seu oposto, de desconfiança, de impossibilidade de confiança) que acompanhará o ser ao longo da vida. Erikson relaciona a metáfora do paraíso (e do inferno) à relação bebê-mãe, à experiência (e seus resquícios nostálgicos) de unidade total em um local-situação de completa satisfação libidinal, assim como a dura realidade da perda irreparável desse paraíso.

> A confiança nascida do cuidado é, de fato, a pedra de toque da "realidade" de uma determinada religião. Todas as religiões têm em comum uma periódica rendição infantil ao provedor ou provedores que dispensam felicidade terrena assim como saúde espiritual; alguma demonstração de pequenez do homem através de uma atitude submissa e de gestos humildes; a confissão na prece e no cântico de más ações, maus pensamentos e más intenções; uma fervorosa súplica de unificação interna, mercê da orientação divina; e, finalmente, a compreensão de que a confiança individual deve-se tornar uma fé comum, a desconfiança individual um pecado publicamente formulado, enquanto a regeneração do indivíduo deve ser parte da prática ritual de muitos e uma manifestação de fidelidade à comunidade.

A relação entre a experiência primeva com a mãe e a separação e tentativa sempre recorrente de reencontro, assim como as formulações da religião que cada cultura produz a partir de tal matriz humana, é como Erikson pensa a religião:

> [...] a camada mais primitiva de todas as religiões e a camada religiosa de cada indivíduo sublimam esforços de expiação que tentam compensar vagas ações praticadas contra uma matriz materna e restabelecer a fé na virtude dos próprios esforços e na generosidade dos poderes do universo.
> Cada sociedade e cada idade devem encontrar sua forma institucionalizada de veneração que deriva vitalidade de sua imagem do mundo, da predestinação à indeterminação. O clínico só pode observar que muitos se orgulham de não ter religião mas que seus filhos não são capazes de viver sem ela. Por outro lado, há muitos que parecem derivar uma fé vital da ação social ou da atividade científica.

Ao estudar a infância e como se constitui a subjetividade a partir de sua perspectiva psicanalítica e cultural, Erikson busca na infância dos índios norte-americanos sioux (assim como na dos yurok) as formas como as fases iniciais da vida se relacionam com o todo psíquico, social, econômico e cultural. Aqui também sua interpretação caminha no sentido de associar a relação do bebê com a mãe e as vicissitudes da religiosidade do grupo social.

> [...] o paraíso da oralidade e sua perda durante os acessos de raiva da etapa de morder podem ser a origem ontogenética daquele profundo sentimento de pecado que a religião transforma na condenação do pecado original em uma escala universal. A prece e a expiação, portanto, impõem uma renúncia a todo desejo demasiado cúpido em relação ao "mundo", e devem demons-

trar, na atitude humilde e com a entonação de súplica aflita, um retorno à pequenez do corpo, ao desvalimento técnico e ao sofrimento voluntário.

E mais adiante, comentando como esse processo de trauma pela perda do seio mordido e busca de expiação e redenção entre os sioux, índios caçadores de búfalos das pradarias, ele acrescenta:

> [...] penso que é sugestivo que exista uma relação entre o primeiro trauma infantil (a perda ontogenética mas amplamente cultivada do paraíso) e o caráter de redenção de uma expiação religiosa. A cerimônia seria então a culminância das vicissitudes daquela raiva deliberadamente cultivada (mas, naturalmente, de há muito esquecida) experimentada à vista do seio materno durante uma etapa de morder que cria obstáculos à duração prolongada da amamentação. Neste momento, os crentes voltavam contra si mesmos os desejos sádicos conseqüentemente reavivados que as mães atribuíam à ferocidade do futuro caçador, ao fazer de seu próprio peito o foco determinado de sua autotortura.

Em todo grupo social a realização dessa estrutura mítica que relaciona experiência pessoal e social comum a determinados procedimentos culturalmente previstos se realiza de forma recidivante na vida dos atores sociais:

> [...] a cultura deve assegurar a sobrevivência de uma convenção de crenças mágicas e um sistema coerente de ritos que permitam a alguns indivíduos excepcionais – profundamente sensíveis ao estigma com que sua cultura marca a condenação interior (e, talvez, histriônicos em grau suficiente para querer apresentá-lo em um grande espetáculo) – dramatizar, para que todos compreendam, a verdade de que há uma salvação.

Assim, a religião formulada e dramatizada de forma específica por cada cultura torna-se uma "fórmula ideológica", inteligível tanto em termos do desenvolvimento individual como dos elementos significativos da tradição cultural do grupo. Ela deve, pois, fazer para o jovem e o adulto o que a mãe fazia para o bebê: prover nutrientes para a alma e para o estômago, assim como mapear o ambiente de tal forma que a colocação e o crescimento do indivíduo em sua vida social torne-se algo viável (Erikson, 1962).

Segundo Erikson, de todos os sistemas ideológicos (religião, ciência, arte, política), apenas a religião restaura o senso primevo de apelo a um provedor, a saber, a *providência*. Segundo ele, na tradição judaico-cristã, nenhuma prece demonstra isso mais claramente do que "O senhor oferece sua face a brilhar sobre vós e é cheio de graça junto a vós. O Senhor ergue seu semblante a vós e vos dá a paz". Da mesma forma, não há situação que ofereça ao fiel uma satisfação tão completa de, pela face do Senhor, sentir-se esperançosamente reconhecido por ele. Tal reconhecimento pelo Senhor remete, segundo Erikson, à possibilidade do bebê sentir-se acolhido pelo reconhecimento materno, que se oferece ao bebê com seu leite e seu olhar. Assim, a tarefa básica da religião é reafirmar aquela primordial relação, aquele primevo reconhecimento, posto que todo ser humano conserva profundamente, ao longo de sua vida, a sensação de perda e de impossibilidade de confiança básica, que implica, segundo o autor, uma "ansiedade metafísica"; "meta" que embora literalmente signifique "além", aqui significa "antes" ou "nos primórdios".

No estudo psico-histórico sobre o jovem Lutero, Erikson propõe uma nova concepção da religião, complementar à anterior. A religião relaciona-se a três nostalgias fundamentais, que acompanham o ser humano ao longo de sua existência.

A primeira diz respeito ao desejo simples e fervoroso por uma sensação alucinatória de unidade com a matriz materna e o suprimento benevolente das substâncias poderosas. Essa nostalgia é simbolizada pelo olhar, pela face afirmativa da caridade que se inclina ao fiel graciosamente, recuperando a fé na aceitação incondicional daqueles que irão retornar ao seio. Nesse símbolo, a cisão, a fratura que o afastamento da mãe implica, é para sempre reparada: a vergonha é curada com a aprovação incondicional, e a dúvida, com a presença eterna de provisão generosa.

No centro do segundo "núcleo de nostalgia" está a voz paterna, voz de uma consciência-guia, que põe um fim ao paraíso simples da infância e torna disponível a sanção para uma ação enérgica. Ela também adverte sobre a inevitabilidade do emaranhar-se em culpas e ameaças com o relâmpago da cólera. Para mudar o tom dessa voz ameaçadora (ou torná-la aceitável), é necessário uma rendição parcial e formas variadas de autocastração. De qualquer forma, o poder divino deve, forçosamente, indicar que Ele mesmo planejou, com sua graça suprema, o crime e o castigo, a fim de assegurar a salvação à pobre criatura humana.

Finalmente, há a terceira possibilidade de uma última e recôndita nostalgia, que remete a um possível retorno a um puro *self*, a um núcleo não-nascido de criação, a um centro pré-parental no qual Deus é puro nada (segundo Erikson, *ein lauter Nichts*, nas palavras de Ângelus Silesius). Assim é a busca por Deus em várias formas de religiosidade oriental. Este puro *self* é um *self* não mais dependente de provedores ou de guias para a razão ou para a realidade.

Segundo Erikson, Freud demonstrou de forma convincente a afinidade entre algumas formas religiosas de pensamento e a neurose. Assim, a religião, para ele, representa uma forma de regressão a um modo infantil de funcionamento. Entretanto, assinala Erikson, assim como a neurose, o sonho é também uma forma de regressão, posto que muito do funcionamento onírico assemelha-se ao processo de formação do sintoma neurótico. Por outro lado, ressalta o autor, o sonhar é uma atividade saudável e necessária, e mesmo "curativa". Tudo o que faz o homem sentir-se culpado, envergonhado, pleno de dúvidas e inibições, assim como desconfiado durante o período de vigília, é organizado de modo misterioso, embora significativo, no palco de imagens do sonho, reconfigurado de tal forma que possa ser utilizado em um processo reconstrutivo para a vigília seguinte. Para ele, a religião trata, muitas vezes, de utilizar um processo análogo ao do sonho, reforçado em determinados momentos e contextos culturais pelo gênio coletivo de poesia e arte, que fornecem "sonhos cerimoniais" de grande poder curativo. Entretanto, conclui Erikson, há formas e momentos da religião em que ela faz o oposto, torna à realidade e faz a vida de vigília equiparar-se a um terrível pesadelo.

Jung

Carl Gustav Jung representa um exemplo *sui generis* de pensador da primeira metade do século XX que concebeu de forma original a religião nas suas articulações com o psiquismo humano e com a saúde mental (Amaro, 1995).

De início, deve-se frisar, a concepção de ser humano de Jung é fortemente marcada pelo romantismo (particularmente alemão), como estilo cultural e de pensamento. O *Sturm und Drang* (tormenta e ânsia) parecem estar por trás de como o médico suíço via o ser humano, sua natureza e destino trágicos. Há em Jung uma perspectiva de homem marcada por determinado *pathos* profundamente subjetivo e individualista. Em toda a sua obra observa-se a preocupação recorrente com temas românticos, como as "profundezas da alma humana", o "retorno às raízes", assim como o "retorno à natureza primeva do homem", naquilo que eles evocam de mais "integral" e "legítimo". São elementos queridos do romantismo as "lendas medievais", a "exaltação de coisas pouco sabidas dos tempos passados", "deuses nórdicos e gauleses", a "cultura do exótico", etc.[50] Jung, neo-romântico, retornará a essas questões, com sua marca pessoal de grande erudição e criatividade conceitual.

Talvez o mais característico da concepção de religiosidade em Jung seja a noção de religiosidade como *elemento natural* do psiquismo humano. A religiosidade é não só elemento natural como é vista por ele como parte constitutiva e essencial da natureza própria do homem. A *função religiosa* é tão poderosa em Jung como o instinto do sexo e da agressão (Ellenberger, 1976).

Assim, o psiquismo humano produz, de forma espontânea, conteúdos religiosos, pois dessa natureza é o ser humano, um ser intrinsecamente religioso. Dessa forma, curiosamente, para Jung a religiosidade seria, por assim dizer, um instinto.[51] Isso, entretanto, não significa que para ele as representações de Deus e dos elementos sagrados de cada cultura não sejam fenômenos socialmente construídos, imagens antropomórficas e culturais de um fundamento religioso humano universal. Jung afirma fundamentar tal visão em suas observações clínicas e etnográficas. Segundo ele, tal visão origina-se da observação empírica, não de formulações teóricas ou teológicas:

> Quando, por exemplo, a psicologia se refere à concepção da virgem, trata apenas do fato de que existe essa idéia, mas não da questão de estabelecer se essa idéia é verdadeira ou falsa em determinado sentido. A idéia é psicologicamente verdadeira na medida mesma em que existe. (Jung, 1987)

A religiosidade, para Jung, é um aspecto dos mais antigos e universais do psiquismo humano. Em *Psicologia e religião*, ele se aproxima de Rudolf Otto na apreensão do numinoso como essência religiosa, esse algo que se impõe ao sujeito, esse algo dominante, arrebatador, que é experienciado de forma passiva. Assim, na

---

[50] Sobre as características marcantes do romantismo, ver ANDRADE, M. *Pequena história da música*. São Paulo: Martins, 1977; CARPEAUX, O. M. *Uma nova história da música*. Rio de Janeiro: Ediouro, 1999.
[51] Para uma introdução à obra e às teses junguianas em geral e sobre religião, ver: SILVEIRA, N. *Jung: vida e obra*. Rio de Janeiro: Paz e Terra, 1975.

experiência religiosa, Jung vê a expressão de algo supremo, algo de extremo poder. Mas essa dimensão irá expressar-se de formas diferentes. Ele diz que:

> O pressuposto da existência de deuses e demônios invisíveis é, na minha opinião, uma formulação do inconsciente psicologicamente adequada, embora se trate de uma projeção antropomórfica. [...] tudo quanto se acha fora, quer seja de caráter divino ou demoníaco, deve retornar à alma, ao interior desconhecido do homem, de onde aparentemente saiu. (Jung, 1987)

Para Jung, é no inconsciente coletivo que a experiência, os sofrimentos e os aprendizados de milhares de gerações estão de alguma forma armazenados, compactados e potencialmente disponíveis no psiquismo de cada indivíduo. É nesse inconsciente coletivo que se encontram os arquétipos, conjuntos de categorias universais, originárias e peculiares da alma humana. Os arquétipos tendem sempre a se exprimir. Assim, nos sonhos, os conteúdos arquetípicos aparecem e podem se confundir com o material do inconsciente pessoal.

Há certa correspondência entre determinados arquétipos e os dogmas e conteúdos religiosos. Dessa forma, nas culturas ocidentais, as imagens dogmáticas de Cristo, de Maria, do Espírito Santo, o dogma da Trindade, irão preencher determinados arquétipos, enquanto no Oriente serão as figuras de Buda, Brahma, Vishnu, Shiva ou de Lao-Tsé que tomarão as formas dos "arquétipos religiosos". A Trindade é, a um só tempo, um símbolo central do cristianismo e um arquétipo. Entretanto, tal arquétipo é ainda imperfeito, pois, segundo ele, é por meio da Quaternidade (que incluiria no arquétipo da Trindade cristã o elemento do "feminino", do "mal" ou da "terra", excluído no simbolismo cristão) que ele revela sua maior perfeição. Segundo Nise da Silveira (1975), o arquétipo do *self*, por exemplo, representa a "totalidade" e a "fonte de energia". O encontro com esse arquétipo constituiria a experiência mais intensa e mais profunda que o homem poderia vivenciar, experiência em si religiosa.

Em *Memórias, sonhos, reflexões*, Jung (1975) afirma o caráter constitutivo do religioso no centro da alma humana; ele diz: "Não é Deus que é um mito (como podem sugerir as ciências), mas o mito que é a revelação de uma vida divina no homem. Não somos nós que inventamos o mito, é ele que nos fala como Verbo de Deus".

Para Jung, a experiência concreta dos homens com a religião não é, necessariamente, a expressão dos conteúdos religiosos originários da alma humana. Determinadas crenças, dogmas e rituais podem ser, de fato, recursos sociais protetores contra a experiência religiosa originária, imediata (e, potencialmente, avassaladora).[52] Assim salienta Nise da Silveira (1975):

> A experiência imediata do arquétipo da divindade representa um impacto tão violento que o ego corre o perigo de desintegrar-se. Com os meios de defesa face a esses poderes, a essas existências mais fortes, o homem criou os rituais.

---

[52] Rubem Alves afirma, em seu livro *O enigma da religião*: "Separemos, portanto, de uma vez por todas, a questão da existência de Deus – que é uma questão filosófica – da experiência religiosa. A primeira é uma hipótese acerca de um objeto. A outra é uma paixão subjetiva. Sem a paixão subjetiva, não existe a religião". (ALVES, R. *O enigma da religião*. Petrópolis: Vozes, 1979.)

Poucos são aqueles capazes de agüentar impunemente a experiência do numinoso. As cerimônias religiosas coletivas originam-se de necessidades de proteção, funcionam como anteparos entre o divino e o humano, isto é, entre o arquétipo da imagem de Deus, presente no inconsciente coletivo e o ego.

Dessa forma, Jung distingue entre uma religiosidade originária, natural da psique humana, e as formas culturais das diversas religiões. Nesse sentido, verifica-se uma dimensão interessante da religiosidade em Jung; a dimensão do perigo, do risco de uma desestruturação produzida pela religiosidade inconsciente sobre o ego consciente. Apesar desse risco, para esse autor e seus seguidores, de modo geral, o encontro e desenvolvimento da religiosidade, principalmente na segunda metade da vida, são fatores de promoção da saúde mental e não de transtornos.

Uma crítica possível à concepção de religiosidade em Jung (como a uma boa parte de sua teoria) é a de um certo "inatismo" (associado também a um certo "apriorismo"). Conceitos-chave, como inconsciente coletivo, arquétipos, *self*, etc., são formulados como evidências em si (cujas "provas" empíricas são, de fato, bastante discutíveis). Associado a esse *inatismo*, há, em sua concepção, um "universalismo cultural", ou seja, conceitos e conteúdos supostos como universais, de grande complexidade e diferenciação (como, p. ex., os muitos arquétipos supostos, como do "herói", do "sábio", etc.). Tal concepção se contrapõe frontalmente à perspectiva relativista e construtivista, que se tornou cada vez mais predominante ao longo da antropologia cultural do século XX. Na direção contrária à dos antropólogos sociais, para Jung, a cultura, como conjunto de símbolos de uma sociedade, é pensada não como a instância que constitui e formula o universo simbólico dos diferentes grupos sociais, restaurando e reformulando os símbolos culturais por meio da experiência social concreta das sucessivas gerações, mas como campo de expressão de uma vida simbólica previamente existente na psique arcaica de cada ser humano.

Finalmente, em relação à religiosidade ser um fenômeno essencialmente individual ou social, pode-se situar Jung no extremo oposto de Durkheim. Assim, para Jung, a religiosidade é, fundamentalmente, nos seus aspectos mais profundos e originários, uma dimensão da psique individual, podendo ter manifestações ou expressões sociais e culturais que são, na verdade, superficiais e secundárias em relação à religiosidade inconsciente. Essa posição distancia radicalmente o médico suíço do sociólogo francês, para quem a religião é essencialmente um fenômeno social, oriunda, dependente e destinada ao social.[53]

---

[53] Longe de mim a pretensão de analisar de forma exaustiva a literatura sobre a psicologia da religião em Jung, posto ser ela vasta e em permanente reformulação. Já há muitos anos, Hans Schär, por exemplo, escreveu um volume de 700 páginas sobre psicologia da religião segundo as concepções de Jung (SCHÄR, H. *Religion und Seele in der Psychologie C.G. Jung*, Zurich: Rascher Verlag, 1946). Um trabalho recente realizado com bom conhecimento do assunto é o livro: PALMER, M. *Freud e Jung*: sobre a religião. São Paulo: Loyola, 2001. Embora cuidadoso ao analisar a obra freudiana, o autor, professor de teologia do *Westminster College*, de Oxford, Inglaterra, acaba por expressar sua preferência pela interpretação junguiana (que é o caso da maior parte dos intelectuais religiosos).

Winnicott: fenômenos transicionais e religião

O pediatra e psicanalista de crianças Donald Winnicott formulou conceitos que iluminam de forma original e instigante o entendimento da religiosidade. Fenômenos, objetos *transicionais*, assim como um *espaço potencial*, na sua perspectiva conceitual, relacionam-se intimamente a algumas dimensões essenciais da vida, tais como o brincar, a criatividade, a cultura em geral e, em particular, a experiência religiosa. Sobre essas "dimensões essenciais" da vida, em seu artigo "O brincar e a cultura" (Winnicott, 1994), diz:

> Achamo-nos em uma experiência viva que tem direito a ser considerada uma coisa em si. Podemos estender esta observação à pergunta: pelo que você vive? Qual a motivação básica? É possível que descubramos que é nesta área da experiência cultural que muitos de nós vivemos a maior parte do tempo em que estamos despertos e, se transferirmos esta idéia para a infância, podemos perceber imediatamente que estamos falando a respeito do brincar.

Winnicott preocupa-se, em princípio, com o processo pelo qual a criança adquire a noção de um mundo real. Há uma transição gradual da imersão total do bebê a partir de um primeiro momento de unidade mãe-bebê, passando por estágios de progressiva independência, até o ponto final de aquisição do senso de que há uma realidade exterior, separada do sujeito.

Nesse processo, um degrau intermediário fundamental se dá por meio de algo que Winnicott (1975) denominou "objeto transicional". Tal objeto constitui-se a partir da ligação da criança a algum objeto externo real que se torna investido da ligação emocional que originalmente pertencia à mãe. A criança adota um paninho macio, um ursinho, um travesseiro velho (qualquer objeto macio, de alguma forma aconchegante, que está ao alcance dela). De alguma forma, esse objeto *é e não é* a mãe, sem ser ainda uma internalização completa, uma simbolização substitutiva da mãe. Ele possibilita a separação gradativa da mãe, sendo a primeira possessão "não-eu" da criança.[54]

Relacionado ao objeto transicional, Winnicott propõe que haja também um "espaço potencial", que se constitui entre a mãe e a criança. Esse espaço não é nem totalmente interior, subjetivo, nem totalmente exterior e objetivo; não é nem pura fantasia nem pura relação com pessoas reais:

> [...] esta área intermediária que tem a ver com a experiência de viver e que não é nem sonho e nem relação de objeto. Ao mesmo tempo em que não é nem um nem outro destes, é também ambos. (Winnicott, 1994)

---

[54] O primeiro objeto possuído e adotado pelo bebê tem uma importância especial, segundo Davis e Wallbridge (1982). Em uma área de ilusão, denominada por Winnicott como "espaço potencial", irá ocorrer a primeira posse não-eu, que expressa uma forma muito primitiva de se relacionar e de brincar. (DAVIS, M.; WALLBRIDGE, D. *Limite e espaço*: uma introdução à obra de D. W. Winnicott. Rio de Janeiro: Imago, 1982.)

Winnicot formula que há uma relação essencial entre esta área de ilusão, objetos e fenômenos transicionais e o brincar. Mais que isso, ele postula que esse "campo transicional" relaciona-se não só ao brincar, mas a toda a experiência cultural, incluindo a religião. Assim, um pouco mais adiante no mesmo texto citado anteriormente, ele acrescenta: "Para minha surpresa, descobri que o brinquedo e o brincar, bem como os fenômenos transicionais, formam a base para a experiência cultural em geral".

E, no final do artigo, resume sua formulação original, que associa aos fenômenos e objetos transicionais o brincar, a experiência artística e a vida religiosa. Certamente, deve-se reconhecer que atrelar tais dimensões da vida, aparentemente distantes, é uma formulação consideravelmente inusitada e ousada, mas, não se pode negar, instigante. No final do texto recém citado, o psicanalista inglês conclui:

> [...] tornei meu argumento principal que:
> O brinquedo é sempre excitante.
> É excitante não por causa do pano de fundo do instinto, mas por causa da precariedade que lhe é inerente, uma vez que sempre lida com o fio de navalha existente entre o subjetivo e o que é objetivamente percebido.
> O que vale para o brinquedo vale também para a Paixão Segundo São Mateus, na qual estou quase certo de encontrar colegas quando for ao Festival Hall, daqui a algumas semanas.

Também cabe assinalar que, para Winnicott, o espaço potencial representa uma área de ilusão. Distintamente do que postulado por Freud, a ilusão é aqui um tipo de experiência humana que não é nem objetiva nem subjetiva. O objeto e os fenômenos transicionais e a experiência de ilusão a eles associados, além de não serem exclusivamente objetivos ou integralmente subjetivos, são, de fato, ambos. Isso atribui um *status* e caráter singular a esse nível de experiência humana relacionado à ilusão.

Ao longo da vida e do desenvolvimento do indivíduo, os fenômenos transicionais não são abandonados ou tornados desnecessários. Em vez de serem aparentemente esquecidos ou sepultados, transformam-se, por meio de um processo de difusão, em "meandros", em "sincícios" de algo que se situa entre a realidade psíquica interna, inteiramente subjetiva, e a realidade externa, completamente objetiva. A constituição desse campo transicional irá, de fato, segundo Winnicott, permitir à criança desenvolver o brincar e a capacidade de simbolização, essenciais em seu crescimento. E mais do que permitir o desenvolvimento da simbolização, é justamente aqui que se situará, para o resto da existência, este *terceiro campo da vida*, que inclui a experiência cultural, das artes e da religião.

Assim, a ilusão em Winnicott diferencia-se de forma clara daquilo que Freud via como uma forma de funcionamento mental infantil e irracional e que, em certo sentido, não considera a realidade e é mais própria do funcionamento neurótico ou psicótico do que da experiência do homem maduro. Em Winnicott, ela não só permite que a criança emerja de sua imersão indiferenciada com a mãe e consiga lidar com a realidade, como viabiliza um campo experiencial fundamental, relacionado a profundas necessidades humanas de simbolização e de envolvimento religioso e artístico.

Nessa perspectiva, a religião, situada no campo transicional, irá lidar com objetos religiosos que não são nem totalmente objetivos nem puramente subjetivos. Esse campo, apesar de impalpável e plenamente vinculado a experiências que provêm da primeira infância, permanece vital para a vida do adulto. Finalmente, cabe ressaltar uma certa proximidade na abordagem da religião em Winnicott e em Erikson. Winnicott pensa que a experiência religiosa incide, muitas vezes, em uma área muito precoce do psiquismo, área que permanece atrelada à relação mãe-bebê, quando a constituição da pessoa e do seu *self* está em jogo. Erikson, por sua vez, fala de aquisição de um sentimento de confiança básica, e Winnicott de "primeiros momentos do SOU". Assim, em dois diferentes textos, ele comenta que (Winnicott, 1994a):

> Infeliz ou felizmente, permanece sendo verdade que, no estágio mais inicial, aquele do momento do primeiro SOU, a dependência do meio ambiente é absoluta. Não é de espantar que, na história da religião, encontremos este estágio de desenvolvimento pessoal entregue a Deus!

E, em um texto um pouco posterior, afirma (Winnicott, 1994b):

> Uma grande parte da religião acha-se ligada com a quase-psicose e com os problemas pessoais que se originam da grande área da vida do bebê que é importante antes que se chegue a um relacionamento de três corpos, como o que se dá entre pessoas totais.

No campo psicanalítico de estudos que relacionam religião com estrutura e mecanismos psíquicos, assim como com o sofrimento mental, várias outras linhas têm-se desenvolvido ao longo das últimas décadas. Podem-se citar as contribuições da escola inglesa, kleiniana, que, com Elliot Jacques (1976), irá propor a abordagem das instituições sociais, tais como a religião, com seus ritos e crenças, como recursos inconscientes para a defesa contra ansiedades primitivas, psicóticas, paranóides e, eventualmente, depressivas.

Essa escola enfatiza os processos de projeção e identificação já apontados por Freud. Segundo Laplanche e Pontalis (1981), o conceito de identificação ganhou, progressivamente, na obra de Freud, o valor central que fez dela, *mais do que um mecanismo psicológico entre outros, a operação pela qual o indivíduo humano se constitui*. Melanie Klein (1976a) irá enfatizar a permanente dinâmica entre os processos de introjeção e projeção, pois, para ela, *introjeção e projeção operam desde o começo da vida pós-natal e interatuam constantemente*. A partir disso, pode-se afirmar que a relação do fiel com Deus, além de incluir os intensos processos de projeção e sublimação, implicam, muitas vezes, uma profunda introjeção e identificação com a divindade (assim como, em certos casos, com "divindades negativas", demônios). Além disso, seria próprio do funcionamento mental humano, sobretudo de suas estruturas e funcionamentos "primitivos", uma marcante onipotência (Klein, 1976b). A crença religiosa teria, com freqüência, o caráter onipotente que desconhece ou se opõe ao pensamento racional e a avaliação objetiva da realidade.[55] O devoto fervoroso sente Deus dentro de si, vive como se a divindade, muito mais que influenciar sua vida, habitasse seu corpo, ocupasse sua alma, constituísse seu eu; há aqui, pois, uma identificação com a divindade que realiza a dimensão onipotente da mente.

Oriundo da escola kleiniana,[56] Wilfred Bion, ao desenvolver sua psicanálise do pensamento, inclui as dimensões da intuição, da *rêverie*, da sabedoria e, em um passo ousado, propõe alçar a mística a um patamar epistêmico de plena legitimidade, criando um modo peculiarmente seu de formular a psicanálise[57].

Do outro lado do Canal da Mancha, Jacques Lacan[58] dedicou vários estudos à religião a partir de sua perspectiva psicanalítica particular. Proferiu, em 1960, seu "Discurso aos católicos", em Bruxelas, e, em 1974, deu uma entrevista em Roma (chamada "O triunfo da religião"). Ele afirma a importância da religião como essencial doadora de sentido; "pois tudo o que é religião consiste em dar um sentido às coisas que outrora eram as coisas naturais" (Lacan, 2005). Mais que isso, o psicanalista francês afirma o poder da religião de criar sentido para as regiões e formas mais insólitas da experiência humana; "[...] a religião vai dar um sentido às experiências mais curiosas, aquelas pelas quais os próprios cientistas começam a sentir uma ponta de angústia. A religião vai encontrar para isso sentidos truculentos".

Entretanto, para o autor, tal construção de sentido, embora exitosa, é uma forma de cura "enganosa", uma cura que, em certo sentido, oculta a precariedade

---

[55] É uma das principais discípulas de Melanie Klein, Hanna Segal, quem afirma: "A psicanálise pertence à grande tradição científica da liberação do pensamento em relação ao dogma, quer religioso quer surgindo de uma tradição científica já estabelecida. [...] Estou cônscia de que eu posso parecer estar confundindo aqui a crença com o pensamento, mas, entre suas outras funções, o pensamento tem a de examinar a crença. Pensar nos rouba do luxo da crença cega". Vê-se aqui como Segal sugere a interessante hipótese que formula que o pensamento racional e a verificação objetiva da realidade nos roubariam o luxo da crença religiosa. (SEGAL. H. Psicanálise e liberdade de pensamento. In: SEGAL. H. *A obra de Henna*. Rio de Janeiro: Imago, 1983.)

[56] Uma análise mais recente da compreensão da cultura por parte da escola kleiniana encontra-se em: RUSTIN, M. Kleinian psychoanalysis and cultural theory. In: RUSTIN, M. *The good society and the inner world*: psychoanalysis, politics and culture. London: Verso, 1991.

[57] Para uma introdução às idéias de Bion, ver: BLÉNANDONU, G. *Wilfred R. Bion (1987/1979)*: a vida e obra. Rio de Janeiro: Imago, 1993. Ver também o livro de nosso querido mestre REZENDE, A. M. *Wilfred R. Bion*: uma psicanálise do conhecimento. Campinas: Papirus, 1995.

[58] Certamente não se pretende aqui revisar de forma minimamente completa as contribuições de Lacan para o debate "psicanálise e religião", tarefa que exigiria muito mais espaço e domínio de sua teoria. Ver, nesse sentido, o breve mas preciso artigo de PONDÉ, L. F. O discurso de Deus. *Jornal Folha de São Paulo*, Caderno Mais, p. 7, 7 jul. 2005.

da condição humana. Ele diz: "a religião é feita para isso, para curar os homens, isto é, para que não percebam o que não funciona". Finalmente, Lacan (assim como outros psicanalistas contemporâneos seus, como Françoise Dolto e Wilfred Bion[59]) reconhece a sabedoria profunda da mística, a lucidez de Santo Agostinho, o rico conhecimento da condição humana contido nos textos sagrados (Lacan, 2005).

Assim, vale retomar aqui o debate entre o fundador da psicanálise, que sustentava que a religião era uma ilusão infantil a ser superada por um futuro de razão e tomada de consciência dos reais motores e conflitos humanos (Freud situando-se na tradição crítica que vem de Xenófanes e Epicuro até Feuerbach e Marx), *versus* seu amigo, aquele pastor com idéias ousadas para um clérigo, que desafiou o cientificismo de seu mestre e amigo Freud. Para Oskar Pfister (1928), a noção dualista de Freud de um homem-natureza *versus* um homem-cultura deveria ser superada. A cultura, ela mesma, desenvolve-se da natureza (humana). A natureza torna-se empobrecida quando compreendida naturalisticamente. Há um profundo realismo na religião, e Freud, este genial e revolucionário racionalista e positivista, segundo Pfister, incorre no messianismo da ciência (*Messianität der Wissenschaft*) com seu Deus *logos*.

Parece que, nesse ponto, o futuro foi mais favorável a Pfister, uma vez que Winnicott consagrou legitimidade especial à ilusão, induzindo-nos a pensar que os territórios da ilusão têm mais a nos ensinar do que a realidade concreta, que Schultz-Hencke (1950) mostrou a riqueza e a especificidade das vivências religiosas mesmo nos que se denominam ateus e tantos outros pensadores originais, de Bion a Lacan, reconheceram na religiosidade profunda sua potencialidade especial de sabedoria. Enfim, a psicanálise nas últimas décadas[59] tem-se aberto cada vez mais para a originalidade das experiências humanas com o sagrado.

UMA PERSPECTIVA RADICALMENTE INDIVIDUALIZANTE: WILLIAN JAMES, PRAGMATISMO E EMPIRISMO

A contribuição original do médico, professor de psicologia e filósofo do pragmatismo[60] William James foi a de focar o estudo da religião não em considerações teóricas, filosóficas ou conceituais, mas, sobretudo, na experiência concre-

---

[59] Apenas para exemplificar algumas perspectivas contemporâneas de apreensão psicanalítica do religioso cito os trabalhos de: BERGERET, J. Prélude à une étude psychanalytique de la croyance. *Revue Française de Pscychanalise*, v. 3, p. 877-896, 1997; SPERO, M. Parallel dimensions of experience in psychoanalytic psychotherapy of the religious patient. *Psychotherapy*, v. 27, n. 1, p. 53-57, 1990; STONE, C. Opening psychoanalytic space to the spiritual. *Psychoanalytic Review*, v. 92, n. 3, p. 417-430, 2005.

[60] O livro de William James *Pragmatism: a new name for some old ways of thinking* (1907) resume suas teses nessa linha filosófica. (JAMES, W. *Pragmatismo*: um nuevo nombre para algunos antiguos modos de pensar. Barcelona: Orbis, 1975.)

ta.⁶¹ Apesar de ser pesquisador de extrema erudição, James prefere não analisar teorias religiosas e dogmas, e sim se concentrar nos "estados mentais" que a religião incita em pessoas concretas. É a experiência vivida do indivíduo perante a dimensão religiosa e suas variedades que se tornará o tema de seu estudo.

Para ele, há uma distinção fundamental entre religião institucional e religião pessoal, ou seja, entre teologia, ritual e organização eclesiástica, e aquela experiência de homens que se envolvem na arte de obter o favor dos deuses.

Seu foco será, portanto, as disposições internas dos homens, sua consciência, sua impotência perante a vida, seu sentimento de incompletude.⁶² Para ele, o indivíduo, no final das contas, "negocia solitariamente" com a divindade. A organização eclesiástica, seus sacerdotes, sacramentos e outros intermediários têm papel secundário na análise de James. O que interessa é a relação direta do fiel com seus deuses, de coração a coração, de alma a alma, do homem com o seu criador. Certamente, o ambiente protestante em que James se formou e viveu, com sua conhecida ênfase em uma dimensão individualista da religiosidade, influiu na perspectiva investigativa por ele adotada.

De particular relevância é que James propõe que a religião pessoal, além de ter sua raiz e seu centro nos estados aprofundados de consciência mística, pode ser mais bem estudada naqueles que experimentam o religioso de forma mais radical e avassaladora. Ao descrever e analisar experiências excepcionais com o sagrado, James cria uma psicologia da religião *sui generis*, radicalmente subjetivista e individualista, vivencial e empírica a um só tempo. Lança mão desse "exagero metódico", recorre a fenômenos radicais, "tipos ideais" não-medianos, em uma atitude que revela alguma analogia à de Weber ("exagerar é a minha profissão", dizia o alemão).

William James define a religião como "os sentimentos, os atos e as experiências dos indivíduos na solidão de sua alma, na medida em que se relacionam com qualquer coisa que possa considerar-se como divina". Da mesma forma, postula, para efeitos de pesquisa, uma distinção clara entre a religião como função pessoal individual e a religião como produto institucional, coletivo, tribal. Assim, afirma:

> A experiência religiosa que estamos estudando é a que ganha vida no interior de cada um. A experiência religiosa deste tipo sempre foi considerada um

---

⁶¹ Uma boa introdução às idéias filosóficas de William James encontra-se em: STROH, G. W.; JAMES, W. Pragmatismo e psicologia. In: STROH, G. W. *A filosofia americana*. São Paulo: Cultrix, 1972.

⁶² Abib mostra como a categoria volição é um dos objetos centrais da psicologia de William James. Assim, sua psicologia visa, entre outras, compatibilizar as teorias volitivas das tradições humanista e científica, isto é, compatibilizar a liberdade da vontade e seus mecanismos determinantes com o determinismo expresso pelas ciências empíricas. Trata-se, no fundo, de uma questão ética e de filosofia moral. (ABIB, J. A. D. Revoluções psicológicas: um retorno a Wilhelm Wundt, William James e outros clássicos. *Cadernos de História e Filosofia da Ciência*, v. 6, n. 1, p. 107-143, 1996.)

tipo herético de inovação para aqueles que tem sido testemunhos de seu nascimento. (Tal experiência) chega ao mundo desnuda e solitária, e sempre conduziu a quem a tem, pelo menos por certo tempo, ao deserto, às vezes literalmente ao deserto exterior, onde Buda, Jesus, Maomé, São Francisco, George Fox e tantos outros tiveram que ir.

Ao diferenciar uma dimensão institucional e social da religião de uma dimensão pessoal, ou seja, da experiência religiosa vivida, James também vai declarar que seu interesse é fundamentalmente psicológico, em uma perspectiva radicalmente empirista (é a experiência pessoal, individual, na sua originalidade e força viva que interessa), que, apesar disso, e talvez aqui repouse sua marca, não resvala para qualquer positivismo ou anti-subjetivismo. James estuda o que ele chama de "ramo pessoal da religião". Assim, a religião que quer estudar é aquela que fala das disposições internas do homem, de sua consciência íntima, seus desertos, seu desamparo e incompletude (nas suas palavras: "his deserts, his helplessness, his incompleteness"). No seu *Varieties*, propõe-se a ignorar inteiramente o ramo institucional da religião, pois para ele, a religião pessoal é algo mais fundamental do que qualquer teologia ou formação eclesiástica.

James tem consciência das dificuldades de seu projeto. Ele reconhece que está lidando com um campo da experiência no qual nenhuma concepção singular pode ser claramente delimitada. As coisas são "mais ou menos" religiosas, os estados da mente são "mais ou menos" religiosos, sendo, muitas vezes, uma questão de quantidade e grau. Não obstante, certas experiências humanas, no seu extremo, são indubitavelmente "religiosas". Aproximando-se, como mencionado, do recurso weberiano de "exagerar para enxergar", James propõe que se investigue com lentes de aumento, no exagero de experiências extremas, ali onde o espírito religioso se revela na sua forma mais extrema e inconfundível.

O esforço de James é por captar esse *pathos* religioso, os estados da mente experimentados por homens radicalmente religiosos, mas não por outros. Nos seus vôos mais altos, a religião pode ser uma "coisa de uma paixão infinita", uma experiência extrema. Assim como o amor, como a ira, a esperança, a ambição, o ciúme, como todas as outras ânsias e impulsos instintivos, a religião acrescenta à vida, diz o autor, um encantamento que não é nem racional nem logicamente dedutível de coisa alguma.

O caráter distintivo da religião para James é conceber o mundo visível como apenas uma parte do universo, em si espiritual, do qual este mundo retira o seu significado. A religião acrescenta à vida um sabor novo, como uma dádiva especial. Ele reconhece que sua ênfase é centrada nos aspectos emocionais, nos sentimentos que a vivência religiosa incita.

Também fundamental na perspectiva de James é que parte do princípio de que os seres humanos são criaturas profundamente distintas entre si. Sendo constituída para tais sujeitos radicalmente distintos, a religião será também profundamente variada. Assim, as almas doentias vão requerer uma religião de resgate e liberação, ou seja, formas de religiosidade que talvez não interessem a almas "sadias" que buscam, por sua vez, outras formas de energia religiosa. O sujeito religioso encontra o sagrado com base em suas preocupações e questões pessoais; "the divine meets him on the basis of his personal concerns" (James, 1991).

Para James, o comportamento humano é determinado tanto por pensamentos como por sentimentos. Quando examinamos o campo inteiro da religião, notamos uma grande variedade de pensamentos e idéias que lá ocorrem. Os sentimentos religiosos e comportamentos a ele associados são, quase sempre, os mesmos; a vida dos santos cristãos, estóicos ou budistas é, de modo geral, a mesma: "The theories which Religion generates, being thus variable, are secondary; and if you wish to grasp her essence, you must look to the feelings and the conduct as being the more constant elements" (James, 1902).

Ao estudar fenômenos como a conversão religiosa, a experiência mística e a oração, James enfatiza que uma grande parte desses fenômenos representa invasões de áreas inconscientes (que ele chama de "subconscious continuation of our conscious life"). Curiosamente, para ele, a experiência do sagrado, tendo suas fontes nas regiões obscuras da mente, por mais "longínquas" que tais regiões estejam, são vividas como íntimas e próximas no campo subjetivo.

James discute no final de seu livro sobre as várias relações entre religião e ciência, assim como sobre a veracidade das crenças religiosas. Seguindo seu pragmatismo em filosofia, a religião é, para ele, verdadeira, porque assim é vivida pelos seres humanos, assim influencia profundamente as suas vidas ("God is real since he produces real effects"). Em sua perspectiva, o que interessa, ao final, é a vida das pessoas, não as possíveis teorizações que se possam fazer sobre ela: "Not God, but life, more life, a larger, richer, more satisfying life, is, in the last analysis, the end of religion. The love of life, at any and every level of development, is the religious impulse" (James, 1902).

3

A PSICOLOGIA DA RELIGIÃO

Não apenas no interior da psicanálise ou por ela inspirados, diversos autores têm buscado a análise psicológica da religião lançando mão de outros referenciais teóricos. Não há espaço, aqui, para cobrir a vasta literatura concernente. Em nosso meio, a psicologia da religião foi revista recentemente de forma cuidadosa por Edênio Valle (1998).

Pode-se divisar, entretanto, dois grandes campos, o da psicologia européia, mais marcado pelas correntes fenomenológicas e existenciais, e o da psicologia norte-americana, de forte extração empírica. Esta última, desde o início, deu maior ênfase às possíveis "dimensões da experiência religiosa", à conversão e às "atitudes" dos sujeitos envolvidos, muitas vezes com perspectivas relacionadas à psicologia social.

Na Europa, a tradição hermenêutica, fenomenológica e psicanalítica influenciou autores como Girgensohn (1930) e Külpe, na Alemanha; Vergote (1966), na Bélgica; Penido, na França; e Fizzotti (1992), na Itália. Eles enfatizaram perspectivas originais com base em métodos introspectivos, na psicanálise e na especificidade psicológica da vida religiosa (Quadro 3.1). Apesar das importantes contribuições européias, a psicologia da religião desenvolveu-se de forma mais vigorosa no meio anglo-saxão, em particular nos Estados Unidos.

A PSICOLOGIA EMPÍRICA DA RELIGIÃO

Foi, portanto, no ambiente científico e intelectual anglo-saxão, em particular nos Estados Unidos, que se desenvolveu, no último século, uma volumosa pesquisa empírica sobre as implicações psicológicas e psicossociais, tanto das religiões institucionais como da religiosidade em geral. Ela se configura, hoje, como a principal corrente em termos de produção científica (pelo volume e difusão das investigações) sobre psicologia da religião, com evidente influência sobre o campo de pesquisa que aproxima psicopatologia, saúde mental e religião.

Quadro 3.1
Livros significativos (historicamente) sobre psicologia da religião no ambiente científico europeu, em ordem cronológica

Autor e ano	Título
Weygandt, W., Halle, 1905	Beitrag zur Lehre von den psychischen Epidemien. (Contribuição à teoria das epidemias psíquicas)
Roges de Fursac Alcan. Paris, 1907	Un mouvement mystique contemporain.
Binet-Sanglé, J., 1909	La folie de Jésus. Maloine, Paris
Joly, H., 1912	La psychologie des saints. Victor Lacoffre, Paris
Girgensohn, K., Hirzel, Leipzig, 1921	Die seelische Aufbau des religiösen Erlebens. (A construção mental das vivências religiosas)
Wobbermin, G., 1921	Religion: Die Methoden der religionspsychologischen Arbeit. (Religião: Os métodos de trabalho em psicologia da religião) Urban e Schwarzenberg, Berlim
Jakobi, W., 1923	Die Stigmatisierten: Beiträge zur Psychologie der Mystik. (Os estigmatizados: contribuição à psicologia da mística), München
Rorschach, H.[63], 1925	Zwei schweizerische Sektenstifter. Internat. Psychoanalytischer Verlag, Zürich
Reik, T., 1925	Das Ritual. Internationaler Psychoanalytischer Verlag, Leipzig, Wien, Zürich
Pfister, O., 1927	Religiosität und Hysterie. Internationaler Psychoanalytischer Verlag, Zürich
Penido, M.T.L., 1935	La conscience religieuse. Tàqui, Paris
Hellpach, W., 1939	Übersicht über die Religionspsychologie. Leipzig
Harms, E., 1939	Psychologie und Psychiatrie der Conversion. A.W. Sifthoff, München
Vergote, A., 1966	Psychologie Religieuse. Ed. Dessart, Bruxelles
Fizzotti, E., 1992	Verso uma psicologia della religione. Elle Di Ci, Turim-Leumann
Belzen, J.A.; Wikström, O., 1997	Taking a step back: Assessments of the psychology of religion. Acta Universitatis Upsaliensis, Uppsal, 1997. (obra coletiva de autores europeus)

---

[63] Trata-se do mesmo Hermann Rorschach (1884-1922) criador do famoso teste projetivo. Além de grande interesse pela cultura russa, Rorschach pesquisou sobre lendas e seitas suíças antigas, às quais dedicou alguns estudos, entre os quais o citado acima: *Dois suíços fundadores de seitas,* 1925.

Há certa polêmica sobre o início da psicologia da religião nos Estados Unidos. Hendrika Kemp (Penna, 1999) reivindica para **Granville Stanley Hall** a condição de fundador da psicologia da religião no mundo anglo-saxão. Stanley Hall estudou inicialmente teologia e filosofia, mas seu interesse pela psicologia o conduziu a um doutorado com William James, concluído em 1878. Depois foi para Leipizig, Alemanha, aprofundar seus estudos de psicologia com Wundt.

Em 1887 e 1888, proferiu um curso de psicologia da religião na John Hopkins University e deu cursos regulares sobre o tema na Clark University até 1912. Formou dois importantes discípulos em psicologia da religião (J.H. Leuba e E.D. Starbuck), publicou obras como *Jesus the Christ in the light of psychology* (Hall, 1917) e fundou o *Journal of Religious Psychology,* em 1904. Em seu livro sobre Jesus, Stanley Hall sustenta a tese de que a figura de Jesus representa a alma de sua raça; ele é a maior projeção que a alma popular (*folk-soul*) de seu povo produziu. Também produz aqui uma interpretação psicológica da personalidade de Cristo à luz da psicanálise freudiana e da psicologia coletiva. Stanley Hall também é considerado um dos fundadores da psicologia da adolescência (Hall, 1911) (que irá se relacionar muitas vezes com a psicologia da religião). Apesar de seu pioneirismo, foi em parte eclipsado por seu primeiro mestre e orientador, Willian James, cuja obra *Varieties of Religion Experience,* de 1902, marcou de forma duradoura e profunda a psicologia da religião norte-americana, como veremos um pouco adiante.

Segundo Dittes (1969), a religião representou um objeto privilegiado de estudo desde o tempo em que os primeiros pesquisadores da psicologia começaram a trabalhar naquele país. Possivelmente influenciados por mestres europeus, como Wundt, Galton e Freud, perceberam que a religião oferecia um rico campo de estudos para processos psicológicos fundamentais como "desenvolvimento e mudança de atitudes e crenças", "surgimento e redução da ansiedade e da culpa", "mudanças na personalidade" e, sobretudo, as inter-relações entre variáveis cognitivas e motivacionais. Além disso, na perspectiva da psicologia social, a religião se oferece como um interessante campo de estudo da interação social e dos processos grupais. A seguir, apresenta-se, no Quadro 3.2, alguns dos principais livros sobre psicologia da religião publicados no ambiente anglo-saxão.

No início da pesquisa em psicologia nos Estados Unidos, no período de 1890 a 1930, os primeiros autores praticamente apenas estudaram a experiência religiosa protestante, com a "conversão dos jovens" como modelo de expressão comportamental (Beit-Hallahmi, 1985).

De fato, a produção empírica em psicologia da religião revelou, nos últimos 50 a 80 anos, um volume imenso de pesquisas veiculadas por importantes revistas acadêmicas, lideradas geralmente por grupos mesclados de sociólogos, psicólogos, teólogos, pastores e intelectuais em geral. A seguir, apresenta-se um quadro (Quadro 3.3) com esses periódicos.

Desde as primeiras décadas do século XX, os pesquisadores norte-americanos utilizaram intensamente, segundo Deconchy (1987), uma gama de recursos investigativos que incluíram métodos como: *questionnaires, interviews, scales, tests, surveys, projective techniques, biographical analysis, content analysis, diaries, documentaries,*

Quadro 3.2
Livros significativos sobre psicologia da religião no ambiente científico anglo-saxão, em ordem cronológica

Autor e ano	Título
Starbuck, E. D., 1899	The psychology of religion: an empiric study of the growth of religious consciousness. Walter Scott Ed. London
James, W., 1902	Varieties of religious experience. Longmans Green, New York
Coe, A.G., 1916	The psychology of religion. University of Chicago Press, Chicago
Leuba, J.H., 1916	The belief in God and imortality: A psychological, anthropological and statistical study. Sherman, Frenc & Company, Boston
Stanley Hall, G., 1917	Jesus the Christ in the light of psychology. MacMillan, New York
Clark, E.T., 1929	The psychology of religious awakening. MacMillan, New York
Chave, E.J., 1939	Measure religion. University of Chicago Bookstore, Chicago
Allport, G.W., 1950	The individual and his religion. McMillan, New York
Ross, M., 1950	The religious belief of youth. Association Press, New York
Johnson, P.E., 1957	Personality and religion. Abingdon Press, New York
Yinger, J.M., 1957	Religion, society and the individual. MacMillan, New York
Argyle, M., 1958	Religious behavior. Free Press, New York
Clark, W.H., 1958	The psychology of religion. MacMillan, New York
Johnson, P. E., 1959	Psychology of religion. Abingdon, New York
Lenski, G., 1961	The religious factor. Garden City, New York
Maslow, A.A., 1964	Religions, values and peak-experiences. Ohio State University Press, Columbus
Beit-Hallami, B., 1973	Research in religious behavior. Brooks Cole, Monterrey
Brown, L.B., 1973	Psychology and religion. Peguin Books, Harmondsworth
Argyle, M.; Beit-Hallahmi, B., 1975	The social psychology of religion. Routledge et Kegan Paul, London

(continua)

Quadro 3.2 (continuação)
Livros significativos sobre psicologia da religião no ambiente científico anglo-saxão, em ordem cronológica

Autor e ano	Título
Gillespie, V.B., 1979	*Religious conversion and personal identity. How and why people change.* Religious Education Press, Birmingham
Fowler, J.W., 1981	*Stages of faith: The psychology of human development and the quest for meaning.* Harper and Row, San Francisco
Batson, C.D.; Ventis, W.L., 1982	*The religious experience. A social psychological perspective.* Oxford University Press, Oxford-New York
Meadow, M.J.; Kahoe, R.D., 1984	*Psychology of religion: Religion in individual lives.* Harper and Row, New York
Spilka, B.; Hood, R.W. Jr.; Gorsuch, R.L., 1985	*The psychology of religion: An empirical approach.* Englewood Cliffs, Prentice Hall
Brown, L.B. (ed.), 1985	*Advances in psychology of religion.* Pergamon Press, Oxford
Koenig, H.G., 1994	*Aging and God.* Haworth, New York
Hood, R.W.; Spilka, B.; Hunsgerger, B.; Gorsuch, R., 1996	*The psychology of religion: An empirical approach.* Guilford, New York
Shafranse, E.P., 1996	*Religion and clinical practice of psychology.* American Psychological Association
Pargament, K.I., 1997	*The psychology of religion and coping: Theory, research and practice.* Guilford, New York
Wulff, D.M., 1997	*Psychology of religion: Classic and contemporary.* Wiley & Son, New York
Chamberlain, T.J., Hall, C.A., 2000	*Realized religion: research on the relationship between religion and health,* Templeton Foundation Press
Koenig, H.G.; McCcullough, M.E.; Larson, D.B., 2001	*The handbook of religion and health.* Oxford University Press, Oxford, New York

etc. Essas técnicas investigaram crenças religiosas, comportamentos religiosos, afiliações, conhecimentos religiosos específicos, a religiosidade como dimensão própria,

Quadro 3.3
Revistas científicas nas quais são divulgadas pesquisas, principalmente empíricas, do campo da psicologia da religião

Ano de fundação	Nome da revista	Tipos de artigos
Revistas norte-americanas		
1904-1911	American Journal of Religious Psychology and Education (ou Journal of Religious Psychology)	Artigos de psicologia da religião e de psicologia geral. Foi uma das primeiras revistas norte-americanas de psicologia em geral
1905-	Religious Education	Inclui artigos sobre psicologia e pedagogia da religião
1932-	Journal of the American Academy of Religion	Artigos de teologia, história, sociologia e psicologia das religiões mundiais
1949-	Pastoral Psychology	Artigos empíricos em psicologia da religião, conversão, experiência religiosa, etc.
1961-	Journal for the Scientific Study of Religion	Talvez a mais influente revista científica sobre estudos psicológicos, sociológicos e psicopatológicos sobre religião
1961-	Journal of Religion and Health	Artigos específicos sobre as relações entre saúde física, mental e religião
1963-	Catholic Psychological Record	Estudos sobre aspectos psicológicos da fé e prática católicas
1972-	Journal of Psychology and Theology	Artigos de teologia, psicologia, saúde mental e religião
1973-	Zygon: Journal of Religion and Science	Artigos sobre teologia, história e psicologia das religiões
1974-	Religious Studies Review	Artigos sobre sociologia, história e psicologia das religiões
1976-	Journal of Psychology and Judaism	Artigos sobre história, psicologia e estudos psicossociais relacionados ao judaísmo
1981-	Journal of Psychology and Christianity	Estudos sobre psicologia e diferentes aspectos do cristianismo
1984-	Cultic Studies Journal	Artigos sobre sociologia e psicologia de seitas e new religious movements

(continua)

Quadro 3.3 (continuação)
Revistas científicas nas quais são divulgadas pesquisas, principalmente empíricas, do campo da psicologia da religião

Ano de fundação	Nome da revista	Tipos de artigos
1987-	Journal of Religion, Spirituality and Aging	Psicologia social da religião e envelhecimento
1991-	International Journal for the Psychology of Religion	Estudos sobre desenvolvimento religioso, conversão, experiência religiosa e psicologia social das tradições religiosas
Revistas não norte-americanas		
1907-1913 1914 a 1930	Zeitschrift fuer Religionspsychologie (Alemanha)	Artigos sobre psicologia da experiência religiosa e das relações entre teologia e psicologia
1962 em diante	Archiv fuer Religionspsychologie und Seelenführung (Alemanha/Áustria)	Estudos empíricos de psicologia social da religião, pesquisas experimentais, psicologia da culpa religiosa, da magia, da pregação, do gênio religioso. Biografias psicológicas de religiosos
1921-	Revue des Sciences Religieuses (França)	Filosofia, teologia, história e psicologia das religiões
1934-	British Journal of Religious Education	Pedagogia da religião, desenvolvimento infantil, problemas escolares e religiosidade
1944-	Melanges de Science Religieuse (França)	Estudos de filosofia, ética, sociologia e psicologia da religião
1974-	Japanese Journal of Religious Studies	Estudos de história, sociologia e psicologia das religiões mundiais

* Não se inseriu aqui uma série numerosa de revistas pertencentes a denominações religiosas específicas que trazem também artigos sobre psicologia da religião.

atitudes sociais, preconceitos raciais relacionados à religiosidade, à orientação religiosa geral, etc.

Tais métodos foram particularmente ricos em levantamento de dados e análises empíricas, estatísticas (como a análise de variância e a análise fatorial, extensamente utilizadas) ou qualitativas. Foram muitas vezes frágeis, entretanto, no rigor teórico e conceitual utilizado no sentido de contextualizar e analisar esse grande volume de dados (Long, 1997). O psicólogo da religião francês Jean-Pierre Deconchy (1987) sugere uma interessante hipótese explicativa de tal fragilidade teórica persistente na psicologia da religião (principalmente norte-americana). Ela deve-se, diz Deconchy, a uma "resistência funcional" à idéia de produzir um discurso científico explicativo que seria essencialmente disjuntivo, ou mesmo oposto àquele gerado, atestado e regulado pelos próprios grupos religiosos, incompatível, talvez, com suas perspectivas auto ou alo apologéticas.

Nessa linha, um outro aspecto crítico é apontado por Beit-Hallahmi (1985) quando afirma que os psicólogos da religião tendem a ser, de forma mais ou menos velada, defensores da religião, intelectuais que desejam viabilizar a sobrevivência intelectual da religião em um mundo dominado pela ciência. Eles são, segundo o autor, os "outright apologists, or reformers who want to remodel religion in order to help it survive in the modern world". Assim, o envolvimento dos próprios pesquisadores e dos meios e instituições de pesquisa teria influenciado a psicologia empírica da religião, no sentido de torná-la menos crítica teoricamente, menos articulada com suas dimensões sociais. Essa tendência individualista e teoricamente ingênua serviria para reforçar os aspectos universais da religião e, dessa forma, protegê-la da crítica científica, garantindo a sua "legitimidade" no mundo intelectual.

De qualquer forma, um dos principais produtos dessa corrente investigativa foi a identificação de "dimensões" e "atitudes" da "vida religiosa". Assim, diferentes autores identificaram dimensões como "ideológicas", "ritualísticas", "experimentais", "intelectuais", "devocionalismo", "tolerância-preconceito" e tipos de experiências religiosas (experiência confirmatória, salvacionista, miraculosa, sancionadora, ecstática, revelatória, etc.) (Long, 1997). O "envolvimento religioso" (*religious commitment*) incluiu várias subdimensões como "freqüência a cultos", "apoio e participação financeira", "participação de eventos da igreja", "freqüência das orações", etc. (Long, 1997).

Em um esforço de síntese, Meadow e Kahoe (1984) dividem essas dimensões em três áreas:

1. as origens e as funções da atitude religiosa (religiosidade): origens, funções e desenvolvimento do sentimento religioso, estados de desenvolvimento religioso;
2. o exame de um certo número de experiências religiosas características como: conversão, oração, "cura pela fé" (*faith healing*), experiências de êxtase ou de transe, misticismo e espiritualidade;
3. variáveis psicológicas em perspectiva religiosa: crença e fé, sentimento de culpa e consciência, vontade e esperança religiosas.

Um aspecto importante a ser salientado em toda essa corrente de pesquisa é que a psicologia norte-americana da religião, por certo influenciada por William James, tendeu sempre a dar grande ênfase à "experiência", mais que aos mecanismos e operações psicológicos e psicossociais sobre os quais tal experiência repousaria. Além disso, também marcados pelo *ethos* de sua sociedade (além do onipresente James), os pesquisadores concentraram-se sobretudo no "indivíduo", em detrimento dos aspectos relacionais e, sobretudo, das referências institucionais e socioculturais da religião. Finalmente, talvez uma última influência de William James seja a importância dada à dimensão afetiva da experiência religiosa, mais do que à cognitiva (Deconchy, 1987). Tal ênfase na *emoção religiosa*, entretanto, tem sofrido alguma retração nas últimas décadas.

Dimensões binárias de tipos de religiosidade

Um dos desenvolvimentos da pesquisa empírica em psicologia da religião resultou em formulações binárias em termos de "tipos" de religião e de religiosidade. A mais exitosa foi certamente a contraposição entre religiosidade intrínseca e extrínseca, formulada por Gordon Allport.

Assim, muitos outros autores também postularam várias formas de religiosidade, ordenadas em pólos binários opostos. Por exemplo, sugeriu-se haver uma religiosidade consensual em contraposição a outra mais internalizada e pessoalmente assumida (*committed*), uma mitológica em contraposição a outra simbólica, uma "comportamental" e outra "ideacional", uma "atuada" (*acted out*) *versus* outra "internalizada". A crítica mais imediata a tais contraposições, além de certo artificialismo (na maioria das vezes a experiência religiosa real é mista em relação a tais díades), é a de uma valoração e moralização no estudo da religiosidade. Por trás de quase todas essas contraposições, há a noção de que haveria uma boa forma de religiosidade, madura, intelectualizada, simbólica, internalizada, e uma forma ruim, infantil ou imatura de religiosidade, que seria extrínseca, ritualística, mágica, convencional, etc. Um estudo científico da religião, seja ele psicológico, psicopatológico, sociológico, antropológico, ou de outra natureza, não poderia repousar em categorias tão marcadas por valores morais.

Convém lembrar, entretanto, que a polarização em dois tipos de religião, uma mais elevada, simbólica, abstrata e humanista e outra mais concreta, sectária e doutrinária é bastante difundida e recorrente. Encontra-se também, por exemplo, em filósofos como Bergson (1978) e em psicanalistas como Fromm (1983). Bergson, em seu livro *As duas fontes da moral e da religião*, propõe uma "religião estática" (fabulatória, mágica, regulamentadora) em contraposição a uma "religião dinâmica" (mística, criativa, filosófica). Fromm fala de uma religião e fé irracional e submissa em contraposição a uma fé racional, libertadora, produtiva.

Gordon Allport, desenvolvimento da personalidade e religião intrínseca versus extrínseca

Uma perspectiva importante da psicologia da religião é aquela que busca estabelecer correlações entre etapas do desenvolvimento psicológico e social do indivíduo e sua religiosidade. O desenvolvimento psicológico é entendido aqui não apenas como desenvolvimento cognitivo, emocional e da interação social, mas também o desenvolvimento do senso ético e da moralidade (como em L. Kohlberg).

O psicólogo norte-americano Gordon Allport, publicou, a partir das décadas de 1950 e 1960, seus influentes trabalhos *The Individual and his Religion* (1950) e *Personal Religious Orientation and Prejudice* (1967), no qual apresentou seus conceitos de "religião *intrínseca* e *extrínseca*". Allport, como psicólogo da personalidade[64] que a vê como processo dinâmico de desenvolvimento interno em interação com normas e valores sociais, preocupava-se, em particular, com um aspecto profundamente contraditório da religião: como, no seio das religiões, que em sua doutrina pregam o amor entre os homens surgem manifestações intensas de ódio racial e discriminação? Em *The nature of prejudice* (1954), ele diz:

> The role of religion is paradoxical. It makes prejudice and it unmakes prejudice. While the creeds of the great religions are universalistic, all stressing brotherhood, the practice of these creeds is frequently divisive and brutal. The sublimity of religious ideals is offset by the horrors of persecution in the name of these same ideals.

Ao divisar duas formas opostas de religiosidade, Allport termina por criar na psicologia norte-americana da religião talvez o mais estudado e debatido constructo empírico. Os conceitos de *religião extrínseca e intrínseca* tiveram grande repercussão na pesquisa posterior, tendo sido criados vários instrumentos para estudá-los em inquéritos populacionais no contexto de pesquisas de psicologia social e psicopatologia.[65] Cabe ressaltar que Allport formulou sua psicologia social da religião na perspectiva de uma psicologia desenvolvimentista da personalidade e foi em tal psicologia que a noção de "maturidade" da personalidade (e inclusive da forma de religiosidade) ganhou relevância (Allport, 1973).

Para ele, os sentimentos religiosos da maioria das pessoas são nitidamente imaturos, sendo, na verdade, remanescentes da infância. Para Allport, esses sentimentos são construções ego-centralizadas, em que os indivíduos adotam uma divindade para ajudá-los em seus interesses imediatos. Buscam, assim, um pai benevolente. Também tendem a ter uma visão particularista de sua própria denominação religiosa; tendem a achar sempre que "minha religião é melhor do que a dos outros" ou "Deus prefere o meu povo". Nesse caso, a religião seria simplesmente

---

[64] Embora Gordon Allport desse ênfase ao aspecto único de cada personalidade (pois para ele "cada pessoa é um idioma em si mesmo, uma aparente violação da sintaxe da espécie"), concebia a personalidade como em permanente desenvolvimento, em um processo constante e dinâmico de diferenciação e integração, inclusive no período adulto. Para ele, no centro da personalidade, há algo que concebeu como o *proprium*; um senso da própria corporeidade, da auto-identidade (*self-identity*), da auto-estima, auto-imagem e do processo desejante.

[65] Para uma revisão de tais conceitos e instrumentos, ver: HUNT, R. A.; KING, M. The intrinsic-extrinsic concept: a review and evaluation. *Journal for the Scientific Study of Religion*, v. 10, p. 339-356, 1971.

um instrumento da auto-estima, sendo claramente utilitarista e incidental, segundo ele. Esse tipo de religiosidade seria, na verdade, um tipo de mecanismo de defesa de uma personalidade não completamente madura. Para Allport, tal forma de religiosidade teria um valor "extrínseco", pois o indivíduo crê que, sendo religioso, isso seria útil para seus objetivos imediatos (Allport, 1961/1973):

> Alguns estudos mostram que o preconceito racial é mais comum entre os que freqüentam do que entre os que não freqüentam igrejas. Esse fato é suficiente para mostrar que a religião é, freqüentemente, uma forma de dividir, e não de unir. A religião extrínseca dá apoio a exclusões, preconceitos e ódios que negam todos os nossos critérios de maturidade. O eu não se amplia; não existe relação afetuosa com os outros, nem segurança emocional, nem percepção realista, nem autocompreensão, nem humor.

Allport contrapõe a esse tipo de religiosidade imatura uma forma de sentimento religioso que oferece ao indivíduo uma solução compreensiva, por meio de uma teoria inteligível, para os problemas da vida. Nesse caso, para ele, a busca religiosa é vista como um fim em si mesmo, como um valor subjacente a todas as coisas. Ela é, por si só, desejável. Nessa perspectiva, na qual a religião não tem um fim pragmático, egoístico, de "*uso*", ela se tornaria um valor *intrínseco* para o indivíduo, sendo então *compreensiva, integradora e motivacional*. Segundo Allport (1961/1973), "a religião madura (intrínseca) é uma teoria completamente compreensiva da vida, mas não uma teoria que possa ser provada em todos os pormenores". Apesar disso, seus seguidores investiram pesadamente na verificação empírica dos dois tipos de religiosidade, extrínseca e intrínseca.

Assim como havia considerado a religião em uma forma extrínseca, de conveniência social, Allport pondera que, quando o indivíduo vive uma religiosidade mais madura (mais intrínseca), nem todos os impulsos e sentimentos religiosos devem ser considerados infantis, regressivos ou de fuga. Da mesma forma, nem toda religiosidade institucional ou ortodoxa é, necessariamente, "extrínseca", não representando uma submissão infantil à autoridade, sendo, portanto, imatura. Assim, para ele, mesmo religiões ortodoxas *podem refletir uma filosofia de vida cuidadosamente escolhida, madura e produtiva* (Allport, 1961/1973).

Finalmente, salienta Allport, não se deve, erroneamente, acreditar que é apenas por meio de uma religiosidade intrínseca que o indivíduo encontra um sentido pleno, uma unidade em suas orientações de vida. Há muitas formas, segundo ele, de o indivíduo maduro exercer sua capacidade criativa, ter um "interesse intrínseco" no seu trabalho, ter um interesse "intrínseco" por conhecer e compreender melhor o mundo e as pessoas, um "desejo intrínseco" em ajudar os outros ou de usufruir ou criar "beleza".

Na perspectiva desenvolvimentista, um outro autor que teve grande repercussão na psicologia social empírica norte-americana foi o professor da escola de teologia da Harvard James Fowler (1981). Ele propôs, em analogia ao desenvolvimento cognitivo de Piaget e ao "senso moral" de Kohlberg, um desenvolvimento em estágios da fé religiosa. Ele compreendia a fé como "um modo de ver e compreender o mundo", assim como "um senso de relacionamento com um ser último ou como uma realidade última".

Fowler formulou uma teoria, com base em estudos empíricos com entrevistas a mais de 400 pessoas da comunidade, de seis estágios de desenvolvimento da fé religiosa. Um primeiro, de *fé intuitivo-projetiva* (dos 18-24 meses até 7 anos de idade), no qual crianças "pré-operacionais" (Piaget) formam imagens poderosas e imaginativas de Deus, do céu e do inferno, a partir dos relatos dos adultos, mas incorporadas de forma totalmente egocêntrica e imaginativa, com precária distinção entre fantasia e realidade. No segundo estágio, *mítico-literal* (7 aos 12 anos), embora as crianças já sejam mais lógicas, com uma visão mais coerente do universo, ainda são incapazes de pensamento abstrato, tendendo a interpretar os símbolos e histórias religiosas de forma literal. No terceiro estágio, de *fé sintético-convencional* (em adolescentes), já há o pensamento abstrato (com a possibilidade de "sistema de crenças" e ideologias), mas ainda predomina a procura muito centrada no outro (em colegas da mesma idade, da mesma igreja). A busca de autoridade moral centra-se em padrões do grupo social. Seria um padrão de religiosidade típico de seguidores de religiões organizadas. Para Fowler, cerca de 50% dos adultos nunca superam tal tipo de religiosidade.

Finalmente, Fowler propõe dois estágios mais avançados de desenvolvimento da fé religiosa. O estágio de *fé conjuntiva* (que ocorreria na meia-idade ou posteriormente), no qual o indivíduo, mais consciente dos limites da razão, começa a reconhecer de modo mais complexo e abstrato os paradoxos e contradições da vida, percebe melhor os conflitos entre a satisfação dos próprios desejos e o sentido de sacrificar-se por outros. Nessa fase, quando já se antecipa a realidade da morte, pode ocorrer uma fé baseada na compreensão e na aceitação mais profunda da vida e da dimensão religiosa. A última fase, raramente alcançada pelas pessoas, seria de uma *fé universalizante*, na qual um senso de "participação em um poder que unificaria e transformaria o mundo", assim como de uma visão e compromisso relacionados a uma utopia de felicidade para toda a humanidade. Tal fase seria privilégio de sábios, de líderes espirituais como Gandhi, Luther King, Madre Teresa, que seriam personalidades mais lúcidas e de certa forma mais profundamente humanas, segundo Fowler.

Muitas críticas foram formuladas à teoria de Fowler (Shulik, 1988). A amostra populacional por ele utilizada foi de apenas um país (Estados Unidos), não-aleatória e com predomínio de pessoas com escolaridade acima da média no país. Estudos posteriores (Koenig, 1994) revelaram haver menos depressão em pessoas em estágios intermediários do desenvolvimento da fé, menos, inclusive, do que em pessoas em estágios mais avançados, questionando-se o valor para a saúde mental de tais estágios.

De qualquer modo, tanto a teoria de Allport como a de Fowler, apesar de serem tentativas interessantes de compreender a religiosidade em termos de evolução da personalidade, implicam noções fortemente marcadas por julgamento de valor. Propõem, esses autores, haver uma religiosidade madura, saudável e boa, em contraposição a formas imaturas, infantis, enfim, piores em termos humanísticos.

Em um certo sentido, a distinção proposta por Allport acaba por funcionar como um instrumento de defesa da "boa religião", da forma correta de viver a religiosidade. Aqui se nota como o estudo científico da religião confunde-se com a perspectiva pedagógica e moral de preservação da forma correta (madura, não-racista, não-egoísta) de religiosidade. Em "The religious context of prejudice" (1966), ele afirmava que:

> The distincion helps us to separate churchgoers whose communal type of membership supports and serves other, nonreligious ends, from those for whom religion is an end in itself – a final, not instrumental, good [...] the extrinsic type [...] have no true association with the religious function of the church.

Hunt e King (1971) reviram o conceito de religião intrínseca e extrínseca, dando ênfase aos aspectos psicométricos e empíricos dessa díade. Fica claro, ao se ler tal revisão, como os aspectos morais estão emaranhados nos constructos, e como esses psicólogos empíricos da religião se esforçam por salvar um constructo pela via empírica, mas se abstêm de uma análise conceitual mais conseqüente. Os próprios Hunt e King (1971) reconhecem que, na realidade empírica, os sujeitos vivenciam sua religiosidade freqüentemente de forma mais mesclada do que extrínseca *versus* intrínseca. Assim, é difícil negar o forte moralismo e etnocentrismo que tais visões implicam, mesmo considerando um certo humanismo bem intencionado dos autores.

CURSO DA VIDA, GRUPOS ETÁRIOS E GÊNERO

Como exposto, o padrão de experiência religiosa parece mudar ao longo do ciclo vital. Crianças apreendem a religião de uma forma, adolescentes de outra, assim como adultos e idosos a praticam e vivenciam de modos diferenciados. Parece haver um percurso da religiosidade, com variações na intensidade e na qualidade do envolvimento religioso ao longo do curso da vida.

Nos Estados Unidos, pesquisas longitudinais têm indicado que as pessoas tendem a tornar-se mais religiosas com o avanço da idade (Argue; Johnsons; White, 1999). Entretanto, tal incremento da religiosidade é pontuado por alguns eventos da vida como

1. um aumento temporário da religiosidade após o casamento e durante a criação dos filhos (Ingersoll-Dayton; Krause; Morgan, 2002),
2. redução da religiosidade após transições familiares como divórcio, entrada dos filhos na adolescência ou saída deles de casa (Sherkat, 1998),
3. declínio da religiosidade acompanhando o declínio da saúde (Kelley-Moore; Ferraro, 2001) e
4. aumento temporário da religiosidade após a morte do cônjuge (Brown et al., 2004).

No entanto, o aumento da religiosidade com o passar dos anos não parece ser um fenômeno universal, sendo, provavelmente, vinculado a determinados padrões culturais, mas não a outros. Embora no Japão, por exemplo, a religiosidade aumente com a idade de forma mais acentuada que nos Estados Unidos, na Holanda não se verificou qualquer aumento com o envelhecimento (Sasaki; Suzuki, 1987). Também a variação ocorre em subgrupos de um mesmo país; nos Estados Unidos, em uma amostra de adultos de Oakland, Califórnia, seguidos dos 30 aos 80 anos, identificou-se que a religiosidade declinou quando os sujeitos entraram nos seus 50 e 60 anos, aumentando apenas no grupo que entrou nos 70 (Wink; Dillon, 2002).

McCullough e colaboradores (2005) realizaram, recentemente, uma original e cuidadosa investigação com 1.151 pessoas consideradas muito inteligentes (QI acima de 135), residentes na Califórnia. As análises incluíram indivíduos dos 27 aos 80 anos de idade; 56% homens e 44% mulheres, 45% protestantes, 3% católicos, 5% judeus, 2% de outras religiões e 45% sem afiliação religiosa. Esse grupo foi seguido a partir da década de 1940. Foram analisadas mudanças no envolvimento religioso dos sujeitos e a importância que atribuíam à religião em suas vidas. Verificaram-se três padrões de *trajetória religiosa*: um primeiro grupo (40% da amostra) caracterizou-se pelo aumento da religiosidade nos anos do período adulto (dos 25 aos 65 anos) e pelo declínio após os 60 anos de idade. Um segundo grupo (41% da amostra) apresentava, já no final da adolescência, baixo nível de envolvimento religioso, e isso acentuou-se, ligeiramente, com a idade. Por fim, um terceiro grupo (19% da amostra), que no início da idade adulta já apresentava alto grau de envolvimento religioso, apresentou um crescimento contínuo da religiosidade ao longo da vida.

Religiosidade em idosos

Há algum consenso, na literatura, de que a religiosidade desempenha um papel central na experiência cotidiana dos idosos.[66] Nas últimas duas décadas tem-se incrementado a consciência de que as práticas e crenças religiosas, assim como os grupos sociais de diferentes denominações, têm grande relevância para a qualidade de vida, a interação social e a saúde das pessoas à medida que envelhecem (Thomas; Eisenhandler, 1994). A religiosidade foi associada a um efeito protetor sobre a saúde física e mental via modelos de apoio social e modos de lidar com o estresse (Krause; Tran, 1989). A possibilidade de idosos utilizarem a religião como forma de lidar com suas dificuldades tem sido estudada pelo modelo denominado "*religious coping*". Tem sido demonstrado, em uma série de estudos, principalmente realizados nos Estados Unidos, que mais de 50% dos idosos adoentados física ou

---

[66] Um interessante volume para revisão do tema é: THOMAS, L. E.; EISENHANDLER, S. A. *Aging and the religious dimension*. London: Auburn House, 1994. Esse volume é composto de capítulos que ressaltam pesquisas qualitativas e perspectivas de ciências humanas no entendimento da relação entre envelhecimento e religiosidade.

mentalmente utilizam atividades e crenças religiosas no contexto de tal *religious coping* (Koenig; George; Peterson, 1998).

Além dessas perspectivas relacionadas a estresse, vínculos sociais, qualidade de vida e saúde, uma outra linha investiga a importância da religiosidade e da espiritualidade relacionada ao desenvolvimento pessoal do idoso, assim como a possibilidade de envelhecimento exitoso e de aquisição de sabedoria.[67] As experiências de solidão, freqüentes na velhice, e seus potenciais significados relacionados à espiritualidade, ao sofrimento e à sabedoria também têm sido analisados (Payne; McFadden, 1994).

Particularmente na Escandinávia (Lars Tornstam, na Uppsala Universitet) e em alguns outros países europeus, tem sido utilizado o constructo *gerotranscendência* (Erikson; Erikson, 1998) para dar conta da experiência de alguns indivíduos muito idosos (nonagenários, centenários) ou idosos em geral diante da perspectiva próxima da morte. Nesse subgrupo de idosos que vivem a gerotranscendência, ocorrem mudanças de perspectiva em relação à vida e ao *self*. Há um certo sentimento de comunhão cósmica com o espírito do universo, a morte é percebida como a trajetória natural de todas as coisas vivas e, assim, melhor aceita. Eles encontram certa paz de espírito e sabedoria, e o senso de *self* do indivíduo se amplia, incluindo dimensões mais alargadas do relacionamento Eu-Outro.

Religiosidade e adolescência

A adolescência é, hoje, percebida e conceitualizada como um período de profundas transformações e inquietações pessoais e das relações do jovem com a família, grupos sociais e cultura (Work, 1989). Erikson (1976) delimitou conceitualmente e descreveu as origens e vissicitudes da crise de identidade, vivida de forma mais profunda nessa fase da vida. Ele a concebe como uma crise psicossocial, na qual não se pode separar "[...] a crise de identidade na vida individual e a crise contemporânea no desenvolvimento histórico, porque ambas ajudam a definir uma à outra e estão verdadeiramente relacionadas entre si". Para Erikson, a crise de identidade do adolescente põe em diálogo, de um lado, a história pessoal com todas as constelações de identificações múltiplas, principalmente no contexto da família e, de outro, as forças sociais e culturais, incluindo aqui a religião de uma determinada sociedade, em dado momento histórico.

Segundo Pfromm Neto (1974), a adolescência é a etapa do "despertar religioso", uma fase própria de preocupações com o espiritual e o sagrado. Para ele, os fenômenos e problemas religiosos e espirituais surgem com particular intensidade nas ações, nos sentimentos e nos pensamentos do adolescente.

---

[67] Ver o trabalho desenvolvido por NERI, A. L. Tudo bem graças a Deus: religiosidade e satisfação na maturidade e na velhice. In: NERI, A. L. *Qualidade de vida e idade madura*. Campinas: Papirus, 1993.

Na segunda década de vida ocorrem, com bastante freqüência, conversões religiosas, às vezes acentuadamente radicais.[68] É nessa década, também, que alguns jovens decidem ingressar em ordens religiosas, seguir uma vocação religiosa para o resto da vida. Pfromm Neto (1974) considera típico desse "despertar religioso da adolescência" a intensificação do interesse por questões místicas e sagradas, o surgimento de dúvidas, a formulação de críticas ou aceitação da religião dos pais, a preocupação com questões éticas e cósmicas e, eventualmente, a reconstrução ou modificação das crenças e práticas religiosas disponíveis.

Em nosso meio, Maurício Knobel (1984) denominou "síndrome da adolescência normal" o conjunto de profundas mudanças pessoais e sociais que ocorre com o adolescente: busca de si mesmo e de uma identidade viável, luto pelo corpo e papéis infantis, emergência da sexualidade genital, mudanças nas relações com os pais e com a sociedade, enfim, um conjunto de mudanças acentuadas e relativamente abruptas.

É no turbilhão desse processo que dois aspectos eclodem com particular intensidade: a tendência grupal e as crises religiosas. Devido a essa robusta tendência grupal, o adolescente busca uma uniformidade com seus pares por meio de grupos identitários (grupos religiosos, esportivos, *punks* e *hip hops*, etc.) no sentido de garantir alguma segurança, identidade e auto-estima. Também por meio dessa tendência grupal realiza uma superidentificação em massa, na qual *todos se identificam com cada um*. O segundo aspecto, as "crises religiosas", se manifesta em extremos, segundo Knobel (1984), seja por meio de um ateísmo exacerbado ou por um misticismo fervoroso, de uma ou de outra forma revelando sentimentos e opções radicais. Para ele, "é comum observar que um mesmo adolescente passa, inclusive, por períodos místicos ou por períodos de ateísmo absoluto. Isso concorda com toda a situação mutável e flutuante do seu mundo interno".

Nos Estados Unidos, os adolescentes são, como as pessoas das demais faixas etárias, muito religiosos: 95% acreditam em Deus, 42% oram sozinhos freqüentemente, 45% freqüentam cultos semanais e 36% lêem textos sagrados semanalmente. Mais ainda, 27% dos *teens* consideram a fé religiosa mais importante para eles do que é para seus pais (Gallup; Bezilla, 1992). Há certo consenso de que o envolvimento religioso pode ajudá-los a evitar comportamentos de risco tais como o uso de álcool e drogas, comportamentos delinqüentes, relações sexuais precoces, sexo não seguro e suicídio (Donahue; Benson, 1995).

Finalmente vale retomar a noção de identidade de Erikson (1976), descrita em seu livro *Identity, Youth and Crisis*, há quase 40 anos. A crise de identidade dos adolescentes, a cultura e a religiosidade mudam com as gerações e com os anos. "O próprio problema da identidade transforma-se com o período histórico; de fato, é

---

[68] Fenômeno exemplar desse fenômeno na adolescência em nosso meio é a conversão para o grupo católico "Toca de Assis", que implica uma conversão radical, com mudança profunda no estilo de vida (votos de pobreza, castidade e obediência), assim como no plano ideológico.

essa sua tarefa." Analisar o problema da identidade, para ele, é "fazer o jogo da história cultural e talvez convertermo-nos em seu instrumento". Assim, para a atualidade, Erikson transfere a tarefa de entender as mutáveis interações entre identidade pessoal, contexto contemporâneo de urbanização e exclusão, no qual vivem muitos jovens, e construção de uma religiosidade identitária. Assim, é fundamental procurar entender a complexa inter-relação entre o político, o étnico-identitário e o religioso, e também a sobreposição da cultura adolescente com a cibercultura, a vida jovem na internet, cada vez mais intensa.

Religiosidade, gênero e sexualidade

Parece ser bastante consistente, na maior parte das culturas, o fato de que há considerável diferença no padrão e na intensidade da religiosidade entre os gêneros. Um amplo conjunto de pesquisas tem demonstrado que as mulheres diferem dos homens em várias dimensões da vida religiosa, quase sempre evidenciando maior religiosidade (Walter; Davie, 1998).

Já na década de 1960, Michael Argyle (1966) relatava pesquisas norte-americanas e inglesas que indicavam que as mulheres freqüentavam mais os cultos, realizavam mais orações privadas, se inscreviam mais como membros de igrejas e assumiam mais atitudes religiosas.

No Brasil, já na década de 1950, Azzi (1956) estudou detalhadamente a atitude religiosa de 41 universitários em São Paulo e identificou como claramente mais intensos os valores e as atitudes religiosas das jovens. Em um relatório, também dessa época, sobre o catolicismo em nosso meio, Pin (1966) destacava a proeminência da prática religiosa entre as mulheres; a religião tradicional está "[...] antes de tudo, reservada às mulheres. São elas que freqüentam as igrejas e mantêm os costumes religiosos". Após a afirmação descritiva, no entanto, o autor complementa com uma afirmação sexista: "A devoção convém às mulheres como uma certa independência assenta aos homens". Esse relatório revela que raramente os homens e rapazes se confessam e comungam, especialmente onde predomina a religião tradicional. Fora o tom sexista, o relatório tem valor por expressar o caráter diferencial das práticas religiosas entre homens e mulheres no Brasil.

Mais recentemente, estudos internacionais com métodos mais sofisticados têm apontado no mesmo sentido. De Vaus e McAllister (1987) relataram que as mulheres freqüentam cultos e atividades religiosas com mais assiduidade que os homens do mesmo grupo social. Beit-Hallahmi e Argyli (1997) identificaram que as mulheres oram mais que seus pares masculinos. Elas também tendem a ser religiosamente mais conservadoras e ortodoxas do que os homens de seu grupo social (Miller; Hoffmann, 1995). Em um estudo mais recente, Krause, Ellison e Marcum (2002) identificaram que as mulheres obtêm mais apoio emocional de pessoas de sua igreja que os homens do mesmo grupo social.

A maior religiosidade das mulheres tem sido explicada, principalmente, pelos processos de socialização das meninas e pelos papéis atribuídos às mulheres adultas[69]. As meninas seriam educadas para serem mais passivas e submissas, para exercerem atividades como criar, cuidar e educar. Isso facilitaria a aceitação de crenças e o envolvimento religioso. Além disso, tarefas da mulher adulta como transmitir aos filhos valores morais, preocupar-se com o bem-estar espiritual dos filhos, ao lado de uma maior disponibilidade ou flexibilidade de tempo que o trabalho doméstico implicaria, também seriam fatores associados à prática e envolvimento religiosos mais intensos.

Entretanto, Allan Miller e Rodney Stark (2002) realizaram, recentemente, um amplo estudo visando demonstrar a insuficiência da hipótese da socialização. Eles realizaram uma ampla revisão de dados norte-americanos (via "*American General Social Surveys*") e internacionais (via "*World Values Survey*"), avaliando estudos que cobrem 55 nações e amostras que somam mais de 73 mil sujeitos. Constataram que a maior religiosidade das mulheres é um fenômeno que se mantém nas mais variadas culturas e agrupamentos sociais. Em particular, nesse trabalho, eles postulam que as mulheres são mais religiosas não apenas pelo tipo de socialização a que são submetidas, mas, sobretudo, para evitarem o que chamam "comportamentos perigosos ou de risco". Os homens, entretanto, tendem, nas diversas culturas, a empreender mais comportamentos de risco, como uso de álcool e drogas, adultério, comportamento delinqüente, investimentos financeiros perigosos, etc. Ser irreligioso seria, para esses autores, um comportamento de risco por si mesmo, pois o sujeito estaria se expondo ao "risco de punição divina", assim como ficaria desamparado nos momentos mais difíceis da vida. Hipótese instigante e polêmica, mas ainda não suficientemente avaliada e analisada. Resta ainda a pergunta: por que essa diferença de gênero em relação a tais comportamentos? Estariam envolvidos aspectos genéticos e cerebrais, ou uma distinta forma de socialização (na verdade, permanece o debate *nature* vs. *nurture*, natureza vs. cultura).

Outros estudos têm focado as dimensões feminilidade/masculinidade, assim como a orientação erótica (homossexual/heterossexual) nas suas relações com a religiosidade. Thompson (1991), por exemplo, usou uma escala de feminilidade/masculinidade e verificou que pessoas que têm escores elevados na dimensão feminilidade são também as mais religiosas, independentemente do gênero a que pertencem.

Darren Sherkat (2002) investigou, recentemente, a relação entre orientação erótica e religiosidade nos Estados Unidos. Após revisar amplamente os dados empíricos disponíveis (analisou o principal banco de dados dos Estados Unidos sobre aspectos demográficos, sociais e comportamentais, o *General Social Survey-GSS*, dos anos 1991 a 2000),[70] esse sociólogo concluiu que as mulheres heterosse-

---

[69] Ver revisão crítica sobre o tema em: MILLER, A. S.; STARK, R. Gender and religiouness: can socialization explanations be saved? *American Journal of Sociology*, v. 107, n. 6, p. 1399-1423, 2002.

[70] Sherkat (2002) verificou, por exemplo, que, para a população norte-americana, 4,3% dos homens e 3,1% das mulheres tinham, nos últimos cinco anos, parceiros do mesmo sexo. Seu estudo compara, então, esses sujeitos com aqueles que tinham parceiros do sexo oposto.

xuais e os homens homossexuais são bem mais religiosos do que homens heterossexuais e mulheres homossexuais. Em especial os homens homossexuais têm altos índices de participação religiosa (mulheres homossexuais e pessoas bissexuais têm índices baixos de participação). Os homens e as mulheres homossexuais e as pessoas bissexuais tendem mais do que as mulheres heterossexuais a abandonar a religião (mas não mais do que os homens heterossexuais). Em suma, ele verificou um espectro de envolvimento religioso e orientação sexual bastante interessante; mulheres heterossexuais e homens homossexuais em um extremo de adesão, homens heterossexuais, mulheres homossexuais e pessoas de orientação bissexual no extremo oposto de pouco envolvimento religioso.

Por que os homens homossexuais e as mulheres heterossexuais são claramente mais religiosos é algo ainda sem explicações satisfatórias. Embora novamente se tente acionar hipóteses relacionadas à socialização, há ainda bastante controvérsia em relação à explicação de tais achados.

NEUROPSICOLOGIA DA RELIGIÃO: CÉREBRO E EXPERIÊNCIA RELIGIOSA

Nas últimas décadas, uma nova linha de investigação tem buscado elucidar possíveis relações entre a experiência religiosa e o funcionamento do cérebro.[71] Essa "neuropsicologia da experiência religiosa" não deixa de reconhecer que a religião está enraizada em todas as culturas, desde sempre. Entretanto, a ubiqüidade e a universalidade da experiência religiosa, argumentam os pesquisadores dessa linha investigativa, tornam plausível considerar a experiência religiosa um padrão de comportamento e de estados mentais humanos passíveis de serem estudados pela neurociência cognitiva moderna.

Há três sistemas cerebrais candidatos à posição de maior relevância nessa detecção das bases cerebrais da experiência religiosa: os sistemas temporolímbico, parietal e frontal (Muramoto, 2004).

A associação entre epilepsia e religiosidade, sobretudo a epilepsia do lobo temporal (com crises parciais complexas, crises com manifestações do tipo "estados de êxtase") já descrita pela psiquiatra clássica, assim como a constatação de que líderes religiosos e profetas, como o apóstolo Paulo, Mohamed e Joseph Smith, talvez tenham padecido de crises epilépticas, foram os primeiros elementos a sugerirem a importância das áreas temporolímbicas para os estados mentais místicos e religiosos. A estimulação psicofisiológica (experimental ou patológica) das áreas límbicas (situadas nas regiões mediais dos lobos temporais) deflagra, com certa freqüência, fenômenos como alucinações, despersonalização, experiências de *déjà-vu*, assim como "*near death experiences*". Tais experiências seriam, com certa facilidade, assimiladas à dimensão religiosa.

---

[71] Ver revisão em MURAMOTO, O. The role of the medial prefrontal cortex in human religious activity. *Medical Hypotheses*, v. 62, n. 4, p. 479-485, 2004.

Saver e Rabin (1997) apresentaram uma hipótese da base límbica da experiência religiosa, argumentando que o sistema límbico, com freqüência, acrescenta às experiências ordinárias, corriqueiras, uma sensação de profundidade e importância, sejam elas experiências destacadas ou unidas a um "todo", alegres ou tristes. Tal coloração diferencial das experiências pode formar a base de muitos estados e vivências religiosas. Contra a hipótese temporolímbica da experiência religiosa, Tucker, Novelly e Walker (1987) verificaram que a hiper-religiosidade interictal em epilépticos temporais, descrita pelos autores clássicos, é um fenômeno, de fato, bastante infreqüente (por volta de 1,3% dos casos).

A hipótese relacionada aos lobos parietais tem alguma base empírica. Newberg e colaboradores (2001) identificaram, por meio de exames cerebrais com o SPECT em sujeitos em estado de meditação religiosa, um decréscimo da atividade metabólica nas áreas parietais superiores posteriores, assim como um aumento da atividade nas áreas pré-frontais. Esse padrão foi acentuado em pessoas experientes em meditação tibetana, que alcançavam estados místicos de "atemporalidade" e "sensação de infinito total". A hipótese com a qual Newberg e D'Aquili (1998) têm trabalhado é a de que, tendo-se em conta que as áreas parietais superiores posteriores estão estreitamente implicadas na percepção de coordenadas espaciais e na percepção de espaço relacionado ao *self* e aos outros, a diminuição de atividade dessas áreas poderia deflagrar a diminuição do senso de limites entre o *self* e o mundo. Tal sensação de perda de limites seria muito característica dos estados místicos e de meditação religiosa profunda e teria esse correlato de hipoativação de áreas parietais.

Outra hipótese, que associa os lobos frontais à experiência religiosa, baseia-se, segundo Muramoto (2004), no conhecimento bem fundamentado de que essas áreas do cérebro têm importância essencial em funções mentais como o reconhecimento de normas sociais e monitoramento de regras de conduta e costumes, no pensamento reflexivo, na capacidade de inferir estados mentais de outros (*theory of mind*) e nos sentimentos de altruísmo e compaixão por outras pessoas (Rilling et al., 2002).

Há, também, alguma evidência empírica favorável à hipótese dos lobos frontais, elas são, entretanto, controversas. Miller e colaboradores (2001) relataram uma série de casos de demência frontotemporal nos quais alguns casos apresentaram incremento da atividade religiosa e conversões no começo do processo patológico. Lynch, Sano e Marder (1994) estudaram uma família com demência frontotemporal e identificaram a hiper-religiosidade como sintoma inicial. Muramoto (2005) relatou o caso de um pastor que revelou mudanças dramáticas em seu comportamento religioso como sintoma inicial da variante frontal da demência frontotemporal. Esse paciente apresentava lesões unicamente no córtex pré-frontal medial, bilateralmente.

Na Universidade Heinrich Heine, em Düsseldorf, Alemanha, Nina Azari e colaboradores (2001) submeteram 12 voluntários (seis "cristãos fundamentalistas" e seis estudantes não-religiosos) a uma série de procedimentos de ativação cerebral (leituras de histórias infantis, de textos informativos neutros), e incluíram a leitura do Salmo 23[72] da Bíblia (o que despertou uma forte emoção religiosa nos jovens cristãos). Nessas pessoas, as imagens de tomografia com emissão de pósitrons indicaram a ativação do córtex pré-frontal dorsolateral direito, de regiões corticais frontais dorsomediais e de área medioparietal designada como *precuneus*. A ativação ocorreu especificamente nos sujeitos religiosos e apenas durante as leituras bíblicas (que despertaram as emoções religiosas). Em resumo, Azari identificou um circuito mediofrontoparietal especificamente ativado durante um estado marcante da experiência religiosa.

Ainda há poucas investigações e os resultados são muito diversificados nesta área de mapeamento cerebral da experiência religiosa. É plausível que diferentes dimensões da experiência religiosa envolvam ativação de diferentes circuitos cerebrais. Dimensões cognitivas podem estar mais envolvidas em circuitos que impliquem os lobos frontais; dimensões místicas, em regiões parietais associadas à percepção de limites *self*-mundo (e a conseqüente supressão desses limites em estados místicos); assim como a ativação de áreas temporolímbicas durante a vivência de fortes emoções religiosas.

Pode-se argüir que o estudo da experiência religiosa pelas neurociências é algo reducionista, fútil, impossível ou simplista, já que esse tipo de experiência é algo metafísico ou para além daquilo que as ciências naturais podem captar. No entanto, pode-se contra-argumentar que qualquer tipo de experiência humana pode ter seus correlatos neuronais, já que o cérebro é o órgão mais intimamente envolvido com o que convencionamos chamar de mente, comportamento, pensamento ou sentimento.

RELIGIÃO E PERSONALIDADE

Primeiros estudos

Pesquisas realizadas nas décadas de 1950 e 1960 indicaram uma certa afinidade entre determinados tipos de personalidade e padrões de envolvimento religioso (Argyle, 1958; Dittes, 1968). Assim, pessoas com perfil ideológico conservador e com tendência a serem "convencionais" estariam inclinadas para certas instituições religiosas (mais organizadas e diretivas), revelando ego mais frágil e superego mais severo. Indivíduos que se sentem ameaçados ou por circunstâncias externas

---

[72] No Salmo 23 lê-se os trechos: "O Senhor é meu pastor, nada me faltará [...] Ainda que eu ande pelo vale da sombra da morte, não temerei mal nenhum, porque tu estás comigo; o teu bordão e o teu cajado me consolam [...] Bondade e misericórdia certamente me seguirão todos os dias da minha vida; e habitarei na Casa do Senhor para todo o sempre". (BÍBLIA SHEDD. *Antigo e novo testamentos*. São Paulo: Vida Nova, 1997.) As pessoas decididamente cristãs que conheço me relatam que este salmo, em particular, desperta no fiel emoções religiosas intensas.

ou por impulsos internos tendem a aderir a fontes externas de controle mais diretivas e menos ambíguas, fornecidas por denominações religiosas mais dogmáticas. Tais formas religiosas oferecem ideologias, rituais e moralismos estritos que trazem reasseguramentos para pessoas já tendentes ao conservadorismo e ao etnocentrismo (Dittes, 1968).

Dites (1968) reviu a literatura nessa época e observou que muitos estudos indicavam uma correlação entre religiosidade, avaliada sobretudo nas dimensões de lealdade institucional e adesão a doutrinas conservadoras, e estreiteza intelectual, sugestionabilidade, personalidade rígida e percepção de certa inadequação social. Outro perfil de personalidade associado à religiosidade resultou da pesquisa de pessoas que vivenciavam curas religiosas, glossolalia, estados de transe e conversões emocionalmente intensas e abruptas. Ao se estudar a personalidade de tais pessoas, identificou-se maior expressão dos impulsos, intensa sugestionabilidade e maior responsividade a influências sociais.

Michael Argyle (1958) também havia revisto essa área e relatou alguns achados interessantes. Nos Estados Unidos, os protestantes pareciam ser mais voltados a sentimentos de culpa e mais "intrapunitivos" do que os católicos, o que talvez explicasse as maiores taxas de suicídio e menores de homicídio entre os protestantes em relação aos católicos na década de 1930. Para membros de grandes denominações, Argyle (1958) identificou que os freqüentadores assíduos eram mais conformistas, sugestionáveis, autoritários e tendentes a posições políticas de direita. Os jovens mais religiosos apresentavam mais traços neuróticos e os idosos envolvidos com a religião eram mais bem-ajustados. Nessa linha, Monaghan (1967) estudou aspectos motivacionais da personalidade de pessoas religiosas que freqüentam grupos religiosos devotos. Identificou três tipos hipotéticos de pessoas: as que "buscam autoridade" (*authority-seeker*), as que "buscam conforto ou alívio" (*comfort-seeker*) e as que buscam "participação social" (*social participator*). Segundo esse autor, os dois últimos seriam tipos predominantemente extrínsecos (de Allport) de padrão de religiosidade.

Finalmente, em uma perspectiva mais transcultural, cabe mencionar os trabalhos do psicólogo social Guy Swanson (1966). Ele analisou mais de 50 sociedades diferentes e formulou uma interessante teoria, que postula que há uma relação apreensível entre a estrutura de poder da sociedade, tipos de personalidade e formas de crença religiosa que a sociedade produz. Estes dois elementos, estrutura e crença, refletem-se mutuamente. Assim, por exemplo, à maior hierarquização na classificação das entidades religiosas corresponde uma estrutura social também mais hierarquizada, favorecendo os perfis de personalidades mais autoritários e seus complementares submissos. O monoteísmo supõe, dessa forma, uma sociedade muito hierarquizada, geralmente dominada por grupos pequenos e personalidades autoritárias. Entretanto, notou nas sociedades estudadas que a "fraqueza" do conjunto social corresponde a uma maior "sacralização" do indivíduo.

Estudos recentes sobre personalidade e religiosidade

No início da década, Watts (2001) reviu esta área de pesquisa.[73] Segundo ele, o conjunto de pesquisas mais antigas e atuais indicam que há evidências consistentes no sentido de uma associação entre diferentes tipos de personalidade e distintas aproximações a determinadas formas de religiosidade. Isso se tornou mais evidente na dimensão de preconceitos sociais, em que pessoas com o tipo de religiosidade intrínseco (de Allport) revelaram-se significativamente menos preconceituosas do que pessoas com religiosidade extrínseca. Na mesma linha, pessoas com religiosidade "comprometida ou envolvida" (*commited*) mostraram-se menos preconceituosas do que aquelas com religiosidade consensual.

Ao avaliar essa linha de investigação de forma global, verifica-se que as pesquisas mais recentes, que buscam identificar possíveis relações entre personalidade e religiosidade, têm utilizado basicamente dois modelos de personalidade: o modelo PEN de Hans Eysenck (Eysenck; Eysenck, 1985) e o modelo dos cinco fatores (FFM), proposto inicialmente por Ernest Tupes e Raymond Christal nos anos 1960, mas aplicado amplamente em pesquisa por McCrae e John (1992) e por Costa e Widiger (1994).

O modelo dos três fatores de Eysenck, desenvolvido nos anos de 1950 e 1960, situa-se entre uma perspectiva genética e psicofisiológica da personalidade e a aceitação de aspectos da teoria comportamental. Sua teoria de personalidade, amplamente testada em estudos empíricos, inclui as dimensões "neuroticismo" (traços ansiosos, como tensão, preocupação, autopiedade, instabilidade), "extroversão/introversão" (extroversão indicando propensão à atividade, energia, entusiasmo, busca dos outros, assertividade, e introversão sendo o seu oposto) e finalmente "psicoticismo". Esta última dimensão foi acrescentada um pouco mais tarde ao modelo inicial e inclui traços que pessoas normais compartilhariam com indivíduos psicóticos; descuido ou negligência em relação a si mesmo, descaso pelo senso comum e expressão incomum das emoções.[74]

Um grande número de pesquisas empíricas realizadas com o modelo de Eysenck (Saroglou, 2002), investigando sujeitos de diferentes denominações religiosas e culturas, tem evidenciado uma consistente relação entre ser mais religioso e ter menores escores de "psicoticismo". As outras duas dimensões, "neuroticismo" e "extroversão", não se mostraram, inicialmente, relacionadas à religiosidade. Esses estudos revelaram, de forma consistente, que "freqüência a cultos e orações priva-

---

[73] Também cabe assinalar que no *Journal of Personality*, de 1999, em sua edição de número 6, todos os artigos são dedicados à relação entre religião e personalidade.

[74] Howarth (1986) reviu o subconstructo de Eysenck "psicoticismo" e verificou que ele é um complexo de traços mais primários, como "impulsividade", "baixa cooperação", "rigidez", "pessimismo verbal", "baixo controle pelo super-ego", "baixa sensibilidade social", "baixa persistência", e falta de ansiedade e de sentimentos de inferioridade. (HOWARTH, E. What does Eysenck's psychoticism scale really measure? *British Journal of Psychology*, v. 77, p. 223-227, 1986.)

das", assim como "atitudes positivas em relação à religião" são inversamente relacionadas à dimensão "psicoticismo".

O segundo modelo de estudos de personalidade, o de "cinco fatores" (*Five-Factor Model* – FFM), também tem sido amplamente testado em sua relação com a religiosidade (revisão ampla em Saroglou, 2002). Nesse modelo, foram obtidas cinco dimensões de personalidade que se revelam estáveis e consistentes nos estudos empíricos; "neuroticismo" e "extroversão" (constructos semelhantes aos de Eysenck), "abertura" (curiosidade, imaginação, originalidade, tendência à arte, maior *insight* e abertura de interesses), "agradabilidade" (gentil, confiável, valorizador, generoso, empático, perdoador) e "conscienciosidade/escrupulosidade" (organizado, eficiente, responsável, confiável, planejador). Utilizando esse modelo, as pesquisas têm identificado que as dimensões "agradabilidade" e "conscienciosidade/escrupulosidade" são os fatores mais relacionados com maior religiosidade. Outros agrupamentos mais recentemente identificados foram "extroversão", associada à religiosidade intrínseca, assim como à religiosidade/espiritualidade aberta e madura (esta última, por sua vez, associada à "estabilidade emocional").

Também têm sido evidenciadas associações entre "neuroticismo" e "religiosidade extrínseca", assim como entre "abertura" e formas de religiosidade e espiritualidade mais criativa. Esta última dimensão do modelo de cinco fatores, "abertura", como era de se esperar, relaciona-se negativamente com formas fundamentalistas de religiosidade.

A partir da evidência empírica dessas associações, tem-se buscado modelos interpretativos para elas. Assim, tem sido postulado que pessoas com baixos níveis de "psicoticismo" teriam mais tendência a desenvolver atitudes de maior "compassividade" e "brandura" social (*tenderminded social attitudes*) tais como a religiosidade; isso porque, possivelmente, são pessoas especialmente propensas a maior *condicionamento social* (relacionado à família, à relação com pares, à interação com cônjuges).

Pessoas com escores mais altos de "agradabilidade" e "conscienciosidade/escrupulosidade" em algumas culturas tendem a uma certa "conformidade" social, a aderirem mais a ordens e regras e a serem mais "pró-sociais", o que favoreceria o maior envolvimento e a permanência em instituições e práticas religiosas.

Assim, uma conclusão provisória desse campo de estudo sublinha que indivíduos com personalidades mais voltadas para a aceitação de regras, com mais tendência à sociabilidade e ao envolvimento com grupos e instituições são as pessoas que mais se envolvem com a religião (baixo "psicoticismo" e alta "agradabilidade" e "conscienciosidade/escrupulosidade"). Entretanto, pessoas rígidas e mais ansiosas e tensas tendem a uma religiosidade mais convencional e fundamentalista, enquanto pessoas mais "abertas" parecem buscar mais formas de religiosidade e espiritualidade do tipo intrínseco de Allport.

RELIGIÃO, IDENTIDADE E NOÇÃO DE PESSOA

Sendo a identidade psicossocial, tal como formulada por Erikson (1976), um constructo de fronteira, que articula, de um lado, a formação identitária do eu constituída ao longo da infância pelo conjunto de identificações da criança com figuras parentais, fraternais e outras e, de outro, estabelece o contraste do grupo de pertença com os grupos externos e diferentes (antagônicos ou não), ela sintetiza o "psico" e o "social" tanto para as dimensões subjetivas como para as interpessoais e socioculturais.

Além disso, cabe lembrar que a identidade psicossocial dramatiza, na adolescência, as relações subjetivas e sociais do grupo de jovens com as gerações mais velhas, que oferecem ou recusam aos adolescentes a viabilização de identidades de gênero, profissionais, religiosas e políticas aceitáveis para si e para a sociedade mais ampla. Há, portanto, uma dinâmica constante na constituição da identidade, em que o pessoal e íntimo pergunta pelas dimensões sociais e culturais, o que se pode incorporar e o que se deve rejeitar, e em que o familiar, o meu, o nosso, busca o contraste necessário com o outro, o externo, o antagônico.

A identidade religiosa é vista, assim, como um dos vetores constituintes da identidade total, multicomposta em identidades de gênero, de orientação sexual, etária, de classe, étnica e profissional (e mais outras, que porventura sejam significativas). A religião, como esfera central do social e cultural, com seus símbolos e valores, seus rituais e comportamentos selecionados como desejáveis, os modos de vestir e manter os cabelos, atua nos dois "momentos" da constituição da identidade das pessoas.

Pertencer, por exemplo, a uma família católica no Brasil, ser "crente" ou "espírita" tem, seguramente, implicações identitárias de longo alcance. As marcas identitárias que se observam nos adesivos fixados nos vidros de carros nas cidades brasileiras, "Deus é fiel", "Só Jesus salva", "Leia a Bíblia", do lado evangélico, ou "Leia Kardec", no lado espírita, assim como a figura de um terço estilizando a imagem da Virgem Maria, no lado católico, são bons exemplos de como essas configurações identitárias, demarcações de territórios simbólicos e rivalidades ganham os espaços públicos no nosso cotidiano.

Cabe, ainda, trazer aqui uma contribuição notável da psicologia social anglo-saxã feita por Hans Mol (1976). Ele propõe que o fator fundamental da religiosidade é a identidade religiosa. Segundo ele, os homens têm a necessidade incontornável de ter uma identidade sólida para sentirem-se minimamente seguros. A religião, por meio do manejo de processos de inovação sociossimbólicas, é vista como uma fonte excepcional de identidade.

Mol pensa a sociedade em constante transformação, engendrando uma forte tensão entre mudança e conservação. Para ele, processos de transformação psicossocial, como a conversão, o nascimento, a adolescência, o casamento e a morte, todos quase sempre vinculados a processos rituais, são mecanismos psicossociais que buscam menos anular a mudança do que incorporá-la em um sistema minimamente estável. Nesse sentido, a religião torna estável um conjunto de experiências e significados, reforça o sentido e a concepção da realidade e, fundamentalmente, produz a "sacralização" da identidade. A importância psicossocial da religião, segundo Mol, está tanto em fornecer interpretações aceitáveis para a vida, no contexto da luta constante entre pecado e salvação, e, sobretudo, em fornecer um modo de sustentação identitária, principalmente para os indivíduos menos privilegiados da sociedade, assim como para os grupos mais excluídos.

Articulado ao constructo identidade, objeto de estudo por natureza interdisciplinar (psicologia, sociologia e antropologia, daí as adjetivações identidade psicológica, psicossocial, cultural e étnica), foi formulado e utilizado com grande proveito pela antropologia o constructo "noção de pessoa". A contribuição de Marcel Mauss (2003) no que concerne à constituição de tal "noção de pessoa" nas sociedades modernas é, apesar de passado meio século, das mais fundamentais. Em seu estudo seminal *Une catégorie de l'esprit humain: La notion de personne, celle de "moi"*, o autor francês propõe que a nossa própria noção de pessoa é fundamentalmente a noção cristã de pessoa.

O pensamento moral romano teria, já antes do cristianismo, afirmado que a *persona*, na perspectiva tanto moral como jurídica, passara a tornar-se um ser consciente, independente, autônomo, livre e responsável. Com o cristianismo, a partir da noção do uno, a noção de pessoa ganha novo contorno. A pessoa humana passa a ser, além de independente e autônoma, uma entidade unificada, na qual corpo e alma, substância e modo, consciência e ato tornam-se dimensões indivisíveis. Mauss diz que, com o cristianismo, a pessoa torna-se uma substância racional indivisível e individual: "la personne est une substance rationnelle indivisible, individuelle".

A pessoa ocidental, ser psicológico, ganhará seus últimos contornos modernos com os filósofos renascentistas, assim como com Descartes, Hume e Kant. Contribuem também, na constituição da pessoa contemporânea, segundo Mauss, os movimentos religiosos sectários dos séculos XVII e XVIII, por meio de uma nova noção de consciência individual. Essa permite que o sujeito se comunique diretamente com Deus, *seja um sacerdote para si mesmo, tenha um Deus interior*. Assim, esclarece o antropólogo francês, noções oriundas de diferentes movimentos, como a dos Irmãos Morávios, dos puritanos, dos wesleyanos, dos pietistas, formaram a base para que se estabelecesse essa noção contemporânea de pessoa. Resultam, dessa forma, as seguintes equações: pessoa = eu; o eu = a consciência (*la personne = le moi; le moi = la conscience*).

Para Mauss, é o filósofo alemão Fichte quem fecha, após as contribuições vindas da religiosidade (principalmente protestante e pietista) o ciclo de constituição da noção moderna de pessoa. Ele diz:

> Enfim, quem respondeu que todo fato de consciência é um fato do "eu", foi Fichte. [...] Desde então, a revolução das mentalidades se completou, temos cada um nosso "Eu", eco das Declarações dos Direitos que haviam precedido Kant e Fichte.

Portanto, deve-se admitir, a religiosidade cristã teve grande influência na constituição da noção de pessoa que o Ocidente formulou para si mesmo e vem buscando exportar para todos os povos.

Em nosso meio, em relação às sociedades indígenas, Egon Schaden (1962) estudou a noção de pessoa em sociedades guaranis e suas relações com a religiosidade desses povos. Verificou que a noção de que a criança nasce com uma *alma pronta* vai configurar práticas educativas de maior tolerância, pois sendo o caráter, para os guaranis, uma entidade inata, constituída já no nascimento, não se pode moldar um indivíduo ao longo da vida. Mais recentemente, Cohn (2000) reviu a literatura sobre noção de pessoa e desenvolvimento infantil, sobretudo em estudos de antropologia indígena realizados no Brasil e com outros povos. Essa autora mostra, com sua revisão, como a *noção de pessoa*, muitas vezes marcada pelas concepções míticas e religiosas de alma, ancestralidade e mundo dos vivos *versus* dos mortos, articula-se estreitamente com a noção de infância e de desenvolvimento infantil; a *noção de pessoa* de determinada sociedade, intimamente configurada por práticas e símbolos religiosos, direciona as representações e práticas educativas e formativas das crianças.

Em relação às religiões urbanas brasileiras atuais, dois exemplos de estudos que articulam a religiosidade com a constituição da *noção de pessoa* são os de Cavalcanti (1983) e Prandi (2005). Cavalcanti mostra como a *noção de pessoa* própria do kardecismo é pautada por um individualismo moral, que é o Espírito, que vive em um mundo governado por leis divinas imutáveis, e por noções como a do livre-arbítrio, do determinismo e da existência necessária do mal. Prandi, por sua vez, mostra como a identidade (e também, a *noção de pessoa*) associada ao candomblé distancia-se de uma perspectiva ética e hipertrofia a dimensão ritual, acabando, ao adotar o caráter de agência de ajuda sobrenatural e ao reforçar a emoção e a fruição coletiva de sensações, por desembocar em um peculiar individualismo. Além disso, reconstitui uma africanidade simbólica, tornando possível a reconstrução de uma identidade étnica viável, que de outra forma seria precária e pejorativa em uma sociedade majoritariamente racista.

4
RELIGIÃO E RELIGIOSIDADE NO BRASIL

> E se Deus é canhoto
> E criou com a mão esquerda?
> Isso explica, talvez, as coisas deste mundo.
>
> Carlos Drummond de Andrade,
> Hipótese (In: Corpo)

AS MATRIZES RELIGIOSAS BRASILEIRAS

Tanto historiadores, como Alphonse Dupront (1978), e antropólogos, como Marshall Sahlins (1990), concordam que a religião, seu *ethos* e visão de mundo tendem a estabelecer linhas de acentuada permanência histórica. Dupront (1978) argumenta que a experiência religiosa tem, na linha do tempo, no longo prazo, uma grande estabilidade nas visões de mundo que configura. Para Sahlins (1990), a religião dos povos situa-se nas "estruturas históricas de longa duração". Assim, observar a constituição do campo religioso brasileiro em sua historicidade possivelmente permita algum *insight* de como ele se configura nos dias atuais.

Desde seu início, com a descoberta pelos portugueses, até cinco décadas atrás, o Brasil se identificou como um país praticamente de exclusividade católica. Pierucci (2005) lembra bem que o ato fundador dessa nação foi uma mitificada "primeira missa" celebrada pelo franciscano frei Henrique de Coimbra, em Porto Seguro, no dia 26 de abril de 1500.

Gilberto Freyre (1987), em *Casa-grande e senzala*, relata que, nas épocas coloniais, havia a prática de vir um frade a bordo de todo navio que chegasse a portos brasileiros, com a finalidade de garantir a consciência, a fé e a religião da colônia. Segundo ele, "do que se fazia questão era da saúde religiosa: a sífilis, a bouba, a bexiga, a lepra, entraram livremente trazidas por europeus e negros de várias procedências". De acordo com Freyre, Portugal[75] não percebia perigo no estrangeiro, "nem no indivíduo disgênico ou cacogênico, mas no herege". Naqueles primeiros tempos, o filtro era, portanto, religioso, não sendo nem racial, nem nacional; pois "[...] soubesse rezar o padre nosso e a ave-maria, dizer Creio-em-Deus-Padre, fazer o pelo-sinal-da-Santa-Cruz – e o estranho era bem-vindo ao Brasil colonial". Assim, conforme o sociólogo pernambucano, a metrópole temia o *"acatólico"*, seu inimigo político capaz de ameaçar a unidade que em Portugal se desenvolvera em torno da religião católica. Para Freyre, na origem dessa nação está uma fusão identitária e política: a de brasileiro e católico.[76] Segundo ele, o catolicismo foi o *"cimento da unidade"* desse país, de resto, étnica e culturalmente, heterogêneo.

Até 1552, quando da chegada do primeiro bispo à Bahia, havia, na colônia, uns poucos frades franciscanos e um punhado de padres seculares (Skidmore, 1998). Com a vinda dos jesuítas, em 1549, a influência católica começou a consolidar-se. Entre 1549 e 1598 chegaram ao Brasil 128 jesuítas. Estes se dedicaram a uma ação missionária agressiva e à educação, principalmente religiosa. Com o passar dos anos, a influência jesuítica cresceu, assim como a riqueza da ordem; esta tornou-se dona do monopólio da educação (exercida sobre os indígenas e à parca elite local). Uma tensão crescente entre o poder político da coroa e a penetração e o poder dos jesuítas, dotados de impetuosa independência, segredos e riqueza crescente, no dizer de Skidmore (1998), marcou todo o período inicial do País.

De fato, os membros da Companhia de Jesus, fundada pelo soldado-santo Inácio de Loyola como uma organização quase militar, como um "exército de Cristo", foram onipresentes na formação cultural e religiosa brasileira. Recolheram, organizaram e catequisaram os índios em Missões, protegendo-os, de um lado, contra a escravização visada pelos colonos e aculturando-os (como era de se esperar naquele contexto histórico), por meio da oposição frontal ao nomadismo, à poligamia, aos hábitos de trabalho e à vestimenta, assim como pela repressão à religiosidade e à cultura original dos brasis. Dotados de uma energia imensa e uma paixão de evangelizar (Alves, 1979) os indígenas, sua ação foi se difundindo por todo o território da colônia. Ao lado de sua prática antiescravagista em relação aos indígenas, como braço institucional da contra-reforma, inibiram nos primeiros dois séculos e meio a entrada dos avanços humanísticos da renascença européia neste país. A título de opor-se à escravização dos indígenas pelos colonos, concentraram

---

[75] Cabe lembrar que a Igreja católica em Portugal e na Espanha, na época do descobrimento, era controlada pelo rei. Portugal e Espanha acumularam patronatos, diz Alves (1979), sobre todos os seus territórios da Europa e do ultramar. Em 1483, o rei D. Manuel, tornando-se grão-mestre da Ordem de Cristo, sucessora dos Templários, tomou o controle total dos negócios eclesiásticos. (ALVES, M. M. A igreja e a história do Brasil. In: ALVES, M. M. *A igreja e a política no Brasil*, São Paulo: Brasiliense, 1979.) Assim, o catolicismo brasileiro no período colonial é, sobretudo, dependente do português (assim como dos jesuítas), e não do romano.

[76] Para uma história bastante completa do catolicismo e da Igreja católica no Brasil, ver: HAUCK, J. F. et al. *História da igreja no Brasil*: ensaio de interpretação a partir do povo. Petrópolis: Vozes, 1980. Tomo 2.

os dispersos nativos em aldeamentos que paradoxalmente facilitaram a captura pelos colonos e a disseminação de doenças contagiosas.

Certamente não se pode interpretar a marcante ação jesuítica com os olhos de hoje, tampouco julgar se sua influência social e cultural foi conservadora ou progressista/humanista. Talvez tenha sido as duas coisas. Na colônia, principalmente pela ação da Igreja (quase sinônimo de "jesuítas"), não se permitia a entrada de livros, a organização de universidades ou da imprensa. Em função disso, esse país católico, sob a égide da contra-reforma e do Concílio de Trento, respondeu, segundo Wilson Martins (Bueno, 2004), a um desejo de *permanência da ignorância*. Por obra das artimanhas do marquês de Pombal, em 1759, os jesuítas foram expulsos de Portugal e de suas colônias, diminuindo, então, a sua influência. Nessa época, cerca de 500 jesuítas que trabalhavam no Brasil foram expulsos. Para perceber sua penetração, basta citar que, naquele momento, apenas nas margens do rio Madeira, no coração da Amazônia, eles tinham 28 missões florescentes (Alves, 1979).

Apesar de majoritários e dominantes na catequese e nas primeiras escolas, os jesuítas não foram a única ordem da colônia; também vieram dominicanos, agostinianos, franciscanos, beneditinos, oratorianos, mercedonianos, carmelitas e capuchinhos, assim como padres e bispos seculares. As ordens femininas (Alves, 1979) apareceram mais lentamente e tiveram menor influência. As primeiras clarissas, oriundas de Évora, chegaram à Bahia em 1677, tendo como missão abrigar prostitutas arrependidas. As irmandades laicas tiveram, também, sua importância, destacando-se as Santas Casas da Misericórdia e as irmandades de membros de uma mesma profissão (marceneiros, militares, ferreiros, comerciantes, escrivães) e dos homens negros e pardos. Estes últimos fundaram irmandades como a de Santa Efigênia, de Nossa Senhora do Rosário e de São Benedito, verdadeiros núcleos de organização e resistência em uma sociedade brutalmente discriminatória.

Com certeza, afirma Pierucci (2005), de sua fundação até o início dos anos 30 do século XX, quando, na abertura da Era Vargas, se proclamou Nossa Senhora Aparecida a "padroeira universal do Brasil", este país se imaginou como católico "no todo e de uma vez por todas". O avanço pentecostal nos últimos 30 anos tem mudado, em certa medida, essa peculiaridade de país quase que exclusivamente católico. Mas continua sendo uma nação majoritariamente cristã, com mais de 90% de sua população declarando-se como pertencente a religiões cristãs. Vale, então, perguntar o que significa ser um país cristão?

Como nação oriunda do colonialismo europeu, ser uma nação cristã implica adotar sua herança greco-judaica e ocidental. Deve-se lembrar que o cristianismo origina-se do judaísmo, cinde dessa tradição que se afirmava como religião étnica, do povo eleito, do povo da aliança. Nessa cisão, com o correr da história, absorve elementos greco-romanos, principalmente do platonismo e neoplatonismo (daí a cisão corpo-alma e a identificação da matéria com o efêmero, pecaminoso, imperfeito) e do estoicismo, com sua ética universalista, centrada no indivíduo autocontrolado, responsável por seu destino.

O cristianismo rompe com a perspectiva centrada em preceitos comportamentais e obediência estrita a regras alimentares, ritualísticas e corporais que o judaísmo implicava. Mais que isso, o cristianismo deixa de ser uma religião étnica para propor-se como religião universal. Daí que, historicamente, vai se consolidar como proposta religiosa bastante proselitista, situada na história, mas dirigida a toda a humanidade. Vem daí, também, uma de suas contradições fundamentais; religião destinada a toda a humanidade, mas edificada em símbolos, ritualística, ética e estética específicas, codificadas em um tempo e lugar determinados. O avanço e a dominação histórica do cristianismo serão, com freqüência, traumáticos e tensos, de um ponto de vista cultural e político, fruto dessas contradições inerentes a seu projeto original. Isso refletirá na história e na atualidade do cristianismo no Brasil, como veremos adiante.

AS VÁRIAS RELIGIÕES NO BRASIL

> Portanto, no fundo, não existem religiões falsas. À sua maneira, todas são verdadeiras, todas respondem, mesmo que de diferentes formas, a condições dadas da existência humana.
>
> Emile Durkheim (1912)

As peculiaridades e vicissitudes do catolicismo no Brasil

O Brasil é a mais populosa nação católica do mundo, com 125 milhões de pessoas que se declaram católicas. Apesar da perda de espaço para os evangélicos, continua sendo a denominação amplamente majoritária, com cerca de 74% dos brasileiros.

Como assinalado anteriormente, o catolicismo brasileiro é filho do catolicismo português e desde o período colonial, com os jesuítas convertendo (ou tentando converter) os índios, e os padres dispersos nas cidades, povoados e fazendas, vem fazendo arranjos no sentido de compatibilizar a herança ibérica, a doutrina oficial romana, as crenças mágicas européias importadas, assim como elementos indígenas nativos e africanos importados e reciclados.

Segundo Gilberto Freyre, o catolicismo português, e com ele o luso-brasileiro, difere bem da cristandade do norte europeu (e, em parte, da hispânica). Ele nos fala de um

> doce cristianismo lírico, com muitas reminiscências fálicas e animistas das religiões pagãs; os santos e anjos só faltando tornar-se de carne e descer dos altares nos dias de festa para se divertirem com o povo; os bois entrando pelas igrejas para ser benzidos pelos padres [...]

No Brasil, o cristianismo, na sua forma de catolicismo popular, tornar-se-ia liricamente social, uma religião mais de família do que de catedral ou igreja, posto que os portugueses (e os brasileiros) não tiveram catedrais austeras e poderosas como as de Toledo ou Burgos.

Assim desenvolveu-se esse catolicismo popular mais brando e volúvel, afirma o autor de *Casa-grande e senzala*. Um catolicismo que chegaria aos níveis de uma certa "promiscuidade", evidenciadas nas "festas de igreja":

> Violas tocando. Gente cantando. Barracas. Muita comida. Exaltação sexual. Todo esse desadoro – por três dias e no meio da mata. De vez em quando, hinos sacros. Uma imagem do santo tirada do altar andou de mão em mão, jogada como uma peteca de um lado para outro. [...] Festa evidentemente já influenciada, essa de São Gonçalo, na Bahia, por elementos orgiásticos africanos que teria absorvido no Brasil. Mas o resíduo pagão característico, trouxera-o de Portugal o colonizador branco no seu cristianismo lírico, festivo, de procissões alegres com as figuras de Baco, Nossa Senhora fugindo para o Egito, Mercúrio, Apolo, o Menino Deus. [...] Um catolicismo ascético, ortodoxo, entravando a liberdade aos sentidos e aos instintos de geração teria impedido Portugal de abarcar meio mundo com as pernas. As sobrevivências pagãs no cristianismo português desempenharam assim papel importante na política imperialista. As sobrevivências pagãs e as tendências para a poligamia desenvolvidas ao contato quente e voluptuoso com os mouros.

De certa forma, Sérgio Buarque de Holanda (1995) faz uma leitura do catolicismo popular brasileiro que se aproxima, em vários pontos, do enunciado por Freyre.[77] Chama sua atenção essa religiosidade pouco austera, informal, afetiva e sensual. Trata-se de um catolicismo que "permite tratar os santos com uma intimidade quase desrespeitosa", e que, segundo o autor de *Raízes do Brasil*, deve parecer muito estranho, e até irreligioso, para as almas verdadeiramente religiosas. Assim, Santa Teresa de Lisieux tornou-se, entre os brasileiros, Santa Teresinha, cujo culto adquiriu caráter intimista, um "culto amável e quase fraterno, que se acomoda mal às cerimônias e suprime as distâncias". O *homo religiosus* brasileiro é, então, revelado na sua peculiaridade mais acentuada:

> Os que assistiram às festas do Senhor Bom Jesus de Pirapora, em São Paulo, conhecem a história do Cristo que desce do altar para sambar com o povo.
> [...] Surge um sentimento religioso mais humano e singelo. Cada casa quer ter sua capela própria, onde os moradores se ajoelham ante o padroeiro e protetor. Cristo, Nossa Senhora e os santos já não aparecem como entes privilegiados e eximidos de qualquer sentimento humano. Todos, fidalgos e plebeus, querem estar em intimidade com as sagradas criaturas e o próprio Deus é um amigo familiar, doméstico e próximo. (Buarque de Holanda, 1995, p.149)

---

[77] Vários outros autores sustentam essa visão do catolicismo brasileiro. Thales de Azevedo diz: "o catolicismo brasileiro herdou da cultura portuguesa certa suavidade, tolerância e maleabilidade que uma índole religiosa espanhola, exaltada, turbulenta e rígida, não conheceu". Esta citação de Thales de Azevedo está em WAGLEY, C. *An introduction to Brazil*. New York: Columbia University Press, 1963. Fernando de Azevedo, visando mapear a cultura brasileira de forma panorâmica, salienta alguns traços do caráter nacional, tais como afetividade, irracionalidade e misticismo. A afetividade, para ele, dominante e difusa, marca uma religiosidade menos ética e prática em comparação à dos norte-americanos; a religiosidade brasileira seria mais doméstica e intimista. O catolicismo brasileiro, dócil, sentimental, resignado, submisso e generoso estabelece, via catequese religiosa, que todas as questões devam se resolver em termos de "amigos" ou "inimigos". (AZEVEDO, F. *A cultura brasileira*. 2. ed. São Paulo: Companhia Editora Nacional, 1944.)

Mas o autor que formulou a tese do tipo ideal brasileiro na figura do "homem cordial" pensa que essa religiosidade católica, que forjou um culto sem obrigações e rigor, que é intimista e familiar, gerou, ao final, uma forma de devoção que dispensa o "fiel de todo esforço, de toda diligência, toda tirania sobre si mesmo". Isso deságua, postula ele, na corrupção do sentimento religioso, em sua extinção como experiência legitimamente religiosa.

Notem-se as diferenças entre Freyre e Buarque de Holanda. Para o pernambucano, a religiosidade católica brasileira tem essa peculiaridade sensual e intimista, mas é intensa e vibrante. Ela segue o temperamento informal e lúdico, arraigado na alma brasileira, pois, como diz Freyre, "[...] a maior delícia do brasileiro é conversar safadeza. Histórias de frades com freiras. De portugueses com negras. De ingleses impotentes". Mas nem por isso deixa tal religiosidade de ser autêntica, devota e assídua. Para o historiador e sociólogo paulista, o catolicismo brasileiro é, no fundo, de uma religiosidade superficial,[78] bufona, falsa, posto tratar-se de uma "[...] religiosidade de superfície, menos atenta ao sentido íntimo das cerimônias do que ao colorido e à pompa exterior, quase sempre carnal em seu apego ao concreto e em sua rancorosa incompreensão de toda verdadeira espiritualidade".

Profundo conhecedor da religiosidade popular, principalmente a nordestina, Luís da Câmara Cascudo (1971) irá, de certa forma, discordar das teses defendidas por Freyre e Buarque de Holanda. Para o pesquisador potiguar, o catolicismo popular brasileiro difere do português, mais alegre e festivo: "A formação católica do Povo Brasileiro foi mais triste, severa, temerosa, que em Portugal. Tínhamos a paisagem indígena e a multidão sudanesa e banto, merecendo vigilância suspicaz".

Câmara Cascudo cita alguns elementos que tornariam o catolicismo popular brasileiro menos alegre, espontâneo e efusivo do que aquele percebido por Freyre e Buarque de Holanda; em vez da noção de permissividade total, de que não haveria pecado nas terras ao sul do equador, as condições de destituição total do escravo, a vigilância e a violência constante sobre uma massa humana oprimida, assim como a ênfase dada ao pecado, à culpa, à danação que a vida humana desregrada implicaria, tudo isso irá marcar o catolicismo popular que se desenvolveu nessas terras:

> A presença acabrunhante da escravaria negra, desde a primeira metade do século XVI, matou o trabalho festivo, as tarefas cantadas, bailaricos nas eiras, o complexo musical da vindimas, o milho-rei, as chacotas no varejo das azeitonas. O ciclo rural brasileiro é silencioso e assustador. As primeiras cantigas, referentes à labuta pastoril, são dos finais do século XVIII.
> Havia de permanente o pavor do inferno, com seus suplícios imprevisíveis e perpétuos. Com as "Santas Missões", furiosas rajadas de eloqüência capuchina

---

[78] Cabe notar que o romancista, crítico literário e ensaísta gaúcho Vianna Moog também compartilha dessa curiosa tese de Buarque de Holanda, da superficialidade de como os brasileiros vivem sua religiosidade católica. Ele chega a postular que a falta de um sentimento religioso profundo seria um dos fatores importantes para a má saúde mental dos brasileiros. (MOOG, V. *Bandeirantes e pioneiros*: paralelo entre duas culturas. Porto Alegre: Globo, 1954.)

espevitavam as fogueiras de Belzebu. A morte no Brasil não baila, como na coréia de Jean Holbein. O inferno era o destino daqueles que não sabiam morrer. Morrer-bem. Morrer sem confissão ou sepultar-se fora das áreas sagradas, na indulgência das liturgias, constituíam a suprema maldição. (Câmara Cascudo, 1971, p. 103-104).

Não se pretende, aqui, resolver essa polêmica em torno do verdadeiro caráter do catolicismo popular brasileiro. De qualquer forma, cabe reconhecer que se desenvolveu, nestas terras, um catolicismo popular *sui generis*, fortemente marcado pelo santo de devoção pessoal, protetor e próximo, assim como pelo carisma de Maria.

Maria, como imago materna bondosa, de uma humanidade simples e acolhedora, toda compreensão e perdão, permanece sempre junto a seus filhos, sejam eles pecadores ou puros, violentos ou violentados, pobres ou ricos. Ela é poeticamente retratada por Ariano Suassuna (2002) no *Auto da Compadecida*, quando, no julgamento final dos personagens, Nossa Senhora intercede pelos homens:

> É verdade que não eram dos melhores, mas você precisa levar em conta a língua do mundo e o modo de acusar do diabo. [...] É verdade que eles praticaram atos vergonhosos, mas é preciso levar em conta a pobre e triste condição do homem. A carne implica todas essas coisas turvas e mesquinhas. Quase tudo o que eles faziam era por medo. Eu conheço isso, porque convivi com os homens: começam com medo, coitados, e terminam por fazer o que não presta, quase sem querer. É medo.
> (Maria pede a Jesus clemência para os homens, este conta a Nossa Senhora que ele mesmo, Jesus, morreu abandonado por seu pai. Maria então lhe responde) ...era preciso e eu estava a seu lado. Mas não se esqueça da noite no jardim, do medo por que você teve de passar, pobre homem, feito de carne e de sangue, como qualquer outro e, como qualquer outro também, abandonado diante da morte e do sofrimento.
> [...]
> (e ao defender a adúltera mulher do padeiro) [...] eu entendo tudo isso mais do que você pensa. Sei o que as mulheres passam no mundo. [...] Já aleguei sua condição de mulher, escravizada pelo marido e sem grande possibilidade de se libertar. Que posso alegar ainda em seu favor?

Tornaram-se, assim, no campo popular brasileiro, entidades de extrema e íntima devoção, além de Nossa Senhora, os estimadíssimos Santo Antônio, São José, São Benedito e muitos outros, oficiais ou semi-oficiais no panteão católico.

No final do período colonial e ao longo do império, o catolicismo brasileiro sofreu certa estagnação. A influência do marquês de Pombal, de certo modo seguindo um ideário iluminista, agiu inibitoriamente sobre a livre expansão católica, sobretudo contra os jesuítas. Entre 1759 e 1855, vários fatores são citados por Mendonça e Velásques Filho (1990) para a retração da influência católica; o rompimento de relações diplomáticas com o Vaticano (1759-1808), as influências jansenistas vindas da Europa, a escassez de bispos, o clero moralmente desprestigiado, a proibição da entrada de noviços nas ordens religiosas (1855), tudo isso formou um quadro, no século XIX e início do XX, segundo aqueles autores, pouco favorável ao catolicismo.

Apesar das oscilações e tensões entre Estado e Igreja, o Estado colonial, assim como seu sucedâneo imperial, foram oficialmente católicos até 1890, permitindo, apenas de forma muito limitada e controlada, o protestantismo, principalmente de imigração (luteranos, p. ex.), e reprimindo intensamente as manifestações e organizações da religiosidade popular afro-brasileira e indígena.

Um aspecto da prática institucional da Igreja católica no Brasil foi o cuidado a doentes, incluindo eventualmente os alienados, organizado por meio das Santas Casas de Misericórdia.[79] Vinculada à colonização portuguesa, a confraria leiga católica "Irmandade da Misericórdia" esteve presente nas principais cidades brasileiras desde o século XVI. Dentre as suas várias atribuições, foi ganhando importância o chamado "cuidado curativo dos pobres", que se estendeu mais acentuadamente aos alienados a partir da segunda metade do século XIX.

No contexto dessas santas casas, os alienados podiam contar, eventualmente, com alguma assistência médica. Em muitas santas casas espalhadas pelo país, organizaram-se quartos, edículas, espaços em porões destinados exclusivamente a doentes mentais. A principal função dessas instituições não era médica; era, antes, dar aos necessitados um abrigo, alimentos e cuidados religiosos, além da função mais ampla de isolar do convívio social elementos indesejáveis. Assim, Oda e Dalgalarrondo (2005) apontaram que os estabelecimentos destinados ao recolhimento de alienados pobres no século XIX surgiram quase sempre como estruturas asilares das santas casas de misericórdia, bem antes que a psiquiatria existisse como prática médica especializada. Nesse caso, a análise dos documentos históricos demonstra que a função de abrigo e cuidado confundia-se com a de exclusão e controle.

Na década de 1930, apesar de ditador de um estado supostamente leigo, Getúlio Vargas chama o catolicismo de volta para a construção de uma identidade nacional e obtém alguma adesão das classes médias e mesmo das populares.

Em 1952, é criada a Confederação Nacional dos Bispos do Brasil (CNBB) e, na década de 1960, a teologia da libertação introduz uma vertente social e crítica na doutrina e práticas católicas. Essa teologia implica uma releitura da vida religiosa que a articula com as condições concretas da existência, com a consciência da alienação e a busca por um resgate da dignidade humana, da justiça e da cidadania. Mas, com o mundo contemporâneo guinando para uma onda conservadora na década de 1980 em diante (a revolução socialista não veio, caiu o muro de Berlim, o socialismo real naufragou), a teologia da libertação, vigorosa e engajada em seu início, sofre um certo esvaziamento. Alarmados com o avanço pentecostal, surge entre os católicos a renovação carismática, de colorido conservador. Ela tenta, com uma prática ritual exaltada, de tonalidade pentecostal, e uma mística marialogista renovada, reconquistar adeptos. Vêm segmentos da classe média, da classe média baixa, principalmente nas cidades do interior, mas as massas populares não são atraídas e continuam, cada vez mais, migrando para as pequenas igrejas pentecostais e neopentecostais das periferias das grandes e médias cidades.

---

[79] Para uma revisão ver: ODA, A. M. G. R.; DALGALARRONDO, P. História das primeiras instituições para alienados no Brasil. *Revista História, Ciências, Saúde Manguinhos*, v. 12, n. 3, p. 983-1010, 2005.

Estima-se (Pierucci; Prandi, 1996) que, atualmente, a maior parte dos católicos, cerca de 61,4%, sejam católicos "tradicionais" ou "comuns", ou seja, não-pertencentes a subgrupos católicos diferenciais. Uma minoria pertence a grupos teológica e politicamente distintos, como os 3,8% que pertencem aos grupos carismáticos e os 1,8% às Comunidades Eclesiais de Base (assim como 7,9% pertencentes a outros movimentos católicos organizados). Em relação à prática da religião, também estima-se que somente 20 a 30% dos católicos seriam assíduos praticantes (contra cerca de 80% dos evangélicos).[80]

No campo do catolicismo popular, sobretudo rural e de segmentos da periferia das cidades, uma prática de origem católica (mas hoje, muitas vezes, mesclada com a umbanda e o kardecismo) é a benzeção (Rizzo de Oliveira, 1985). Expressão da medicina popular, a benzeção é prática de mulheres que delimitam um campo etiológico (espinhela caída, mau-olhado, mal-de-engasgo, doença-do-ar) e um campo terapêutico com rezas, conselhos e jaculatórias próprias. Com a ajuda de Deus, Jesus Cristo, São Brás, São Bento e Virgem Maria, mantêm uma prática que resiste aos tempos de SUS e igrejas universais.

Os evangélicos: históricos, pentecostais e neopentecostais

Embora ensaiada séculos antes, a vertente evangélica ou protestante do cristianismo surge no século XVI, com as obras de dois influentes reformadores religiosos: Lutero e Calvino. Precisamente em 31 de outubro de 1517, Martinho Lutero afixa, na porta da capela do Castelo de Wütemberg, as suas famosas 95 teses. A cristandade irá cindir-se em duas metades que, historicamente, irão situar-se, uma, a protestante, no norte germânico, anglo-saxão e escandinavo, e a outra, a católica, no sul da Europa (do sul da Alemanha, França, Itália e Península Ibérica, além de países como, p. ex., Irlanda e Polônia). O poder papal, autoritário e autocrático, percebido como ilegítimo (a venda de indulgências seria apenas um aspecto dessa decadência, dessa perda de legitimidade), lutas que envolviam a captação de impostos de principados, disputa por territórios, confrontos políticos, assim como necessidades sociais e teológicas em um mundo que se transformava com o mercantilismo, a renascença e o surgimento da ciência moderna, tudo isso ajudou, de certa forma, a engendrar e cristalizar o protestantismo no Ocidente.

Não há espaço, aqui, para uma análise mais aprofundada. Facilitada pela viabilização tecnológica do desenvolvimento da imprensa, que permitiu o acesso bem maior ao texto sagrado, a revolução teológica de Lutero e Calvino não implicou apenas a tradução da Bíblia para a língua dos fiéis. Lutero redireciona a fé cristã para o contato direto com o texto sagrado, sem intermediários, sem ícones, padres ou santos; *sola gratia, sola fide, sola scriptura*. Será apenas e somente na

---

[80] Um estudo cuidadoso das diferentes formas de catolicismo no Brasil atual encontra-se em: LEMOS FILHO, A. *Os catolicismos brasileiros*. Campinas: Alínea, 2000.

graça de Deus, na fé fervorosa em Cristo e na leitura pessoal que o fiel realiza da Bíblia que a fé cristã poderá realizar-se plenamente.

Além disso, mudanças no ritual (uma certa desritualização da fé), nas concepções dos sacramentos, a destituição dos santos, assim como da santidade de Maria, uma nova ética, centrada no trabalho, no *ascetismo intramundano*, marcam essa renovação. O fiel evangélico, para ser um cristão puro, devoto e verdadeiro, deve ir ao encontro do mundo (e não dele se exilar), de suas lides, deveres e rotinas. Tudo isso passará a contribuir para a confirmação de que está no caminho certo, acentuando a perspectiva calvinista de que a vida correta e exitosa neste mundo é a melhor confirmação da graça (ou, no seu oposto, da danação), de resto já determinada pelo Deus soberano. A salvação torna-se a grande obsessão da teologia protestante, assim como a onipresente sombra do demônio, espreitando a queda, a tentação, a fraqueza recorrente do pecador.

Uma palavra sobre os termos (e suas confusões) que designam as acepções e subdivisões do mundo evangélico. "Protestante" refere-se, originalmente, ao protesto dos principados alemães contra a expulsão de Lutero da Alemanha. O termo não foi aceito pelos próprios luteranos e pelos batistas, tendo sido pouco estimado pela maioria das outras denominações. Segundo informam Mendonça e Velásques Filho (1990), a designação "protestante"[81] é utilizada principalmente por historiadores, teólogos e sociólogos não pertencentes, necessariamente, aos quadros oficiais das denominações, tendo, às vezes, conotação pejorativa ou acusativa pela maioria católica (protestantes seriam aqueles que "protestam" contra o Deus aceito pelo povo). O vocábulo "evangélico" é o preferido por teólogos e historiadores denominacionais e remonta aos princípios doutrinários da reforma e à ênfase em experiência de fé e teologia centradas no texto bíblico. "Crente" parece ser um termo introduzido por missionários a partir dos anos 1850, para identificar os novos adeptos dos grupos evangélicos recém-instalados. O crente é aquele que passa a crer fervorosamente em Jesus Cristo e rejeita suas velhas adesões e práticas. Nas últimas décadas, o termo crente, que outrora fora elogioso, passou a designar pejorativamente (pelo uso generalizado por católicos, mas também por alguns evangélicos históricos) os adeptos das igrejas pentecostais e neopentecostais, geralmente pobres, com baixa escolaridade e detentores de uma teologia menos elaborada.

Designam-se como "protestantes ou evangélicos históricos" aqueles grupos originários direta ou indiretamente da reforma do século XVI. "Evangélicos de missão" (termo às vezes utilizado imprecisamente pelo IBGE para designar todos os evangélicos históricos) refere-se a denominações de origem principalmente norte-americana, que organizaram uma estratégia de conversão de novos adeptos em países dos vários cantos do mundo. Missão se contrapõe a igrejas mais étnicas ou nacionais (protestantismo de imigração), como luteranos e anglicanos, cuja introdução no Brasil vincula-se inteiramente à imigração de trabalhadores europeus

---

[81] Segundo informa Clara Mafra, nos EUA, "protestantism" corresponde ao nosso "evangélico". O termo "protestantismo" utilizado no Brasil corresponderia, por sua vez, nos EUA, a "mainline Protestant Church". (MAFRA, C. *Os evangélicos*. Rio de Janeiro: Jorge Zahar, 2001.)

que se inicia no século XIX. "Evangélicos pentecostais" são os grupos que chegaram ao Brasil no início do século XX, trazidos por líderes europeus que passaram pelos Estados Unidos e lá absorveram amplamente a teologia do avivamento, da santificação pelo batismo no Espírito Santo. "Neopentecostal" foi a designação que predominou sobre "pentecostalismo autônomo" ou "pentecostais de cura divina" para nomear os novos movimentos religiosos com raízes pentecostais já refundadas no Brasil e teológica e sociologicamente aclimatados por líderes brasileiros (o pentecostalismo e neopentecostalismo serão abordados logo a seguir).

Um último grupo, limítrofe teologicamente, mas sociologicamente próximo ao que se poderia chamar de "seitas cristãs"[82] é constituído pelos testemunhas de Jeová, mórmons e LBV, sendo que alguns incluem aqui os adventistas. Esse grupo é denominado pelo IBGE (com muita polêmica em torno) como "neocristãos" ou "cristianismo de fronteira" (Quadro 4.1).

A origem histórica dos evangélicos no Brasil

Com a exceção de protestantes franceses e holandeses brevemente aqui assentados pelas invasões dos séculos XVI e XVII, no Brasil, as religiões evangélicas

Quadro 4.1
Principais grupos evangélicos existentes no Brasil (assim como organizações religiosas próximas ao cristianismo evangélico)

Evangélicos históricos de imigração	Evangélicos históricos de missão	Evangélicos pentecostais	Evangélicos neopentecostais	Neocristãos (cristianismo de fronteira)
Luteranos	Batistas	Assembléia de Deus	Universal do Reino de Deus	Testemunhas de Jeová
Anglicanos	Presbiterianos	Congregação Cristã no Brasil	Internacional da Graça de Deus	Mórmons
Episcopais	Congregacionais	Evangelho Quadrangular	Renascer em Cristo	Legião da Boa Vontade
Menonitas	Metodistas	O Brasil para Cristo	Sara Nossa Terra	
	Adventistas*	Deus é Amor		

* Alguns autores situam os adventistas no "cristianismo de fronteira".

---

[82] No mundo, são cerca de 15 milhões de testemunhas de Jeová e 10 milhões de mórmons. Não pelo aspecto numérico (de pequenas igrejas), mas mais pelo perfil sociológico e teológico, é que essas denominações devem ser enquadradas como "seitas".

foram lentamente chegando somente a partir das primeiras décadas do século XIX. Como assinalam Mendonça e Velásques Filho (1990), deve-se remarcar que o protestantismo brasileiro foi e continua sendo basicamente uma projeção do protestantismo norte-americano (e não europeu, como poderia parecer pelo nome e origem histórica das denominações). Isso será melhor esclarecido um pouco adiante.

A primeira onda de fiéis evangélicos surge com a abertura dos portos brasileiros ao comércio estrangeiro em 1810, e também com o incentivo à imigração européia. Vão estabelecendo-se, neste país, luteranos alemães (principal grupo imigrante, naquele momento), anglicanos britânicos e episcopais (anglicanos norte-americanos). Concentram-se (e, de certa forma, isolam-se) no sul do Brasil (além de São Leopoldo no Rio Grande do Sul, em Nova Friburgo, no Rio de Janeiro, e em cidades esparsas no Espírito Santo, São Paulo e Paraíba).

As autoridades brasileiras de então dificultavam a entrada de novas religiões cristãs, proibindo totalmente as não-cristãs. No entanto, desejavam a imigração de contingentes populacionais europeus, que, quisessem ou não, eram protestantes. Contradição que logo gerou tensões e muita negociação. A constituinte de 1823 presenciou um considerável debate sobre liberdade religiosa. Houve a pressão de idéias liberais que desejavam abrir o Brasil para outras nações européias, muitas delas protestantes. No final, a constituição de 1824 definia o Brasil como nação cristã e a religião católica como a religião do Estado, mantida por ele. Essa constituição, entretanto, ao reconhecer o Brasil como nação cristã em todas as suas denominações, passou, timidamente, a estender os direitos políticos às denominações cristãs não católicas.[83]

Os primeiros grupos evangélicos missionários virão instalar-se a partir dos anos 1850 (Mendonça e Velásques Filho, 1990). Serão, no primeiro momento, os evangélicos congregacionais, presbiterianos e batistas. Os missionários escoceses Robert Reid Kalley e sua esposa, Sarah Poulon Kalley, iniciaram aqui a denominação Congregacional do Brasil, batizando o primeiro brasileiro evangélico, Nolasco de Andrade, em 1858.

Em 1859, vindos dos Estados Unidos, chegam ao Brasil os jovens missionários presbiterianos Ashbel Green Simonton (que funda, em 1862, a primeira igreja presbiteriana, no Rio de Janeiro) e seu cunhado Alexander Latimer Blackford (que se fixa em São Paulo). Simonton assumiu, logo de início, um estilo atuante e ousado para a captação de novos adeptos, baseando-se na teologia do *Destino Manifesto* dos presbiterianos norte-americanos. Segundo Mafra (2001), para essa teologia, a América católica era terra de idólatras e pagãos, sem acesso à palavra escrita, com adesão a um tipo de catolicismo que conformava uma religiosidade superficial e ritualística. Em 1881, chegam os batistas, com William Bagby e Zacarias Taylor, trazendo concepções do sul dos Estados Unidos, de colorido conservador. Em 1886, aporta um grupo de missionários metodistas, que irá fixar-se, principalmente, em

---

[83] Sobre a fase inicial de entrada do protestantismo no Brasil, ver MENDONÇA, A. G. *O celeste porvir*: a inserção do protestantismo no Brasil. São Paulo: Paulinas, 1984.

novas cidades vinculadas à burguesia cafeeira e comercial. Os primeiros adventistas surgem em 1879, em Santa Catarina. A primeira igreja organizada dos adventistas, a Igreja Adventista do Sétimo Dia, principal ramo adventista no Brasil, instalou-se em Gaspar Alto, Santa Catarina, em 1896.

Segundo Mafra (2001), é característico dessa fase uma teologia assumida pelos grupos missionários presbiterianos, batistas e metodistas, típica da segunda metade do século XIX, que dá grande ênfase ao conversionismo. Além disso, professam uma postura fortemente puritana, considerando o autocontrole e a vigilância elementos essenciais para os novos adeptos. Trazem dos Estados Unidos uma crítica à religiosidade da América católica, na qual viam a inobservância da santificação do domingo, a freqüência a teatros, dança, jogos e apostas, as heresias, o uso de bebidas alcoólicas...

De modo geral, os primeiros missionários não dominavam o português e foram apenas lentamente conseguindo fazer crescer suas denominações. Uma parte da intelectualidade brasileira parecia ver no protestantismo uma abertura para um pensamento e prática religiosos mais "modernos". Segundo Belo de Azevedo (1996), o protestantismo seria um aliado da democracia e do progresso,[84] implicando uma norma mais elevada de moralidade e um caminho para a prosperidade pessoal. A centralidade da leitura da Bíblia e o forte incentivo à alfabetização do fiel são elementos importantes dessa modernidade implícita.

O crescimento dessas várias denominações será lento no início, mas constante. Os presbiterianos predominam sobre os batistas no século XIX, mas com o incremento da liberdade religiosa republicana e o crescimento das cidades, os batistas tornaram-se a principal denominação evangélica histórica no Brasil (Tabela 4.1).

Segundo Mendonça e Velásques Filho (1990), o protestantismo brasileiro histórico, sobretudo o de missão, relaciona-se a um ideário de origem norte-americana que, em um espírito messiânico, visa difundir e implantar um "estilo americano de vida", articulado à religião civil dos Estados Unidos. Esse tipo de protestantismo foi imbuído, desde o seu início, de uma missão restauradora, articulada a um conversionismo individualista e à exaltação de valores culturais caros ao meio sociorreligioso norte-americano, como o puritanismo, o patriotismo, o conservadorismo ideológico, e mesmo traços de um certo elitismo e racismo, trazidos do contexto social e político daquele país (Mendonça; Velásques Filho, 1990).

Além dessa herança norte-americana comum a quase todo protestantismo brasileiro, os salmos preferidos pelos missionários, assim como os hinários, base de

---

[84] Clara Mafra lembra que o acesso à escrita, em uma religião que se apóia totalmente na palavra escrita, foi aspecto modernizador importante. No interior de muitas igrejas evangélicas, as escolas dominicais se transformavam, muitas vezes, nas únicas salas de aula disponíveis na região, onde se multiplicavam os raros cursos de alfabetização. Além desse apreço pela palavra escrita, algumas noções difundidas no meio evangélico, como "a ignorância é a mãe das heresias" ou "o saber e o conhecimento vêm de Deus", teriam contribuído para essa dimensão modernizadora do protestantismo de missão no Brasil do final do século XIX e primeira metade do XX. (MAFRA, C. *Os evangélicos*. Rio de Janeiro: Jorge Zahar, 2001.)

Tabela 4.1
Principais denominações evangélicas históricas (de missão e de imigração) e seu número de membros em 2000

Igrejas evangélicas históricas	Número de membros em 2000	% entre os evangélicos históricos
Batista	3.162.700	37,3
Adventista	1.209.835	14,3
Luterana	1.062.144	12,5
Presbiteriana	981.055	11,3
Metodista	340.967	4,0
Congregacional	148.840	1,8

todo canto ritual, organizados pelos primeiros missionários do século XIX, permanecem até hoje, inclusive em denominações pentecostais, reforçando, pelo menos na dimensão ritual e estética, alguns pontos de homogeneidade no protestantismo brasileiro.

Os pentecostais e neopentecostais

Fenômeno sociorreligioso de crescimento vertiginoso nas últimas décadas, o pentecostalismo ganhou as classes populares não só no Brasil, mas em toda a América Latina e no Caribe, na África não-islâmica, na Ásia e na Oceania, não deixando de fora a Europa (inclusive a oriental).[85] Forma de religiosidade de penetração claramente preferencial nas camadas populares, sua história talvez ajude a entender o fenômeno, particularmente sua adesão pelos segmentos mais destituídos de poder e riqueza no mundo.

Suas origens remontam mais longinquamente, segundo autores como Mariano (1999) e Oliveira (2004), a transformações do cristianismo na Inglaterra do século XVIII. O início seria o processo de avivamento adotado por John Wesley no metodismo, que enfatizara a santificação como passo fundamental para uma vida cristã autêntica. Também acrescenta-se, a essa hipótese, a idéia de que o pentecostalismo teria raízes em uma fusão da espiritualidade católica dos movimentos de

---

[85] Os pentecostais cresceram vertiginosamente em todo o mundo. Atualmente, estima-se que pentecostais, neopentecostais e carismáticos representem cerca de 24% de todos os cristãos no mundo (Centro Apologético Cristão de Pesquisa, 2003).

santidade do século XIX (vinculados, por sua vez, ao nome de Wesley) com a espiritualidade protestante dos escravos do sul dos Estados Unidos (Oliveira, 2004). Wesley enfatizou a santificação como distinta da conversão e organizou uma religiosidade em que o clero se aproxima mais dos leigos (central no pentecostalismo contemporâneo). Oliveira (2004) lembra que Wesley apoiou-se em idéias como "santidade completa", "amor perfeito", "perfeição cristã" e "pureza do corpo". Tais idéias vinculam-se ao pentecostalismo contemporâneo, particularmente ao seu elemento teológico central, o "batismo no Espírito Santo".

Nos Estados Unidos, berço do pentecostalismo mundial, a espiritualidade negra expressa nos cantos religiosos (*spirituals, black hymns*) fundira-se à prática pastoral de líderes evangélicos negros, como William James Seymour (1870-1922), filho de escravos da Louisiana. Seu enraizamento popular, vinculado a negros pobres e excluídos, tem também aí suas origens.

Surgiu, assim, o pentecostalismo, em um contexto religioso, na virada do século XIX para o XX, em que vários fiéis começaram a ter a experiência de "entrar em contato" com o Espírito Santo, ser por ele tocado e falar em línguas (glossolalia). Muitas vezes o fiel pede a seus irmãos que, impondo-lhe as mãos, orem por ele e peçam a intervenção do Espírito Santo. É o batismo no Espírito Santo, uma segunda (ou terceira) benção que irá surgir como elemento central do pentecostalismo. Seymour irá divulgar, assim, uma religiosidade fundada na experiência, livre da institucionalização estrita das igrejas evangélicas históricas, livre também de uma teologia muito intelectualizada, apoiada sobretudo na presença do Espírito Santo e na possibilidade da gente pobre e sem escolaridade adquirir um poder especial.

Poder aos despossuídos, talvez esse seja um dos principais fatores de sucesso dessa corrente evangélica. Além disso, a música de origem negra, um ritual fervoroso, emocionalmente intenso, e uma teologia simples e direta irão assentar as bases para uma organização religiosa que atrairá não só negros pobres, mas também migrantes europeus. Deste último grupo surgem os primeiros líderes, dois suecos e um italiano, que irão trazer o pentecostalismo ao Brasil, após um estágio estrategicamente fundamental com os então novos pentecostais norte-americanos.

Em 4 de setembro de 1909, o italiano Luigi Francescon, de formação presbiteriana, mas com a experiência do batismo no Espírito Santo, vivenciada em Chicago, recebeu a revelação de que deveria partir para a América do Sul a fim de divulgar a nova fé. Em 1910, chegou a São Paulo para, aproximando-se de italianos presbiterianos do Brás, convencê-los da importância das ações do Espírito Santo na vida do cristão. Surge, assim, a Congregação Cristã no Brasil. Seu primeiro hinário era em italiano, com 182 hinos. Ela é, hoje, a denominação pentecostal mais tradicional, conservadora, distante teológica, ritualística e institucionalmente do neopentecostalismo. Não publica jornais ou revistas, não tem emissoras de rádio e televisão, não organiza megacultos em lugares públicos. A conversão se dá por convencimento pessoal, e os cultos são geralmente longos.

O pentecostalismo foi estudado por muitos autores no Brasil, mas cabe ressaltar aqui a contribuição original de Francisco Catarxo Rolim (1985), que, ao analisar a expansão pentecostal no País, chama a atenção para a sua relação com o fenômeno da urbanização. O fiel católico humilde, vindo do ambiente rural para as grandes e médias cidades, não tem acesso às igrejas católicas, longe da periferia, com padres e comunidade orientados por outros códigos sociais. Na esquina de casa, em uma edificação improvisada, há uma igreja pentecostal, com irmãos iguais a ele, acessíveis, e que operam com os mesmos símbolos, com a mesma estética, com as mesmas ânsias.

A denominação evangélica e pentecostal com maior número de adeptos no Brasil é a Assembléia de Deus, com quase oito milhões e meio de fiéis. Em 1903, dois suecos membros de uma igreja batista de Chicago, também de origem sueca, experimentaram o "batismo no Espírito Santo". Gunnar Vingren e Daniel Berg ouviram uma profecia e então resolveram emigrar para o Brasil. Em novembro de 1910 chegaram a Belém do Pará e lá fundaram a que se tornaria a maior igreja pentecostal no Brasil. A situação demográfica das igrejas pentecostais e neopentecostais no censo de 2000 é apresentada na Tabela 4.2.

De forma resumida, é possível descrever as igrejas pentecostais como teologicamente centradas no batismo no Espírito Santo, apoiadas sobre uma religiosidade que valoriza de modo enfático os dons que o Espírito Santo pode fornecer ao fiel, como o dom de línguas (falar em línguas estrangeiras, glossolalia), o dom da pro-

Tabela 4.2
Principais igrejas pentecostais e neopentecostais no censo de 2000

Igrejas pentecostais	Número de fiéis	(% entre pentecostais e neopentecostais)
Assembléia de Deus	8.418.154	47,5%
Congregação Cristã no Brasil	2.489.079	14,0%
Evangelho Quadrangular	1.318.812	7,4%
Deus é Amor	774.827	4,4%
Maranata	277.352	1,6%
O Brasil para Cristo	175.609	1,0%
Casa da Benção	128.680	0,7%
Igrejas neopentecostais		
Universal do Reino de Deus	2.101.887	11,9%
Internacional da Graça de Deus*	270.000	1,6%
Comunidade Evangélica Sara Nossa Terra*	150.000	0,9%
Renascer em Cristo*	120.000	0,6%

* Estimativas aproximadas.

fecia e das curas.⁸⁶ O dom das línguas remete-se ao episódio relatado em Atos 1:6-11 e Atos 2, em que, no dia da festa judaica de Pentecostes (daí o nome "pentecostal"), no qüinqüagésimo dia da ressurreição de Cristo, o Espírito Santo teria descido à Terra e pessoas começaram a falar em outras línguas. Naquela ocasião, os apóstolos teriam falado em idiomas de povos de outras nações que não a deles, o Espírito Santo teria se manifestado aos apóstolos por meio de "línguas de fogo".

Os pentecostais, afirma Mariano (1999), acreditam que

> Deus, por intermédio do Espírito Santo e em nome de Cristo, continua a agir hoje da mesma forma que no cristianismo primitivo, curando enfermos, expulsando demônios, distribuindo bênçãos e dons espirituais, realizando milagres, dialogando com seus servos.

Daí a centralidade que o Espírito Santo adquire na doutrina pentecostal. Para o pentecostal, o Espírito Santo concede infinitas provas concretas de seu supremo poder e bondade infinita.

A ética e as regras de conduta dos pentecostais (mas não dos neopentecostais) seguem, de modo geral, o puritanismo, o ascetismo e o conservadorismo das denominações históricas. Enfatizam mais, entretanto, uma certa oposição com a sociedade secular e com os católicos, guardando alguma percepção sectária, de grupo eleito, exclusivo no *ranking* da salvação.

Os neopentecostais

Trata-se do grupo religioso que mais cresce, atualmente, na sociedade brasileira, encabeçados pela Igreja Universal do Reino de Deus, com 2,1 milhões de adeptos (a Universal atualmente cresce, em média, 26% ao ano). Essa nova forma de pentecostalismo é inteiramente nativa do Brasil.⁸⁷ Fundada em agosto de 1960, a Igreja Nova Vida, do missionário canadense Walter Robert McAlister, formou as lideranças Edir Macedo, R. R. Soares e Miguel Ângelo, que, posteriormente, iriam fundar as primeiras igrejas neopentecostais. Trazendo consigo a herança evangélica pentecostal, essa forma religiosa agrega elementos novos, que a distinguem (alguns acham que "totalmente") das igrejas evangélicas históricas e das pentecostais tradicionais (Tabela 4.2).

A partir das décadas de 1950 e 1960, novas igrejas pentecostais (ainda não totalmente "neopentecostais"), como "O Brasil para Cristo" e "Deus é Amor", vão dar mais

---

⁸⁶ Os dons espirituais fornecidos pelo Espírito Santo são nove: diversidade de línguas, interpretação de línguas, cura de doenças, profecia, operação de maravilhas, discernimento de espíritos, sabedoria, ciência e fé. (MACEDO, C. C. Os protestantes entre nós. In: MACEDO, C. C. *Imagem do eterno*: religiões no Brasil. São Paulo: Moderna, 1989.)

⁸⁷ Os trabalhos mais importantes sobre o neopentecostalismo no Brasil foram feitos por Ricardo Mariano, que em 1999 publicou o livro: MARIANO, R. *Neopentecostais*: sociologia do novo pentecostalismo no Brasil. São Paulo: Loyola, 1999.

ênfase ao dom de cura, à incorporação de recursos tecnológicos ao culto e ao proselitismo, bem como à adequação de formas rituais a um público de massa (Mafra, 2001).

Segundo informa Mariano (1999), as igrejas neopentecostais baseiam-se em intenso, explícito e ativo combate ao demônio, na chamada "teologia da prosperidade", ou seja, em uma valorização importante da prosperidade material do fiel e das igrejas (aqui mediante contribuição financeira expressiva dos adeptos) e em um certo afrouxamento das constrições e regras comportamentais tradicionais dos históricos e pentecostais. Parece que, pelo menos em parte, substituem o *ascetismo intramundano*, clássico dos evangélicos, por um certo hedonismo intramundano. O neopentecostalismo incorpora algumas vertentes de grupos carismáticos norte-americanos dos anos 1970, ligados a um movimento denominado *Health and Wealth Gospel*, que prometem "saúde perfeita, prosperidade material, triunfo sobre o Diabo e vitória sobre todo e qualquer sofrimento" (Mariano, 1999).

As curas divinas do neopentecostalismo têm, de fato, longa tradição na história do cristianismo, inclusive com inspirações bíblicas. Práticas antigas (Macedo, 1989) como a "imposição de mãos sobre os enfermos", "benção em peças de roupa e objetos", assim como "unção com azeite" e a noção de que certas pessoas recebem da divindade os "dons de cura" foram reavivadas de modo marcante pelo pentecostalismo e, sobretudo, pelo neopentecostalismo.

As curas religiosas, quase sempre vinculadas ao combate ao demônio e seus sucedâneos, transformados e extraídos da vertente umbandista e espírita, as *pombas-giras*, *exus* e *encostos* vários, caracterizam as igrejas neopentecostais (principalmente a Universal, mas também a Internacional da Graça de Deus e outras) como verdadeiros "prontos-socorros espirituais". De modo geral, tais igrejas se propõem a dar conta de ampla gama de sofrimentos, que vão de depressão, angústia e desespero pessoais, a alcoolismo e violência dos maridos, uso de drogas e envolvimento com criminalidade dos filhos adolescentes, chegando até a felicidade conjugal e a prosperidade da família.

É possível afirmar que as igrejas evangélicas em geral, mas em especial as neopentecostais, são religiões acentuadamente de conversão e de "importação constante" de novos adeptos. A partir dos anos 1990, parece estar ocorrendo uma nova "abertura de portas" das igrejas pentecostais (maior nas neopentecostais). Assim, pesquisa realizada pelo ISER em 1994, no Rio de Janeiro, indicou que 70% dos membros de denominações evangélicas procedem de outras denominações, não tendo nascido na igreja à qual pertencem na atualidade. Cerca de 66% dos membros da Igreja Universal haviam sido convertidos há menos de seis anos. A maioria dos convertidos vem de outras religiões: 61% eram ex-católicos, 16% ex-umbandistas e 6% ex-espíritas kardecistas. Além disso, segundo Mafra (2001), essa adesão religiosa tem ganho nova conformação. Não é mais tanto o pastor ou o corpo de fiéis, diz a autora, que orienta pessoalmente e guia intimamente o novo convertido; ele mesmo vai conformando suas novas atitudes, posturas e crenças até, como se diz no meio pentecostalizado, se "sentir bem".

Um estudo realizado pela World Christian Database (2006) dos Estados Unidos, em 2005, revela que os evangélicos pentecostais e neopentecostais do Brasil somam pouco mais de 24 milhões de fiéis. Nos Estados Unidos, eles são 5,8 milhões e, na Nigéria, 3,8 milhões. Portanto, no mundo, o Brasil é, de longe, o país com mais pentecostais e neopentecostais. Esse levantamento revela, também, que 62% dos pentecostais/neopentecostais brasileiros não nasceram nessas denominações, 45% deles provindo do catolicismo. Isso é mais significativo se atentarmos para o fato de que, segundo o mesmo levantamento, 86% freqüentam o culto pelo menos uma vez por semana (contra 38% na população geral) e 51% afirmam ler o livro sagrado todos os dias (contra 16% na população geral).

Em relação às representações de sofrimento mental "oficiais" e "leigas", assim como às práticas terapêuticas, Maria Cândida Becker (2003) realizou pesquisa que identificou como a "depressão" é construída no meio evangélico (histórico e neopentecostal) por clérigos que praticam o *aconselhamento pastoral*. Ela entrevistou de forma aprofundada, com método qualitativo, pastores presbiterianos, batistas, metodistas, luteranos e neopentecostais (Igreja do Nazareno, Comunidade Sara Nossa Terra, Comunidade da Graça). Por meio dessas entrevistas, pôde identificar um sistema de representações e classificações em que a depressão é dividida em três grupos: depressões de causa orgânica ou física, depressões de causas emocionais ou psicológicas e depressões de causas espirituais (geralmente "influência satânica"). De modo geral, os pastores encaminham o que consideram "depressão física" para os médicos e buscam lidar via *acompanhamento pastoral* (uma forma codificada, tradicional dentro do protestantismo, de ajuda individualizada do pastor aos fiéis) com as depressões de causa emocional ou espiritual.

Nas últimas décadas, muitas igrejas e grupos evangélicos têm organizado clínicas ou comunidades terapêuticas para o tratamento de dependentes químicos. Elas baseiam sua intervenção em uma mescla de princípios e práticas oriundas de grupos de auto-ajuda, como alcoólicos ou narcóticos anônimos e os seus 12 passos, e de práticas propriamente religiosas, como oração e doutrinação.

Silva e Garcia (2004) investigaram, recentemente, a natureza e os procedimentos de 22 comunidades terapêuticas religiosas para o tratamento de dependência química no estado do Espírito Santo. As autoras verificaram que a maioria (mais de 80%) dessas organizações são evangélicas (12 de igrejas históricas e seis de igrejas pentecostais e neopentecostais), sendo apenas três católicas (duas vinculadas à Renovação Carismática) e uma espírita kardecista. Essas comunidades atuam nas esferas espirituais, ocupacionais e recreativas. Lançam mão de estratégias religiosas para o tratamento dos dependentes químicos, tais como estudos bíblicos, orações, cultos e canções religiosas. Afirmam com freqüência que a dependência está relacionada a algum *mal espiritual* e sustentam que a base da terapêutica é a crença no *poder de Deus*. Até o momento não há dados como os desse estudo para o resto do Brasil.

Cecília Loreto Mariz (1994) estudou como as igrejas pentecostais são vistas como instrumento eficaz de recuperação de alcoolistas. O "vício do álcool" é combatido, sobretudo em homens, via conversão a igrejas pentecostais. A antropóloga sustenta a tese de que não é o universo mágico o fator mais importante do sucesso pentecostal em tratar o alcoolismo, mas, antes, a forma como a religião pentecostal articula magia e sobrenatural à ética. Para ela "[...] ao oferecer uma 'libertação do mal', o pentecostalismo leva o crente a se conceber como um indivíduo, com determinado grau de autonomia e poder de escolha". Rejeita, assim, outra concepção de pessoa, que se restringe a papéis tradicionais e que é *incapaz de escolher o seu destino*. A autora sustenta que a idéia de libertação, intrínseca à prática de cura do alcoolismo no pentecostalismo, permite uma peculiar "transição entre o universo mágico da 'pessoa' para o ético-racional do 'indivíduo'."

O espiritismo kardecista

O espiritismo kardecista é considerada a terceira denominação (tomando-se os evangélicos, de forma algo arbitrária, como uma única denominação) em termos de número de adeptos. Sua importância, entretanto, não se resume a esses 1,4% da população, já que um grande contingente de católicos (algo em torno de um quarto) freqüentam esporadicamente sessões espíritas, lêem livros espíritas e acreditam na reencarnação. O impacto religioso e cultural (e, possivelmente, também comportamental, ético e político) do espiritismo sobre as classes médias brasileiras é seguramente muito mais importante do que indicam os dados censitários.

Segundo a historiadora Eliane Moura Silva (1997), no século XIX desenvolveu-se, na Europa, um espiritualismo que parte de Emmanuel Swedenborg e Kaspar Lavater (personagens, curiosamente, de extração protestante). Naquele período vai se configurando um contexto cultural sociorreligioso que valoriza o "contato sistemático e regular com os mortos". Nesse movimento espiritualista, os espíritos dos mortos se manifestam, passam a falar, expressando suas "personalidades e conhecimentos, profundos ou vulgares, sentimentos bons ou maus".

Em meados do século XIX, surge a figura, no meio francês, do professor escolar de ciências Hippolyte-Léon Denizard Rivail (1804-1869), pseudônimo Allan Kardec. Diferentemente do espiritualismo anglo-saxão, que não dá ênfase em suas doutrinas à reencarnação e à lei do Carma, o espiritismo francês, com Kardec, coloca-os no centro da doutrina. De fato, ressalta o antropólogo José Luiz dos Santos (1997), no espiritismo de Allan Kardec a interferência dos espíritos seria freqüente, exercendo forte influência na vida cotidiana das pessoas. A comunicação com os espíritos torna-se não só possível, mas desejável, pois permitiria a obtenção de ajuda de espíritos evoluídos. Segundo Cavalcanti (1983), um dos elementos mais centrais no espiritismo kardecista é a comunicação espiritual, que se torna evidente aos sentidos. Assim, tal comunicação ganharia, nesse contexto, o estatuto de prova científica. O espiritismo kardecista é, para muitos de seus líderes, ao mesmo tempo a codificação de uma religião, de uma filosofia, de uma ética e de uma ciência.

O espiritismo, na vertente kardecista que aqui obteve grande sucesso, chegou neste país em meados a finais do século XIX, penetrando, sobretudo, nas classes médias (profissionais liberais, funcionários públicos, intelectuais e artistas) em estados como Rio de Janeiro, Ceará, Pernambuco e Bahia (posteriormente, irá ter maior propagação em Minas Gerais, São Paulo e Rio Grande do Sul). Em 1884, é fundada a Federação Espírita Brasileira.

A noção de Deus do kardecismo segue basicamente a tradição judaico-cristã; Deus é o criador do universo a partir do nada (Cavalcanti, 1983). Mais característico no espiritismo kardecista é a doutrina de que Deus criou espíritos imortais para que estes atinjam a perfeição. Em sucessivas reencarnações, o espírito dos homens retorna à Terra para, por meio de um longo processo evolutivo, atingir a perfeição. Essa forma de espiritismo foi codificada por Allan Kardec, principalmente no *Livro dos espíritos*, publicado em 1857.

Na perspectiva do kardecismo, os espíritos se encarnam apenas como pessoas (nunca como animais ou outros seres, como no hinduísmo), desencarnam e voltam a reencarnar, em um processo complexo de evolução e purificação. Tal processo obedece a uma lei (lei do Carma) que contabiliza as boas e as más ações de cada indivíduo. Daí o caráter profundamente individualista dessa forma de religiosidade. Santos (1997) ressalta esse aspecto no espiritismo kardecista, posto que o ritmo de evolução espiritual de cada pessoa depende do uso que cada sujeito faz de seu livre-arbítrio ao longo das várias existências.

A ética espírita articula-se estreitamente com a cristã. Há nela, salienta Santos (1997), um forte componente de moralidade cristã. A caridade, concebida dentro do estilo do *ethos* cristão, será um dos elementos centrais da ação do adepto do espiritismo. Toda a sua conduta deve orientar-se por e para ela. Portanto, a construção da noção espírita de pessoa baseia-se tanto na perspectiva do livre-arbítrio como na de "individualidades morais". Assim, salienta Cavalcanti (1983), a noção de livre-arbítrio surge como atributo essencial dessa individualidade moral, tornando-a responsável por seus atos. A autora,[88] entretanto, descreve um campo de tensão entre tal livre-arbítrio e um determinismo relacionado a leis imutáveis de origem divina.

No espiritismo kardecista, há um grupo de espíritos mais evoluídos que, por alcançarem tal grau de evolução, não necessitam mais retornar à Terra. Tais espíritos são os guias, que, para prosseguirem na sua marcha evolutiva, prestam socorro aos espíritos menos evoluídos que prosseguem nos ciclos de reencarnação nesse mundo.

Conforme mencionado, central no espiritismo kardecista é que tanto os espíritos dos guias como os menos evoluídos que desencarnaram podem comunicar-se com os vivos. Isso se dá de diversas formas, mas principalmente por intermédio de pessoas que possuem, de modo mais ou menos evidente, o dom da mediunidade, ou seja, de receber comunicações e expressões dos espíritos desencarnados e dos guias.

---

[88] O livro de Maria Laura Viveiro de Castro Cavalcanti talvez seja uma das principais contribuições a uma antropologia do espiritismo kardecista no Brasil. (CAVALCANTI, M. L. V. C. *O mundo invisível*: cosmologia, sistema ritual e noção de pessoa no espiritismo. Rio de Janeiro: Zahar, 1983.)

Segundo Stoll (2002),[89] o espiritismo kardecista adquiriu no Brasil algumas características diferenciais. Foi, nessas terras, incorporando um certo "estilo católico", distanciando-se, em parte, da herança experimental e cientificista de suas origens francesas, assumindo uma feição mais religiosa e mística. Em sua adaptação à realidade cultural brasileira, difundindo-se da classe média-alta intelectualizada (que valorizava seus aspectos cientificistas) para a classe média e média-baixa, nos centros espíritas, foi sendo acentuado seu caráter místico-religioso e, sobretudo, terapêutico. Segundo Ferreira de Camargo (1961):

> O surto extraordinário das religiões mediúnicas no Brasil – especialmente do espiritismo – constitui fato importante de sua penetração difusa, por sua capacidade de influenciar amplos setores da população que, potencial ou atualmente esperam de suas práticas a cura das doenças e o consolo espiritual.

Assim, seguindo uma tradição sociológica (de Cândido Procópio Camargo e Roger Bastide, p. ex.), Stoll salienta essa ênfase nas curas adquirida pelo espiritismo brasileiro.

Em relação às concepções de doença (inclusive mental) e de cura (Brumana; Martinez, 1991), o espiritismo kardecista formula que muitas doenças e aflições humanas são produzidas por espíritos inferiores que exercem má influência ou enviam maus fluídos aos espíritos encarnados. As pessoas afligidas dessa forma tornam-se "obsediadas", passam a apresentar comportamentos inadequados, como uso de drogas, sofrem sintomas de depressão, ansiedade e pânico, vivenciam alucinações e visões terroríficas. Sua vida desanda, e o sujeito acometido não sabe por quê.

Os transtornos mentais, segundo a concepção do espiritismo kardecista, podem ter dois tipos de etiologia: a natural, ou física, na qual há algum tipo de lesão no cérebro, e a espiritual, por ação fluídica de espíritos pouco evoluídos que agem sobre o espírito de um sujeito encarnado (Bezerra de Menezes, 1988).

Formulada por Allan Kardec, com o passar dos anos a categoria "obsessão" foi ganhando centralidade na concepção e na prática espírita relacionadas ao sofrimento mental. A "obsessão" passou a ser uma grande categoria que organiza o sofrimento subjetivo e atribui uma certa lógica aos estados e comportamentos desajustados. Segundo Schubert (1990), a obsessão "[...] exprime vingança tomada por um Espírito e cuja origem freqüentemente se encontra nas relações que o obsidiado manteve como o obsessor, em precedente existência". As manifestações da obsessão são muito variadas: "cansaço extremo com desânimo, urticárias, sono excessivo, dores de cabeça, tonturas, algias diversas, dispesias, colites, dores de estômago, pressão alta ou baixa e até paralisia" (Carvalho, s/data). A obsessão pode, também, configurar-se em doenças identificadas pela medicina oficial. As-

---

[89] Ver também o trabalho recente de MOREIRA-ALMEIDA, A.; ALMEIDA, A. A. S.; LOTUFO NETO, F. Spiritist views of mental disorders in Brazil. *Transcultural Psychiatry*, v. 42, n. 4, p. 570-595, 2005.

sim, é novamente Schubert (1990) quem afirma: "a obsessão pode ter como conseqüência, entre outras, a loucura, a epilepsia, a esquizofrenia, e levar ao suicídio, ou aos vícios em geral".

Acompanhando essa entidade ampla e englobante, os espíritas desenvolveram de forma detalhada um sistema de cura que denominaram "desobsessão", talvez a terapêutica espírita mais bem-codificada.[90]

No kardecismo há, também, trabalhos e processos de cura relacionados a neutralização ou combate dos efeitos malignos de espíritos pouco desenvolvidos ou inferiores. Além dos trabalhos sistemáticos relacionados à terapêutica da desobsessão, nos "passes", muitos transtornos mentais, dependências de álcool e drogas e aflições significativas de modo geral são tratados. Há, portanto, no âmago do espiritismo kardecista brasileiro, um rico repertório de categorias de "doença espiritual" e de práticas de cura.[91] No centro delas estão a obsessão, o par *obsessor-obsidiado*, a terapêutica espírita de desobsessão[92] e a prática extremamente difundida em nosso meio do "passe" como elemento curativo e restaurador da saúde espiritual, mental e física.

Outra possibilidade é que um espírito guia exerça certa pressão para que uma pessoa desenvolva a mediunidade. A cura, assim como a evolução espiritual, pode advir tanto do reconhecimento e do exercício da mediunidade como do exercício da caridade. Desse modo, a ética kardecista inclui elementos cristãos, assim como algum humanismo próprio do século XIX.

Finalmente, deve-se mencionar que as organizações espíritas criaram, em todo o Brasil, uma rede de hospitais psiquiátricos beneficentes,[93] muitas vezes com os nomes de Bezerra de Menezes, André Luís, Seara, etc. Foram constituídos como organizações médicas e leigas vinculadas à caridade espírita. Essas instituições não

---

[90] Para uma descrição detalhada dos aspectos técnicos da "desobsessão", ver: XAVIER, F. C.; VIEIRA, W. *Desobsessão*. Brasília: Federação Espírita Brasileira, 1993.

[91] Ver, nesse sentido, a codificação feita pelo médico e líder espírita Adolfo Bezerra de Menezes em: MENEZES, A. B. *A loucura sob novo prisma*. Brasília: Federação Espírita Brasileira, 1988. primeira edição 1939.

[92] Para um entendimento das categorias espíritas da obsessão e da terapia de desobsessão, ver: SCHUBERT, S. C. *Obsessão, desobsessão*: profilaxia e terapêutica espíritas. Brasília: Federação Espírita Brasileira, 1990; e XAVIER, F. C.; VIEIRA, W. *Desobsessão*. Brasília: Federação Espírita Brasileira, 1993. (1ª edição, 1964).

[93] Para a descrição de hospitais psiquiátricos espíritas, seus conflitos e práticas que lá ocorrem, ver: MENDONÇA DE JESUS, A. E. *Um olhar sobre Itapira*: a presença dos hospitais psiquiátricos e suas relações com a comunidade. 1996. Dissertação. Faculdade de Ciências Médicas da Universidade Estadual de Campinas, Campinas, São Paulo, 1996. Ver também: GAMA, C. M. P. *O espírito da medicina*: médicos e espíritas em conflito. 1992. Dissertação. Instituto de Filosofia e Ciências Sociais da Universidade Federal do Rio de Janeiro, Rio de Janeiro, 1992, assim como: LEÃO, F. C. *Uso de práticas espirituais em instituição para portadores de deficiência mental*. 2004. Dissertação. Faculdade de Medicina da Universidade Federal de São Paulo, São Paulo, 2004.

são "centros espíritas", e seu caráter de divulgação da doutrina espírita é bastante tênue. Elas incluem apenas a possibilidade dos passes para aqueles pacientes que desejam recebê-los. No centro dessa ação espírita parece estar mais a importância da caridade como aspecto identitário do kardecismo no Brasil, assim como a legitimação social fundamental a todo movimento religioso minoritário.

As religiões afro-brasileiras: candomblé e umbanda

O candomblé: religião da diáspora negra

Produto de elaboração religiosa criativa de escravos, o candomblé foi, tipicamente, a religião da diáspora negra. A fé e as práticas religiosas dos yorubás, da costa ocidental africana, serão recriadas no Brasil, principalmente ao longo do século XIX (Prandi, 2005). O culto aos ancestrais das várias etnias africanas, destroçadas violentamente pela administração dispersante da massa escrava, será reorganizado em torno ao culto a divindades, os orixás. Será, também, uma religião criada principalmente por mulheres, menos sufocadas pelo trabalho pesado. Segundo Terezinha Bernardo,[94] no século XIX elas teriam sido alforriadas antes dos homens (mais necessários na lavoura). As formas originárias de organização familiar desfeitas pela escravidão seriam recriadas, apoiadas pelo candomblé, que as restitui simbolicamente em "famílias de santos".

O candomblé (que significaria "louvar", de origem yorubá ou banto, originariamente "louvar as divindades") será, então, uma religião muito diferente daquelas da linhagem judaico-cristã. O mal e o bem, a mulher pura e a pecadora, o violento e o passivo não serão tão radicalmente cindidos. As divindades femininas *Yansã*, *Oxum* e *Iemanjá*, por exemplo, serão, ao mesmo tempo, boas e más, puras e sexuadas.

Nesse sentido, um bom exemplo é *Exu*. Ele representa a possibilidade de mediação entre os homens e outras divindades, é aquele que "abre os caminhos". Síntese afro-brasileira dos gregos Hermes e Dionísio, é um "poder" brincalhão e transgressor, que viabiliza o viver em dimensões várias, afetivas, sexuais, mundanas. Assim, ele aparece em estatuetas com o pênis ereto. É concebido como demônio apenas graças a uma leitura cristã, externa ao candomblé. Outro exemplo de divindade característica do candomblé é *Logum-Edé*, o caçador, divindade ora masculina, ora feminina. Ele torna-se uma espécie de "divindade dos homossexuais". O candomblé, além de abrigar uma certa liderança de mulheres, também abriga as pessoas de orientação homossexual. Terezinha Bernardo lembra que, sendo a religião da diáspora, de perseguidos, o candomblé, de modo geral, não discrimina, não persegue.

---

[94] Muito da exposição sobre as religiões afro-brasileiras apresentada aqui foi retirado da aula que a professora Terezinha Bernardo ministrou no curso "Teodiversidade", organizado pelo professor Jorge Cláudio Ribeiro, São Paulo, 2004, PUCSP.

Outra divindade de grande interesse é *Iemanjá*. Representada nos candomblés como figura feminina de grandes seios, que simbolizam a fecundidade, ela torna-se, eventualmente, uma sereia, metade peixe, metade mulher, com feições lindas e cabelos longos. Oliveira, Levy e Martins (1986) analisaram a rica simbologia que se desenvolve em torno desse *mito em floração*. Eles a consideram o maior dos mitos afro-brasileiros do ciclo das águas. A matriarcal Mãe dos Peixes, Rainha do Mar, de cujo ventre brotam deidades afro-brasileiras, é interpretada por esses autores em uma perspectiva que retoma Arthur Ramos e acrescenta a visão psicanalítica contemporânea.

Religião de tradição oral, o candomblé sofre o risco dos esquecimentos, risco em parte evitado pelo cuidadoso trabalho de registro de seu rico panteão, empreendido, entre outros, por autores como Pierre Verger (1997) e, mais recentemente, Reginaldo Prandi (2001).

A umbanda: religião sincrética por excelência

No eixo Rio-São Paulo, por volta de 1930[95], surgiu uma religião que sincretizou elementos do catolicismo, do espiritismo kardecista, do candomblé (ou outras religiões africanas banto, com cultos a ancestrais). É, desde seu início, nas palavras de Terezinha Bernardo, uma religião em permanente movimento. Cada terreiro tem sua própria identidade, marcada pela "história de vida" da mãe ou pai-de-santo que o lidera. A mãe ou pai-de-santo tem uma divindade que deve se desenvolver. Terezinha Bernardo exemplifica a conformação de uma mãe-de-santo, seu terreiro e perfil teológico:

> Uma mulher, de formação fortemente católica, com uma dor de cabeça intratável, busca o espiritismo kardecista para desenvolver sua mediunidade e aliviar seu sofrimento. Após algum tempo, conhece um senhor baiano que lhe diz que o "kardecismo é muito fraco para ela". Vai então para a umbanda e recebe "Pai Tomás". No período subseqüente funda seu terreiro de umbanda que será conseqüentemente sincrético no sentido de incorporar novos elementos católicos e kardecistas à tradição da umbanda, por si só, já sincrética.

Assim, a umbanda tem simbologia[96] e ritual que variam muito de terreiro para terreiro. Os sujeitos entram em transe e recebem entidades como "Preto-Velho", "Pomba-Gira", "Índio", "Baianinho". Podem existir orixás oriundos do candom-

---

[95] Roger Bastide estudou a formação histórica da umbanda, analisando a dinâmica de conservação e transformação socorreligiosa que ela implica. No Brasil, no período após a abolição dos escravos, em um primeiro momento teria havido uma desagregação sociocultural (representada pela "macumba") e, em um segundo momento, uma reorganização (representada pela "umbanda"). (BASTIDE, R. *As religiões africanas no Brasil*. São Paulo: Pioneira, 1971.)
[96] A simbologia da umbanda foi revisada por BIRMAN, P. *O que é umbanda?* São Paulo: Brasiliense, 1983.

blé, a depender da relação que a mãe ou pai-de-santo teve na sua história com essa religião. Exu, por exemplo, pode ter contornos muito semelhantes aos do candomblé, ou adquirir o perfil demoníaco que a leitura cristã lhe impõe.

Renato Ortiz (1978) estudou, em *Morte branca do feiticeiro negro*, como, para legitimar-se no contexto de uma sociedade em rápido processo de urbanização e industrialização, a umbanda acaba por integrar elementos dominantes da sociedade. De qualquer modo, a umbanda foi, na sua origem, e continua sendo, predominantemente, uma religião de gente pobre, cujos sofrimentos demandam uma resposta rápida e eficaz.[97]

Uma vasta literatura sociológica e antropológica já foi produzida em nosso meio sobre as religiões afro-brasileiras, a começar pelos estudos históricos de Nina Rodrigues e Arthur Ramos, os primeiros trabalhos sociológicos de Roger Bastide (1971), assim como os trabalhos posteriores de Olga Cacciatore (1977), Renato Ortiz (1978), Patrícia Birman (1983) e Reginaldo Prandi (2005). Especificamente concernente às relações entre sofrimento, magia e cura no domínio da umbanda, Paula Montero (1985) estudou de forma detalhada os modos como esta se relaciona à percepção da doença e a demandas das classes populares. Brumana e Martinez (1991) analisaram as implicações da umbanda no campo religioso brasileiro e suas reverberações sobre a representação do sofrimento e das curas.

As religiões afro-brasileiras representam hoje, segundo o censo do IBGE de 2000, cerca de 0,3% da população brasileira. A umbanda contabiliza 397 mil adeptos, e o candomblé, 128 mil (Jacob et al., 2003). Os seguidores da umbanda concentram-se no Rio de Janeiro e em Porto Alegre, e os do candomblé, no Rio de Janeiro, Salvador e São Paulo. Na última década, o candomblé cresceu cerca de 20%, de 107 mil para 128 mil adeptos, e a umbanda teve uma retração de 27%, com 542 mil devotos em 1991 e 397 mil em 2000. É bastante plausível, entretanto, que os dados do IBGE expressem uma considerável subnotificação das religiões afro-brasileiras.

Outras religiões

Tanto a composição populacional multiétnica e de múltiplas nacionalidades como a difusão recente de novas formas de religiosidade evidenciam um país cada vez mais religiosamente plural. Embora minoritários, verifica-se um contingente razoável de judeus, muçulmanos, budistas, assim como membros de novas formas de religiosidade, como aqueles ligados à ayahuasca ou santo daime, os grupos

---

[97] Um dos trabalhos digno de nota sobre a dimensão de cura da umbanda, sobretudo sobre sua estratégia de resposta a aflições e sofrimentos das classes populares, sua articulação com o campo da saúde, com os conflitos de poder e a relação entre símbolos e demandas, é o livro MONTERO, P. *Da doença à desordem*: a magia na umbanda. Rio de Janeiro: Graal, 1985.

espiritualistas[98] antigos ou novos (rosa cruz, teosofia, sufis, eubiose, gnose, etc.), sem esquecer das religiões indígenas dos povos nativos não-aculturados ou reenculturados. Na Tabela 4.3 apresenta-se o contingente populacional desses grupos numericamente minoritários, mas distintamente presentes no cenário religioso brasileiro.

Um novo grupo desponta: os "sem-religião"

Em termos relativos, percentualmente, o grupo individual que mais cresceu nos últimos anos no Brasil foi, seguramente, aquele composto pelas pessoas que se denominam no censo "sem afiliação religiosa". Segundo o IBGE, esse grupo representava 1,6% da população em 1980 e, no ano 2000, passou a 7,3%.

O fenômeno de crescimento dos "sem-religião" é mundial e suscita polêmica e indagações. Segundo uma ampla revisão recente de Hout e Fischer (2002) nos Estados Unidos, na década de 1990, os "sem-religião" saltaram de 7 para 14% da população. Naquele país, a maior parte dos sujeitos que se identificam como "sem religião" mantém, entretanto, as crenças religiosas convencionais da sociedade. Segundo esses autores, os *"nones"* (que se incluem no grupo *"no religion"*) são, muitas vezes, *"unchurched believers"*, pessoas que têm formas de religiosidade pessoal, mas que não as praticam em uma igreja estabelecida.

No Brasil, esse grupo ainda não foi estudado devidamente. Pierre Sanchis (2003) comenta em um artigo recente que, em levantamento em Belo Horizonte,

Tabela 4.3
Outras religiões minoritárias no Brasil contemporâneo

Grupos religiosos tradicionais ou antigos	Número de fiéis	Grupos religiosos novos	Número de fiéis
Budistas	214.861	Seicho No Ie	151.082
Judeus	86.819	Esotéricos	58.443
Muçulmanos	27.233	Espiritualistas	25.892
Hinduístas	2.908	Santo Daime/ União do Vegetal	?

---

[98] Muito poucos estudos foram realizados sobre essas formas de religiosidade no Brasil. Uma bela exceção é a tese de mestrado da antropóloga Vitória Peres de Oliveira sobre um grupo sufi, orientada por Carlos Rodrigues Brandão. (OLIVEIRA, V. P. *O caminho do silêncio*: uma busca do autoconhecimento: um estudo de um grupo sufi. 1991. Dissertação. Mestrado em Antropologia Social. Instituto de Filosofia e Ciências Humanas da Universidade Estadual de Campinas, Campinas, 1991.)

91% dos sujeitos que se declaram "sem-religião" afirmam acreditar em Deus. Ao comparar taxas de diferentes cidades brasileiras, ele chega à conclusão de que o fenômeno dos "sem-religião" insere-se no pluralismo atual, mas não se correlaciona simplesmente a um incremento da "modernidade" na sociedade brasileira. Parece ser algo novo, que tem a ver com uma certa apropriação individualizada (e, muitas vezes, individualista) do sagrado, da espiritualidade. Carlos Rodrigues Brandão (2003) constata a emergência, no contexto brasileiro, dos "sem-religião com religiosidade" como algo novo e talvez paradigmático. Ele diz:

> Percebo que já não saberia mais que nome dar a toda essa experiência de uma pessoa religiosa que não é confessional, ou de uma pessoa do sagrado que talvez não seja uma pessoa da religião. É muito mais a norma do que a exceção, entre pessoas que eu vejo à minha volta.

AS MUDANÇAS RECENTES DA RELIGIOSIDADE NO BRASIL

Uma perspectiva demográfico-cultural

O malandro carioca, estereótipo do brasileiro, o sujeito informal, alegre, sempre disposto a aplicar o famoso "jeitinho" para resolver sua vida, foi decretado em extinção por Chico Buarque de Hollanda em sua "Ópera do Malandro". Em março de 2005, o sambista, ícone da malandragem carioca, Bezerra da Silva, foi batizado na Igreja Universal do Reino de Deus. Quando ícones significativos, símbolos orientadores de formas de ser e identidades, mudam tão profundamente, torna-se imprescindível a reflexão sobre tais transformações no universo simbólico de uma sociedade. Algo inusitado, portanto, parece estar acontecendo com o *ethos* deste país, com sua dinâmica sociorreligiosa e, em particular, com a religiosidade das pessoas.

Em São Paulo, segundo levantamento da prefeitura municipal, um novo templo surge a cada dois dias, quase sempre de linha evangélica pentecostal ou neopentecostal. Nos últimos anos, têm surgido novas igrejas evangélicas direcionadas a públicos especiais; já há várias denominações diferentes para *gays*, lésbicas e transexuais. Foram contemplados também com igrejas especializadas os surfistas e seus simpatizantes, pessoas surdas, jovens negros que gostam de *black music* (muitas vezes ex-dependentes de drogas) e, um tanto surpreendentemente, *punks*, góticos e metaleiros!

A "Comunidade Zadoque" (Tófoli, 2006) (Zadoque é retidão, em hebraico), liderada por um pastor de 40 anos, com uma dúzia de *piercings* nas orelhas, o corpo coberto de tatuagens com símbolos cristãos e cabelos compridos, recebe jovens "góticos", com suas roupas pretas dos pés à cabeça, *punks*, com seus cabelos moicanos coloridos, e amantes do *heavy metal*. Nessa igreja, não há discriminação devido a roupa, adereços, música e valores *punks* e góticos (discriminados pelas outras igrejas, diz o pastor).

Assim, grupos de adolescentes conformados por essas identidades, de certa forma transgressora, que se odeiam e às vezes se matam nos bairros das grandes cidades, unem-se, de forma inesperada, sob um Jesus evangélico que se molda para se instaurar nas diversas possibilidades da cultura urbana contemporânea. Na Comunidade Zadoque, as paredes são pintadas de preto, há luzes coloridas no teto e o som alto é de guitarras tocando *rock* pesado, com letras de conteúdo cristão. Nos cultos, as orações e os louvores emocionados e estridentes combinam-se com danças em que uns trombam nos outros. A Zadoque cresce, já são 11 igrejas com mais de 400 fiéis cada, nos cultos de domingo.

No interior do País o cenário também é de mudança religiosa. Em 30 de julho de 2005, o Estado de São Paulo alcançou 40 milhões de habitantes. Seu menor município, Borá, com 831 habitantes, situado a 481 km a oeste da capital, tinha, como esperado, algumas unidades: uma escola, um posto de saúde, uma delegacia, uma farmácia, e lá estavam instaladas cinco igrejas, uma católica e quatro evangélicas.[99]

Uma perspectiva interessante pode ser notada no estudo do Padre Alberto Antoniazzi (2004) sobre as mudanças no panorama religioso no Brasil. Ao examinar os dados do IBGE de 2000, ele verifica que o catolicismo resiste em algumas regiões: no interior do Nordeste, de Minas Gerais, Paraná, no sul de Santa Catarina e norte do Rio Grande do Sul. O catolicismo é substituído pelo pentecostalismo nas áreas novas de migração, como o Oeste e Norte do país (em Rondônia, particularmente) e nas capitais, sobretudo nos bairros e cidades-satélites de trabalhadores pobres. Assim, migração, pobreza, deslocamento sociocultural e uma peculiar forma de "aculturação urbana" parecem caminhar muito próximos à onda pentecostal.

O caso nordestino é também bastante interessante, segundo Antoniazzi (2004); enquanto no sertão verifica-se o perfil de um catolicismo mais penitencial, veiculado inicialmente pelas missões dos capuchinos, o litoral foi sempre marcado por um catolicismo mais festivo, ligado à devoção dos santos e, sobretudo, menos austero. Nessa região, curiosamente, as populações pobres têm sido mais facilmente atraídas pela onda evangélica. Assim, um possível intercruzamento de fatores relacionados à mobilidade física, social e cultural dos sujeitos, à precariedade das condições de vida (concreta e de possibilidades de lazer e de realização cultural) associada a peculiaridades das formas de organização teológica e devocional do próprio catolicismo resulta em focos de resistência católica em determinadas áreas e, em outras, de intensa penetração e expansão pentecostal.

Em um artigo também recente, o sociólogo Antonio Flávio Pierucci (2004) discute o declínio das religiões tradicionais no Censo de 2000. Como muitos estudiosos, atento à dinâmica social e religiosa da população brasileira contemporânea, ele revela-se perplexo com o declínio demográfico de três religiões tradicionais desse País. O censo de 2000 deixou mais do que evidente que o catolicismo, a umbanda e o luteranismo estão em franco declínio numérico. Por sua vez, crescem vertiginosamente o pentecostalismo (e, em particular, o neopentecostalismo) e os indivíduos que se denominam sem religião.

---

[99] FOLHA DE SÃO PAULO. *Com 831 pessoas, Borá tem cinco igrejas.* São Paulo, 30 jul 2005. Caderno C1.

Como expresso na Tabela 4.4, em 1890, na transição da monarquia para a república, os católicos eram 99% da população brasileira, e os evangélicos algo em torno a 1%. A partir de 1940, dispomos de censos religiosos mais detalhados; os católicos somam 95,2%; os evangélicos, 2,6%; e os sem-religião, 0,2%. No censo de 2000, os católicos caem para 73,9% (queda de mais de 20 pontos percentuais, em seis décadas, o que corresponde a três gerações), os evangélicos sobem para 15,6% (aumento de cerca de seis vezes), e os "sem-religião", para 7,3% (aumento de cerca de 36 vezes) (Tabela 4.4).

Salta aos olhos não só o decréscimo da participação na religião majoritária, os católicos, mas o crescimento vertiginoso dos evangélicos e dos "sem-religião". A mudança é lenta e progressiva desde a década de 1940, mas é claramente exponencial, fenômeno demográfico-religioso explosivo, nas décadas de 1980 e 1990.

Pierucci (2004) pergunta se essa mudança não refletiria um processo esperado e prognosticado tanto por noções clássicas da sociologia geral como da sociolo-

Tabela 4.4
Evolução do percentual de membros das principais denominações religiosas no Brasil, no período de 1890 a 2000

Religião	1890	1940	1950	1960	1971	1980	1991	2000
Católicos	98,9	95,2	93,7	93,1	91,8	89,0	83,3	73,9
Evangélicos	1	2,6	3,4	4	5,2	6,6	9	15,6
Históricos (étnicos) e de Missão	1	?	?	?	?	3,4	3	5
Pentecostais	0	?	?	?	?	3,2	6	10,6
Outras religiões* (total)	?	1,9	2,4	2,4	2,5	3,1	3,6	3,2
Mediúnicas (sub-total)	?	1,1	?	?	1,2	1,3	1,5	1,7
Espíritas kardecistas	?	?	?	?	?	?	1,1	1,4
Afro-brasileiras	?	?	?	?	?	?	0,4	0,3
Sem religião	0,05	0,2	0,5	0,5	0,8	1,6	4,8	7,3
% de crescimento populacional anual	–	–	–	–	2,8	2,5	1,9	1,6

Fontes: IBGE, censos demográficos e Pierucci (2004), com modificações. * Inclui-se em "Outras religiões" todas as denominações, excluindo-se os católicos, evangélicos e os "sem-religião". Assim, em "Outras religiões" somam-se às "mediúnicas" (espírita kardecista, umbanda e candomblé), as chamadas "neocristãs" (testemunha de Jeová, mórmons e legião da boa vontade), assim como budistas, seicho no ie, judaica, islâmica, esotéricas, indígenas e "espiritualistas".

gia das religiões, a saber, o reconhecido incremento do *pluralismo religioso* que se desenvolve com a modernização das sociedades.

Na perspectiva do *pluralismo religioso*, as denominações majoritárias, tradicionais, em qualquer nação tenderiam a deixar de ser tão maciçamente majoritárias, dando lugar, de forma gradual, a processos de diversificação social e modernização das sociedades (no caso brasileiro, a modernização seria expressa pela urbanização e pela industrialização dos últimos 50 anos).

Assim, a modernização/urbanização/industrialização implicaria crescente pluralismo religioso. Na Índia, isso se revelaria pelo decréscimo do hinduísmo e pelo crescimento do islamismo. O Brasil estaria deixando de ser uma nação monocultural (na vertente católica), para se tornar uma sociedade cada vez mais plural, em termos de denominações religiosas, mas não apenas. Estima-se que haja hoje, no Brasil, cerca de 4.800 diferentes denominações religiosas (Centro Apologético Cristão de Pesquisas, 2003). As pertenças sociais e culturais, afirma Pierucci, incluindo as religiosas, tornam-se gradativamente mais opcionais e diversificadas.

Cabe notar, entretanto, que tanto no Brasil como na Índia, as duas denominações que crescem vertiginosamente implicam uma prática forte e proselitismo agressivo; no caso pentecostal, o proselitismo vigoroso e atuante vem se sofisticando (em particular com o neopentecostalismo) em termos de "*marketing* religioso", no contexto de um "mercado religioso" bastante competitivo e dinâmico.

Um outro ponto relevante das mudanças demográficas das denominações religiosas é a retração da umbanda e do protestantismo étnico (dos luteranos, em particular). A queda numérica da umbanda abala uma tese anteriormente aceita, de que ela seria a religião que melhor encarna a tradição sincrética nacional (Pierucci, 2004). O sincretismo colorido da umbanda parece ter dado lugar a um outro tipo de desenvolvimento religioso, que, entretanto, não deixa de ter seu lado sincrético. Junto com o crescimento impactante do pentecostalismo, tem lugar uma incorporação crescente de elementos pentecostais (rituais, doutrinários, estéticos e até "gerenciais") tanto no protestantismo tradicional (p. ex., elementos pentecostais em muitas igrejas presbiterianas e até entre cristãos de fronteira, como os conservadores adventistas) como no catolicismo (não apenas nos aspectos vinculados à renovação carismática).

A POROSIDADE DO CAMPO RELIGIOSO NO BRASIL

> Muita religião, seu moço!
> Eu cá não perco ocasião de religião. Aproveito de todas.
> Bebo água de todo rio... Uma só para mim é pouca, talvez não me chegue. Rezo cristão, católico, embrenho a certo; e aceito as preces de compadre meu Quelemém, doutrina dele, de Cardeque. Mas quando posso vou no Mindubim, onde um Matias é crente, metodista: a gente se acusa de pecador, lê alto a Bíblia, e ora, cantando hinos belos deles. Tudo me quieta, me suspende. Qualquer sombrinha me refresca. Mas é só muito provisório. Eu queria rezar – o tempo todo.
>
> Guimarães Rosa, *Grande sertão: veredas.*

Em uma pesquisa recente do Centro de Estatística Religiosa e Investigações Sociais (CERIS), em seis cidades brasileiras (Rio de Janeiro, São Paulo, Recife, Salvador, Belo Horizonte e Porto Alegre), verificou-se que 23% dos católicos freqüentam cultos de outras religiões. Mais impressionante é que 36% acreditam na reencarnação, um elemento central do espiritismo kardecista e de muitas concepções espiritualistas. Nessa linha, uma outra publicação da *World Christian Encyclopedia*, da norte-americana University of Oxford, afirma que 36% dos católicos brasileiros declaram-se adeptos de uma segunda religião (Almanaque Abril, 2005).

Além de ser a nação com maior número de católicos do mundo, o Brasil também é o país com mais espíritas. É o segundo país em número de testemunhas de Jeová, e os mórmons tiveram um crescimento de 80% desde que chegaram ao Brasil. Brasília é considerada a capital mundial do esoterismo. Parece que hoje ainda somos uma sociedade religiosa, mas que sociedade religiosa é, então, o Brasil contemporâneo?

A idéia de uma "porosidade"[100] de todo o campo religioso tem se imposto. Na esfera propriamente ritual e devocional, verifica-se um trânsito intenso e constante não só de fiéis (de fidelidade um tanto cambiante), mas, sobretudo, de elementos rituais, doutrinários e mesmo estéticos entre as diversas denominações. Neopentecostais falam de "encosto" e "pomba-gira", católicos oram e cantam freneticamente em megacultos, algumas denominações evangélicas históricas passam a valorizar mais os "dons do Espírito Santo", e assim vai. Aparentemente fechados e rigorosos quanto a doutrina e hábitos, adventistas e membros da Congregação Cristã, por exemplo, vão aos poucos aceitando elementos "modernos" em seus cultos, como baterias e guitarras elétricas em suas bandas, assim como líderes que utilizam aspectos cênicos de um *show* religioso espetacular. A literatura espírita kardecista enche as prateleiras dos lares da classe média católica; o Dalai Lama é lido amplamente; o paraesotérico Paulo Coelho estoura em vendagem; alguns evangélicos admitem santos protetores.

Na experiência midiática diária, Sanchis (2003) relata que, em Belo Horizonte, os programas de rádio e televisão do arcebispo católico Dom Serafim são vistos semanalmente por 49% dos espíritas kardecistas, e 57% deles os consideram "bons" ou "ótimos". Dos pentecostais, 34% assistem semanalmente aos programas de Dom Serafim, e 33% acompanham todos os dias a programação da católica Rede Vida. Metade dos pentecostais ouve diariamente a Rádio América e afirmam "gostar muito" (64% "ótimo" e "bom"). Entre os católicos, por sua vez, 20% ouvem diária ou semanalmente os programas de televisão evangélicos, e cerca de 30% ouvem semanalmente os programas evangélicos nas rádios.

Isso não significa, necessariamente, uma comunhão pacífica e amistosa e que não haja intensa competição, luta, conflito entre as denominações. Mas os fiéis, ao lado da rivalidade e de demarcações identitárias, transitam no religioso com passa-

---

[100] O termo "porosidade" é empregado por vários autores para descrever a dinâmica religiosa no Brasil, entre eles Pierre Sanchis, ao descrever "a religião dos brasileiros". (SANCHIS, P. A religião dos brasileiros. *Teoria e Sociedade*, n. especial, p. 16-49, 2003.)

gens transreligiosas que expressam uma disseminação incontida. Tais fluxos e disseminações talvez relacionem-se mais à questão da "cultura de classe" e de valores, gostos e formas de religiosidade nos segmentos populares do que a especificidades denominacionais.

No Brasil, ao que parece, a religiosidade, porosa e dinâmica, respeita menos as barreiras denominacionais que em outras épocas e latitudes desenhavam contornos mais nítidos e estanques. Tal fenômeno de pluralização do campo religioso não é, de forma alguma, exclusivo da sociedade brasileira atual. Bouma (1995) descreve, por exemplo, como a sociedade australiana tornou-se, nos últimos 25 anos, uma das sociedades mais plurais do mundo, tanto em termos religiosos como culturais em geral.

Algumas interpretações da religiosidade popular no Brasil[101]

> Fala-se com os homens, com os santos,
> consigo, com Deus... E ninguém
> entende o que se está contando
> e a quem...
>
> Mas terra e sol, luas e estrelas
> giram de tal maneira bem
> que a alma desanima de queixas.
>
> Cecília Meireles, "Amém" (em *Vaga Música*)

No artigo intitulado "Fronteiras da fé: alguns sistemas de sentido, crenças e religiões no Brasil de hoje", o antropólogo Carlos Rodrigues Brandão (2004) analisa o pluralismo religioso atual em nosso país como um multiforme universo de "sistemas religiosos de sentido". Traçar o mapa do campo religioso brasileiro atual vincula-se à tentativa renovada de identificar sistemas espirituais de sentido, dotados de grande dinamismo e potencialidade de mudança.

Assim, Brandão descreve detalhadamente não só as vicissitudes do catolicismo, que preserva sua diversidade não se dividindo, em contraposição ao protestantismo, que garante sua unidade dividindo-se, mas também a grande variedade e riqueza de formas de religiosidade, sejam elas de matriz mediúnica, do espiritismo kardecista aos cultos de influência afro, até as formas de cristianismo que não se identificam nem com o catolicismo nem com o protestantismo, como testemunhas de Jeová, adventistas e mesmo batistas. Ele enfatiza que a "trama complexa de alternativas religiosas, este franco e aberto mercado de bens simbólicos", deve ser captada sobretudo nas suas dimensões de inovação e transformação constante.

---

[101] Um novo e muito bom livro de coletâneas sobre as diferentes formas de religiosidade no Brasil foi publicado recentemente: TEIXEIRA, F.; MENEZES, R. *As religiões no Brasil*: continuidades e rupturas. Petrópolis: Vozes, 2006.

Brandão salienta algumas perspectivas centrais do fenômeno religioso no Brasil. Ele aponta perspectivas como a de uma "explosiva polissemia religiosa, de uma infatigável multiplicidade de escolhas de crenças tornadas religiões e diferenciadas por meio dos conteúdos simbólicos de seu *corpus* de imaginários", assim como uma não-previsível lógica de mercado (religioso, simbólico), vivida como "experiência cultural de busca-de-sentido-de-vida-através-da-fé". Ao lado desses panoramas há, também, nota o antropólogo, um processo muito atual e cada vez mais perceptível de individualização no processo religioso. Isso se expressa por uma peculiar inversão; quando antes havia uma dívida de crença do sujeito para com suas instituições religiosas, familiares, passa-se hoje para uma inversão dessas dívidas. É o sujeito que reinvindica, diz Brandão, "um direito de fé franca e crescentemente individualizado". Ele diz:

> [...] há uma abertura crescente em direção à individualidade, aos direitos pessoais de opção e compromisso de tal sorte que cada vez mais a obrigação social (familiar, parental, comunitária etc.), de "ser religioso" e "ser desta religião", desloca-se aos poucos, e mais nas cidades do que no campo, para o direito individual de "fazer-se religioso". De escolher a sua adesão confessional e um modo ou um feixe pessoalmente significativo de modos interligados de viver.

Peter Fry: religiosidade popular no Brasil como resposta ao sofrimento

Um dos iniciadores da antropologia na UNICAMP, o pesquisador inglês Peter Fry, e seu colega Gary Nigel Howe publicaram, em 1975, um importante artigo que analisava a religiosidade popular brasileira de forma perspicaz. Em *Duas respostas à aflição: umbanda e pentecostalismo*, eles afirmavam logo no início:

> Sofrimento e aflição são genéricos a todas as sociedades e cada sociedade desenvolve formas institucionais para seu controle e resolução [...] As agências que têm surgido como resposta a estas aflições são várias e incluem médicos, farmacêuticos, [...] psiquiatras, igreja católica (tanto oficial quanto popular), curandeiros, pentecostalismo, espiritismo, umbanda. [...] Entre as respostas religiosas, a umbanda e o pentecostalismo se opõem às demais no seu modo de recrutamento, que é feito geralmente através da aflição.[102]

---

[102] Cabe notar que, apesar de brilhantes na análise da religiosidade popular daquele momento e suas relações com o sofrimento físico e mental, os autores se equivocaram ao equiparar o crescimento pentecostal com o da umbanda. De fato, a umbanda, embora fundamental na caracterização da identidade nacional e no fornecimento de símbolos religiosos marcantes para a cultura nacional (p. ex., as figuras de "Exú-Caveira" ou da "Pomba-Gira", apropriados agora pelo neopentecostalismo como *categorias de acusação*), permaneceu um fenômeno demograficamente muito minoritário, enquanto o pentecostalismo crescia e continuou a crescer vertiginosamente. Por que esses autores não perceberam isso ou não deram à dinâmica demográfica uma relevância maior é algo que não podemos saber.

Portanto, para eles, duas das principais formas de organização da religiosidade popular no Brasil moderno, o pentecostalismo e a umbanda, seriam, em essência, "religiões ou religiosidades de aflição".

Os autores perguntam, então, quais seriam os fatores sociológicos relacionados a uma predisposição à vinculação com uma ou outra dessas associações e que fatores sociológicos estariam relacionados com o sucesso paralelo de ambas.

Fry e Howe criticam autores pregressos (Camargo, Souza e Willems, Bastide e Ribeiro) que buscaram explicar o sucesso do pentecostalismo e da umbanda por meio de análise que propõe que essas duas religiosidades teriam nascido, no Brasil, no meio urbano e funcionariam para integrar seus seguidores, recém-migrantes, a esse novo contexto. Eles afirmam que, em vez de investigar o modo pelo qual essa integração se dá, em termos de efeitos reais de afiliação religiosa, os autores criticados utilizaram certos estereótipos sociológicos com base em dicotomias clássicas como *folk*-urbano, ordem-anomia, marginalização-integração. Assim, constroem uma explicação para eles frágil, posto que seria simplista demais imaginar que o trabalhador rural chegaria à cidade como um marginal, abalado com um profundo choque cultural, e buscaria a solução de suas dificuldades integrando-se no meio urbano por meio de, entre outras coisas, seitas religiosas.

Fry e Howe afirmam que não se pode aceitar o conceito de integração, posto que ela envolve uma noção de cidade como entidade homogênea e consistente, dentro da qual é possível integrar-se. Eles preferem abordar a afiliação a associações religiosas como uma *estratégia social*. Assim, a urbanização e a industrialização afetariam o modo pelo qual qualquer indivíduo (seja migrante ou não) se relaciona com a sociedade à sua volta. Para Fry e Howe, as perguntas fundamentais seriam: de que benefícios são dotados os membros das igrejas, qual o custo de desfrutar tais benefícios, e que espécie de pessoa poderia sentir-se atraída por esse contrato social especial.

Os pentecostais aderem às suas igrejas para construir novas redes sociais na cidade, para estabelecer trocas entre os membros. Assim, o essencial, para esses autores, é a constituição de uma rede social que forneça aos homens segurança contra crises e que funcione como uma importante base sobre a qual possam ser construídas estratégias sociais. São, ao que parece, substitutas da rede de parentesco extensa que a cidade dilui e enfraquece. Além disso, o pentecostalismo provê uma estrutura ideológica e organizacional mais conducente à geração de confiança entre correligionários; estabelece uma ideologia comum e um conjunto de regras e tabus que os separam da população geral, criando neles um sentimento de "eleitos", restringindo sua relação social aos irmãos da igreja. Assim, esses autores sugerem que é apenas ao investigar a forma e o conteúdo das redes sociais dos indivíduos que se pode compreender como eles entendem o mundo à sua volta.

Uma última hipótese de Fry e Howe relaciona-se à interpretação que recorre a Weber para explicar uma diferença entre pentecostalismo e umbanda. Para eles, a liderança da umbanda seguiria o tipo ideal carismático, e a do pentecostalismo, o racional-burocrático. As igrejas pentecostais seriam mais atraentes à população, principalmente para aqueles que, em termos ideacionais, tiveram uma experiência de relações sociais "burocráticas", "impessoais", e que encontraram nesse tipo de liderança religiosa uma ordenação da vida social mais satisfatória e conveniente à nova experiência urbana. Fry e Howe não previram (o que seria dificílimo, diga-se de passagem) o imenso sucesso do neopentecostalismo, no qual a liderança carismática (muito mais que "burocrático-racional") é evidente.

No final de seu artigo, os autores assinalam a precariedade da análise antropológica da religião em sociedades contemporâneas. Eles concedem que a idéia de rede social, por exemplo, é um modo de aplicar técnicas antropológicas em situações em que não há linhagens, clãs, etc., e em que, dizem eles, noções como classe social e cor não são as únicas variáveis que governam as inter-relações humanas. Talvez, de fato, classe social, identidade étnica, gênero e experiência de marginalidade, assim como a fragilidade de um universo simbólico que se decompõe, sejam perspectivas que uma análise antropológica tradicional (mesmo que rigorosa) tenha ainda dificuldade de integrar e analisar em profundidade. São perspectivas, entretanto, fundamentais para a compreensão da religiosidade em sociedades complexas contemporâneas, como a brasileira.

A perspectiva de uma "religiosidade de demanda"

Em uma pesquisa original, Duglas Teixeira Monteiro (1977) analisa um conjunto de 535 cartas de pedidos e agradecimentos de pessoas vinculadas religiosamente a um santuário católico em São Paulo, no ano de 1973. São pessoas simples, a maioria mulheres, que expressam seus dramas familiares, suas dificuldades afetivas, seus problemas de saúde, moradia, emprego, etc.

Monteiro nota que os "problemas de saúde" ocupam, de fato, o primeiro lugar nas demandas dessas pessoas, problemas que vão do mais banal a doenças muito graves. Ele conclui que as pessoas recorrem ao santuário e aos santos como se estes fossem uma espécie de "pronto-socorro" de atendimento integral.

O autor observa que o devoto católico, cuja centralidade do santo devocional no catolicismo brasileiro é bem-conhecida, mantém para com o mundo dos santos uma espécie de "conta-corrente". Há, estruturando todo esse processo de demanda, um esquema devocional cujo eixo dominante liga o mundo dos santos ao mundo dos devotos, sendo a figura do "padre" uma espécie de mediador. Jesus e Deus são importantes, mas em um extremo distante da relação do devoto inseguro e frágil. Suas demandas pessoais são apenas compreendidas e ouvidas com atenção por um santo, uma entidade menos poderosa, porém mais próxima.

Curiosamente, na atualidade, a denominação religiosa de maior sucesso no campo religioso popular, no contexto brasileiro, é a neopentecostal Igreja Universal, cuja marca principal é ser o "pronto-socorro espiritual" (mas também "geral", ou seja, que dá conta de todo tipo de demanda espiritual, afetiva, de saúde, social, etc.) disponível a todos os que concordam em dar, em troca, sua fé, uma parte (não desprezível) de seus ganhos, além de considerável envolvimento emocional.

5

PSICOPATOLOGIA E RELIGIÃO

LOUCURA E RELIGIÃO: UMA ANTIGA E ÍNTIMA RELAÇÃO

> Hem? Hem? O que mais penso, testo e explico: todo-o-mundo é louco. O senhor, eu, nós, as pessoas todas. Por isso é que se carece principalmente de religião: para se desendoidecer, desdoidar. Reza é que sara da loucura. No geral. Isso é que é a salvação-da-alma...
>
> Guimarães Rosa, *Grande sertão: veredas.*

Ackerknecht (1985) afirma, em sua breve história da psiquiatria, que a noção de transtorno, doença mental ou "loucura" que o Ocidente hoje admite difere muito das noções dos povos indígenas, seja da atualidade ou do passado remoto. Nesses povos, quase todas as doenças e, sobretudo, as formas de alteração mental e comportamental que designamos "transtorno mental grave" são concebidas como produtos de forças sobrenaturais: maus espíritos, deuses, roubos espirituais, possessões, obra de bruxas ou de feiticeiros. Descontada a grande variação em termos do que se considera "anormal" entre povos não-ocidentais, quando a "loucura" ocorre e é reconhecida nesses povos, quase sempre são acionadas percepções e representações que a localizam no âmbito do sagrado, do demoníaco, da possessão, enfim, ela ganha uma acepção plenamente religiosa.

Na história do Ocidente, por sua vez, a percepção e conceituação do adoecimento mental não difere de modo radical daquela dos povos iletrados, antes mencionados. Desde a Antigüidade tem sido postulada uma articulação entre a possibilidade humana, verificada em praticamente todas as culturas e épocas, de enlouquecer, e o *pathos*, também universalmente humano, de experienciar a religiosidade em suas múltiplas formas.

Entre os gregos antigos, salienta Pessoti (1994), não existe nem uma concepção estruturada de "natureza humana", nem uma concepção unitária de loucura ou doença mental. Em Homero, a *Atê* que rouba a razão dos homens é um estado de espírito, obra de alguma divindade, dos deuses ou do próprio Zeus. Assim, a *Atê* é concebida como um estado transitório de insensatez, de descontrole mental, produzido por alguma divindade, uma potência demoníaca, sempre sobrenatural.

Nos textos homéricos, os descontroles mentais são o produto de interferências sobrenaturais, seja das *Erínias* ou dos deuses (Pessoti, 1994). De certa forma, a loucura resulta da ira divina, decorrente de uma violação da *moira*, que é o destino traçado para cada homem por Zeus. A arrogância dos homens em não aceitar sua *moira* é denominada *hybris*. Para tal pecado (*hybris*) há uma punição, a loucura ou *Atê*. Dessa forma, segundo Pessoti (1994), na Grécia antiga do período homérico, a origem de toda loucura é obra de Zeus ou de outras divindades subalternas, encolerizados pela *hybris* dos homens.

No período posterior, dos poetas trágicos Ésquilo, Sófocles e Eurípedes, a loucura torna-se símbolo do destempero, dos desequilíbrios e das exaltações extremas. Aqui, a loucura deixa de ser um fenômeno de ordem religiosa ou mítica e ganha uma conotação mais humana, torna-se, assim, a conseqüência de certas paixões extremadas. O oposto da loucura é a moderação, a prudência, a temperança.

Paralelamente a essa concepção trágica, uma outra perspectiva da loucura é defendida pelos médicos gregos, liderados por Hipócrates e seus discípulos. Eles formularam uma concepção natural da loucura, relacionada a desequilíbrios não da dimensão espiritual, mas da natureza, dos humores internos do corpo, dos ventos, das águas e dos alimentos. Nota-se, então, uma certa "desmitologização" do fenômeno "loucura"; a visão religiosa cede espaço para uma perspectiva mais humana e naturalizada.

Idade Média e Renascença

Na Idade Média, entretanto, o religioso voltará a dominar plenamente a concepção de adoecimento mental. A noção de loucura torna-se de novo mítica, religiosa, mais precisamente, demonológica. Todos os males, sobretudo, a lepra, a loucura, a melancolia e a mania, são atribuídos a essa entidade onipresente, o demônio (Ressoti, 1994).[103]

Em um artigo que visa identificar os entrelaçamentos presentes nas noções de "doença e pecado no imaginário cristão", Monteiro (1999) aponta que, no cristianismo, sobretudo a partir da Idade Média ocidental, a idéia de pecado e a conseqüente punição divina estiveram na base da concepção de doença. As doenças são explicadas pela presença de grupos indesejáveis, como "leprosos" e "judeus", capazes de provocar a ira divina. Como conseqüência, o mal só pode ser aplacado pela penitência ou pela eliminação dos grupos indesejáveis.

A ligação da doença com o pecado também permitiu que as diversas formas mórbidas servissem para um acerto de contas do fiel com possibilidades de redenção individual ou coletiva. Posto que as doenças vincularam-se à perdição e ao pecado, devia-se buscar o aplacamento da cólera divina por meio de práticas de flagelamento e procissões penitentes, que sempre foram recorrentes na cristanda-

---

[103] PESSOTI, I. *A loucura e as épocas*. São Paulo: 34, 1994. Para uma história do demônio no imaginário do Ocidente, ver MUCHEMBLED, R. *Uma história do diabo*: séculos XII-XX. Rio de Janeiro: Bom Texto, 2001.

de. Pascal (1946), citado por Monteiro (1999), fala dessa perspectiva do adoecimento físico e mental como forma potencial de redenção:

> Fazei-me conhecer que os males do corpo não são outra coisa senão a punição e a figura ao mesmo tempo dos males da alma. Mas Senhor, fazei também que sejam remédio, fazendo-me considerar, nas dores que sinto, aquela que não sentia na minha alma, embora toda pessoa doente esteja coberta de úlceras... Fazei-me senti-las fortemente e que o que me resta de vida seja uma penitência contínua para lavar as ofensas que cometi.

Monteiro (1999) também salienta que se saúde e doença, vida e morte, são formuladas pelo cristianismo medieval como expressões da vontade divina, os procedimentos de cura devem ser indicados também pela religião. As formas de cura irão basear-se, então, na submissão, no arrependimento e na penitência. A autora ressalva que o sofrimento passará a ser uma espécie de mediador entre doença e cura.

Finalmente, um ponto de interesse nessa construção cristã medieval da doença e do sofrimento é a ambivalência radical que a noção de doença (física ou mental) suscita: condenação veemente, de um lado, por indicar o pecado, a perdição, o afastamento de Deus, e compaixão, por outro, visto que o doente, o leproso, o miserável, o louco, são afligidos por um sofrimento que potencialmente pode significar salvação, possibilidade de redenção absoluta. São Luís da França, Santa Elizabeth da Hungria e São Francisco de Assis irão dar de comer aos doentes, beijar-lhes as mãos e os pés. Os leprosos, empestados, loucos e doentes em geral podem representar tanto o pecador mais abjeto como o santo, ou mesmo o Cristo, disfarçado de mórbido mendigo.

No final da Idade Média, organizações cristãs desenvolveram instituições e locais de acolhimento para pessoas com transtornos mentais graves, "loucos", deficientes mentais (van Walsum, 2004). As obras de Juan-Gilaberto Jofre e Juan Ciudad são exemplos paradigmáticos desse movimento.

Juan-Gilaberto Jofre (1350-1417) (Morel, 1997b) entrou aos 25 anos na ordem dos Irmãos das Mercês, que se dedicava particularmente aos prisioneiros de guerra e escravos. Nessa ordem pôde ter contato e obter informações sobre procedimentos mais humanos direcionados aos "loucos" realizados por instituições religiosas do mundo islâmico de então. Em 1409, teria presenciado, nas ruas de Valência, o linchamento brutal de um louco. Tal fato o teria mobilizado para solicitar o apoio do soberano Martinho I de Aragão, "el humano", o que possibilitaria a construção de um hospital para cuidados dos doentes do espírito. Tal hospital teve uma concepção liberal e humanitária, com médicos contratados e administrados pelos comerciantes locais. Essa instituição durou quatro séculos. Nessa linha, outro exemplo é o de Juan Ciudad, ou São João de Deus (Morel, 1997a), que viveu entre 1495 e 1550. Nascido em Portugal, passou a infância e a juventude na Espanha. Após um período de vida errante na África e na Península Ibérica, em que teria, inclusive, sido confinado como "insano", teve uma revelação divina; deveria construir um estabelecimento para doentes do corpo e do espírito. Em 1540, fundou uma ordem hospitalar que logo se espalhou por toda a Europa Ocidental, as "Caridades" (ou *Charités*). Tais instituições prestaram, por séculos, assistência humanitária a insanos.

Na segunda metade do século XVIII e início do XIX, um *quaker*, pio e devoto, William Tuke (1732-1822), fundou em York, na Inglaterra, uma instituição exclusiva para doentes mentais, destinada a cuidar de forma humana e liberal os alienados, antes encarcerados brutalmente em cadeias comuns. Era a implementação da reforma humanitária proposta por Pinel, na França, e Chiaruggi, na Itália.

Dessa forma, pode-se concluir que algumas formas de organização religiosa (antes dos últimos cinco séculos os islâmicos e depois os cristãos) criaram e conduziram várias instituições para doentes mentais. Algumas podem ser citadas como exemplos de humanitarismo e respeito pelos doentes mentais; outras, entretanto, abrigaram violência, exclusão e negligência em relação aos alienados.

A MELANCOLIA RELIGIOSA

Como citado anteriormente, na Idade Média ocidental, dominada quase que integralmente por uma visão religiosa do homem e da vida, a concepção demonológica da loucura, como de resto de todo infortúnio humano, produzirá uma forma de *melancolia religiosa* das mais interessantes.

Starobinski (1962) faz, nesse sentido, um relato detalhado do pecado da acídia. Os padres da igreja debatem intensamente sobre tal condição. Seria uma afecção melancólica passível de tratamento, um pecado de tristeza? Seria a acídia verdadeiramente um pecado?

O que é afinal a *acídia*? Ela é um torpor, algo pesaroso, uma falta de iniciativa, uma perda das vontades e desesperança total em relação à própria salvação. Pensa-se que é uma tristeza que nos torna mudos, quer dizer, produz uma *afonia espiritual*, verdadeira extinção de voz da alma. A acídia, lembra Starobinski, faz secar o dom da palavra e da oração. O ser fecha-se em seu interior, em um mutismo que nega qualquer comunicação com o que está fora dele. Uma mordaça prende a boca da vítima de acídia. O historiador assinala que, no inferno de Dante, os acometidos de acídia, os *accidiosi*, situam-se nas proximidades dos coléricos. Eles são condenados ao castigo da eterna agressão entre si mesmos. Os *accidiosi* vivem afundados em um imenso lodaçal, deixando ouvir seus rumores queixosos que não são mais do que um murmurar confuso. Não emitem palavras, apenas toscos burburinhos. Assim, a afonia espiritual, a impossibilidade de expressar-se, está representada em Dante por esta vigorosa alegoria: os *accidiosi* são profundamente imundos, cenosos, prisioneiros do mais terrível lodaçal.

Starobinski prossegue explicando que a acídia acomete, principalmente, as pessoas notáveis, eremitas, anacoretas, os monges cenobitas, homens e mulheres que se entregaram à vida monástica cujos pensamentos deveriam dirigir-se ao bem espiritual, que justamente agora se lhes torna inalcançável.

A acídia, como alegoria, tem múltiplas implicações, como a relação com o antigo temperamento melancólico, a condição de filhos de Saturno ou a relação com o demônio do meio-dia (de que fala o Salmo 91). De qualquer forma, para os padres da Igreja, o remédio para a acídia é lutar contra a melancolia da vida solitária, fundamentalmente por meio do trabalho e da oração. O trabalho é bom, não por modificar o mundo, mas, sobretudo, por negar a ociosidade. Isso é fundamental, a acídia cresce no círculo vicioso da ociosidade. Deriva da ociosidade e é agravada por ela, pois esta paralisa toda a atividade espiritual. Há, de fato, na acídia, uma fascinação pela ociosidade, que se afunda em si mesma. Assim, o trabalho, como contemplação, assim como a oração e o pensamento em nosso destino último, representam uma distração e divergem dessa ociosidade tão perigosa. Na mesma linha, Rober Burton (1893) em sua *The anatomy of melancholy*, de 1621, sustenta que o tratamento da melancolia religiosa é evitar ao máximo a ociosidade e a retração.

A melancolia religiosa parece não ter sido exclusiva de monges e devotos comuns. Ela teria, também, acometido grandes líderes e revolucionários religiosos do Ocidente. Segundo uma vasta literatura biográfica, Martinho Lutero teria padecido intensamente de "melancolia religiosa", vivendo períodos de profunda depressão e ansiedade intensa (Erikson, 1962). Em suas cartas estão documentadas as experiências de "dúvidas, desesperos e desânimos profundos, sentimentos de culpa atrozes" (Van Lieburg, 1988). Ele também relata os episódios em que "seu coração trepidava, tinha ataques de choro, um suor intenso, sentia-se privado de sua fé", profundamente deprimido e com sua auto-estima arrasada. Em uma de suas cartas, relata em latim: "Ora pro me misero et abjecto verme tristitiae spiritu bene vexato" (Enders, s/data).

Não só o gênio religioso criador de um movimento sociorreligioso e teológico que foi fundamental na deflagração do protestantismo, mas também seu oponente na história do cristianismo ocidental, o criador da Companhia de Jesus, Inácio de Loyola, também teria sido vítima da melancolia religiosa (Van Lieburg, 1988). Em *A história de um peregrino*, ele relata que "a despeito de tudo eu continuo experimentando agonias de consciência que, dia após dia, revelam aspectos diferentes. Como resultado, encontro-me em uma condição totalmente deplorável, desanimadora" (Van Lieburg, 1988). Certamente é impossível reconstruir com exatidão clínica, na perspectiva contemporânea, as vivências de tais personagens. Mas há algum consenso entre os biógrafos de que, pelo menos em determinados aspectos de suas vidas, eles foram tocados pela melancolia religiosa.

A LOUCURA RELIGIOSA

> O único assunto é Deus
> o único problema é Deus
> o único enigma é Deus
> o único possível é Deus
> o único impossível é Deus
> o único problema é Deus
> o único culpado é Deus
> e o resto é alucinação
> Carlos Drummond de Andrade, "Único"
> (In: *As impurezas do branco*)

O historiador inglês Roy Porter (1990) reconstruiu a "loucura religiosa" dos séculos XVII e XVIII sugerindo uma aproximação entre a religiosidade cristã e o que ele chamou de "loucura boa". Porter aborda, principalmente, o cristianismo evangélico do norte da Europa e do universo anglo-saxão. Nesse contexto, diz "[...] o 'êxtase' religioso do verdadeiro cristão era em si mesmo uma forma de estar fora do juízo, uma forma de loucura 'boa'". Essa loucura boa tinha uma longa e nobre linhagem na teologia cristã. Ela estaria no *Elogio da loucura*, de Erasmo, e na Inglaterra reformista, da revolução puritana, nos divinos e pios, que estavam em "contato com vozes divinas, testemunhavam visões em sonhos, proferiam verdades proféticas e, acima de tudo, viam a mão de Deus em todas as coisas".

Porter salienta que havia também, certamente, uma "má" loucura religiosa. Tal loucura estaria intimamente relacionada a Satanás, que o tempo todo se esforçava para apoderar-se dos pecadores fracos e daqueles que sentiam as tentações. Os possuídos pelo tentador manifestavam essa forma de loucura religiosa de diversos modos: blasfemavam, xingavam, eram promíscuos, cometiam a idolatria, desobedeciam aos mandamentos, caíam em desespero e cometiam o suicídio. O Demônio, muito esperto, diz Porter, insinuava-se dentro das almas, sob o pretexto de ser a palavra e a vontade do próprio Deus. As vozes, as visões e os estados profundamente alterados do humor e da consciência podiam, portanto, tanto ser uma forma privilegiada de contato com o divino como a terrível possibilidade de ser astutamente possuído pelo demoníaco. Nesses séculos, na maioria das vezes, o tratamento para a forma de loucura religiosa má continuava a ser o exorcismo, a expiação e a oração.

Screech (1985) radicaliza essa perspectiva ao pensar a loucura, em particular a "boa loucura", como intrinsecamente ligada ao cristianismo. Ele abre seu artigo *Good madness in Christendom* afirmando a relação íntima entre o cristianismo e a loucura: "Madness and Christianity go hand in hand".

Desde o início do cristianismo, seus principais dogmas, como o da ressurreição de Cristo e o da ressurreição de toda a humanidade, já haviam sido percebidos pelos pensadores gregos e romanos como idéias insanas (Screech, 1985). A alma imortal, após a morte, abandona o corpo, e este, ao que parece, não tem por que ressuscitar. Além disso, teriam as crenças e experiências dos primeiros cristãos, centradas em êxtases, arrebatamentos de toda ordem, uma considerável compatibilidade com a noção platônica de *mania*.

Na Renascença, Erasmo de Roterdam (1968) volta a enfatizar a relação da essência do cristianismo com a "boa loucura". Segundo ele, o Cristo queria que seus seguidores fossem, de certa forma, como os "loucos". São Paulo também teria ido por essa linha. Segundo Screech, a utilização da noção de loucura em São Paulo é mais do que alegórica:

> He (Paul) is not simply exulting in the fact that Christians truths seem mad to many. He is going much further: Christianity is, he insists, foolish in a very real sense. It is "the foolishness of God" (to moron tou theou). [...] St Paul may have meant these words to be taken quite literally.

Muitos dos padres da Igreja teriam, também, formulado isso, afirma Screech, ao analisar um dos dogmas centrais do cristianismo. Deus, tendo perdido a esperança de salvar o mundo por meio de sua sabedoria, decidiu salvá-lo por meio de um ato de "divina loucura". O ato "louco" de Deus teria sido a crucificação de seu único filho. Assim, os cristãos deveriam agir em conformidade com tal "dimensão louca" de Deus, empreendendo os atos de caridade e entrega total próprios do cristão converso, assim como experienciando os êxtases, as visões e os arrebatamentos esperados da condição de verdadeiro crente. O êxtase, lembra Screech, é a experiência de *ek-stasis*, de ser retirado de si mesmo, de alienação de seu eu.

No século XIX, período de formação da psiquiatria e psicopatologia moderna, houve um importante debate sobre as possíveis relações entre a religiosidade e o adoecimento mental. Naquele século, uma das formulações mais recorrentes refere-se à idéia de que o excesso de religiosidade, o fanatismo religioso, as práticas religiosas intensas, assim como determinadas formas de religiosidade (como as espiritualistas e as religiosidades dos "povos primitivos") seriam propiciadores do adoecimento mental.

Phillipe Pinel (1745-1826), o grande reformador da teoria e prática psiquiátrica na virada do século XVIII e XIX, publicou seu *Traités médico-philosophique sur l'alienation mentale ou La manie* em 1801. Nesse tratado, aponta os excessos religiosos como fatores relevantes na gênese da alienação mental. No conjunto de causas psíquicas e sociais (naquele contexto designadas "causas morais"), o fanatismo religioso ocupa um lugar importante ao lado da ambição exagerada e frustrada, das tristezas profundas e dos amores fracassados:

> Les causes determinantes de cette maladie (l'aliénation mentale) sont le plus souvent des affections morales très-vives, comme une ambition exaltée et trompée dans son attente, le fanatisme religieux, des chagrins profonds, un amour malheureux.

Pinel, ao tratar especificamente da loucura religiosa (o termo de Pinel é *manie religieuse* ou *devote*), afirma que essa forma de alienação mental é muito difícil de ser tratada. Segundo ele, para tratar os acometidos da loucura religiosa, é necessário retirar de suas vidas todos os elementos religiosos, os objetos relativos a cultos, toda pintura e todos os livros que lhes lembrem a religião. Como representante dos intelectuais iluministas do final do século XVIII, Pinel recomenda que o alienista deva ler para eles certas "leituras filosóficas", mostrando-lhes, por um lado, as histórias ancestrais de humanidade e patriotismo dos antigos sábios, por outro, a nulidade pia e os delírios bizarros dos santos e anacoretas. É preciso, afirma Pinel, preencher a mente do portador da loucura religiosa, ocupar sua imaginação com conteúdos contrários às suas quiméricas idéias religiosas.

O principal discípulo de Pinel, Esquirol publicou, em 1838, seu *Maladies Mentales*, no qual afirma que os monomaníacos religiosos (outros termos seriam *théomanie, delire sacré*) são aqueles delirantes que crêem que têm uma missão celeste, acreditam-se profetas, estão em comunicação com Deus, com o céu, com os anjos. Ele cita o caso de um velho delirante que, dominado por alucinações e delírios religiosos, chegou ao extremo de matar o próprio filho: "Croit entendre la voix d'un ange qui lui ordonne d'immoler son fils à l'exemple d'Abraham, et consomme son sacrifice, était un monomaniaque".

A monomania religiosa, segundo o mestre francês, representa uma exacerbação patológica de determinados traços presentes na maior parte das pessoas, que os conduzem a uma peculiar organização patológica que os afasta de um modo de vida razoável e saudável:

> Emportés par l'enthousiasme ou par le fanatisme religieux ou politique, exaltés par des passions érotiques, aveuglés par des idées d'un bonheur imaginaire [...] Comme tous les aliénés, ces malades nègligent leurs intérêts, leurs affaires, et affrontent les convenances sociales.

Sobre as causas da monomania, Esquirol esclarece que ocorrem, em combinação, causas físicas e mentais (*causes mentales*). Particularmente importantes seriam as paixões fortes, enérgicas, expansivas. Dentre tais causas mentais excitantes, Esquirol arrola: "Les passions vives, et surtout les rêvers de fortune ou les mécomptes de l'amour-propre et de l'ambition. Souvent aussi l'exaltation religieuse, les meditations ascétiques..."

Moreau de Tours (1843), discípulo de Esquirol, em viagem de pesquisa, fundadora da etnopsiquiatria, postula que: "A exaltação das idéias religiosas é a causa principal, pode-se quase dizer única da loucura entre os muçulmanos". Na Inglaterra, na mesma linha, Winslow (1853) afirma que os excessos religiosos e o fanatismo místico seriam fatores causais principais dos transtornos mentais entre os hindus.

Mas, seguramente, os excessos religiosos não eram apenas indutores da loucura na França ou nos povos exóticos e primitivos. George Burrows, em seu *Commentaries on Insanity*, de 1828, afirma que, na Inglaterra, onde a massa de indivíduos é pia e moralmente inclinada e também onde a liberdade de cultos e de discussão teológica é tolerada, abundam os cismas e sectarismos religiosos. Como conseqüência disso, há intensa mudança de uma fé para outra e um vigoroso e prolífico proselitismo. Essa configuração sociorreligiosa, segundo Burrows, seria, certamente, uma importante causa predisponente da "loucura religiosa". Burrows prossegue relacionando fervor e excessos religiosos à insanidade mental:

> [...] but excess of religious enthusiasm, unless tempered by an habitual command over the affective passions, usually and readily degenerates into fanaticism: thence to superstition the transition is in sequence; and permanent delirium too often closes the scene.

Na Alemanha, Karl Wilhelm Ideler, representante da chamada psiquiatria romântica alemã, publicou de 1848 a 1850 um tratado em dois volumes destinado exclusivamente à loucura religiosa (*Religiösen Wahnsinns*). Nesses livros, fala do "importantíssimo significado dos delírios religiosos". Tais delírios nada mais são que a conseqüência da ilimitada ânsia pelo divino ("*...so grenzenlosen Sehnsucht nach dem Göttlichen*"). Tais delírios religiosos expressam, para o autor alemão, uma das dimensões mais altas e poderosas da vida.

Griesinger (1964), em seu tratado de 1867, ao comentar as causas psíquicas (*psychische Ursachen*) da alienação mental, reafirma a noção difundida de que a exaltação religiosa pode ser um dos fatores causais da loucura. Ele afirma que:

> [...] a transformação em uma forma de vida desordenada, a ociosidade, o desejo excessivo por coisas da moda, pela sensualidade, a tensão política excessiva, assim como as exaltações religiosas, os tormentos ascéticos auto-infligidos, ou a sofrida perda de relações de amizade ou amorosas; isso tudo pode de alguma forma levar à falência moral, a vida social de uma pessoa que se desperdiça através da loucura. (Griesinger, 1964)

Krafft-Ebing, em seu livro de 1879, também considerava a dimensão religiosa fundamental para a psicopatologia. Ele descreveu uma entidade nosológica na qual os conteúdos religiosos ocupavam lugar de destaque, denominando-a *Paranoia chronica (acuta) halluzinatoria religiosa*. Também relatou casos clínicos ricos em sintomas religiosos utilizando o termo *Theomanie*.

PSICOPATOLOGIA E RELIGIÃO EM ALGUNS AUTORES FORMADORES DA PSICOPATOLOGIA MODERNA: KRAEPELIN, DE SANCTIS, SCHNEIDER E JASPERS

Kraepelin e o religioso nas psicoses

Emil Kraepelin (1856-1926) é considerado, na história da psiquiatria, o principal autor responsável pela descrição minuciosa e pela classificação criteriosa dos transtornos mentais. Tal perícia de observação e classificação é reconhecida e permanece consideravelmente influente na forma como são descritos e classificados os transtornos mentais até hoje. Kraepelin é, dessa forma, o mestre da clínica psiquiátrica, tendo fornecido para a psicopatologia contemporânea o modelo básico de observação e ordenação de sintomas e transtornos.

O componente religioso nos transtornos mentais foi notado com muita freqüência pelo psiquiatra alemão. Suas descrições clínicas evidenciam, de modo geral, a presença recorrente de conteúdos místicos e religiosos, sobretudo nos pacientes psicóticos (aos quais ele mais dedicou seu tempo e suas pesquisas).

Em seu principal tratado, o *Lehrbuch der Psychiatrie*,[104] nos capítulos relativos à demência precoce, à parafrenia e à loucura maníaco-depressiva, há inúmeras descrições de pacientes cujos sintomas principais eram marcados pelos conteúdos religiosos.

---

[104] *Lehrbuch der Psychiatrie* foi editado por Kraepelin durante toda sua vida, em oito edições (a nona foi publicada após sua morte). Uma tradução acessível de parte da oitava edição (de 1909-1913) foi organizada pela Editora Polemos, de Buenos Aires. (KRAEPELIN, E. *La demência precoz, parafrenias, la locura-maniaco-depressiva*, 1ª, 2ª e 3ª partes. Buenos Aires: Polemos, 1996.)

A demência precoce corresponde ao que hoje se denomina esquizofrenia, sobretudo as formas mais graves, com um quadro clínico que, além de alterações de pensamento, delírio, alucinações, também revela considerável desorganização mental e enfraquecimento das faculdades volitivas. São as formas mais deteriorantes e desorganizadoras de esquizofrenia.

Nos casos de demência precoce, Kraepelin nota que, no que se refere às alterações perceptivas, os pacientes "vêem imagens em sua frente [...] os cães do inferno, uma estrela branca, demônios, anjos [...] recebem ordens do anjo Gabriel". Na área das alterações da vontade, o autor observa que o negativismo é freqüente e central nessa condição. Uma parte dos pacientes apresenta tal negativismo intimamente associado a conteúdos religiosos: "os pacientes se sentem sob uma 'proibição', não comem nada durante um dia 'porque Deus não quer que o façam', não devem falar, devem permanecer deitados, 'por uma ordem superior', porque os médiuns assim querem, 'as vozes lhes ordenam'".

É no campo das idéias delirantes que os pacientes com *demência precoce* mais evidenciam os conteúdos religiosos. Tais delírios podem estar em um contexto de exaltação ou de culpa, relata Kraepelin. No contexto de delírios religiosos exaltados, alguns pacientes *querem ir a Roma liberar o papa*. Segundo ele, muitos desses pacientes sentem-se destinados a grandes obras, a grandes acontecimentos:

> o paciente recebe revelações divinas, vai escrever um livro sobre a nova cristandade, vai redimir o mundo, lutou contra o diabo, esteve no céu. Ele é o "pai de sua própria mãe", é um mediador entre Deus e os homens, o Espírito Santo está esperando a redenção, o juízo final. Pode curar os doentes, suprimir a menstruação das mulheres, agora ninguém mais irá morrer.

Tais delírios nas mulheres ganham um colorido especial, elas tornam-se as "criaturas do céu, estão destinadas a casar com o Kaiser, querem se casar com Jesus".

Aqueles pacientes delirantes que têm mais idéias negativas, assediadas pelo pecado, pela culpa, pelo arrependimento, têm delírios com tais matizes: "um paciente cometeu um pecado capital, é uma serpente pecadora, é acusado de sodomia, quer morrer. Deve expiar as suas culpas, deve ser sacrificado, caiu nas mãos do diabo que vai lhe torcer o pescoço". De forma particularmente recorrente, o diabo faz-se presente para o paciente atormentado por tais delírios, repletos de culpas e arrependimentos. Tais pacientes, diz Kraepelin, "se ajoelham, rezam, pedem perdão; uma paciente pôs a roupa de domingo e ia saltar pela janela para alcançar Deus, pois não havia confessado tudo". O autor relata que esses delírios vêm freqüentemente acompanhados de alucinações auditivas; e os doentes, para tentar neutralizá-las, "tapam os ouvidos com papel ou pão e tratam de tentar caçar os espíritos (terminemos com o diabo!); uma paciente jogou os peixes pela privada, pois mantinham conversas blasfemas".

Na parafrenia, os delírios, ao lado das alucinações, formam a essência do quadro clínico, não havendo considerável deterioração da personalidade ou alterações profundas da vontade e da afetividade. Aqui, segundo Kraepelin, as idéias religiosas de exaltação ocupam o primeiro plano. Ele comenta que muitos desses pacientes notam que as pessoas falam deles como se fossem santos. As inspirações e revelações divinas são muito freqüentes: possuem o "dom da profecia, tratam com o Cristo, são 'sem pecados', mediadores entre Deus e a humanidade, são instrumentos e filhas de Deus, podem obrar milagres; receberam uma graça especial, devem cooperar para a redenção do Mundo, na 'catástrofe final'". Notando a conexão entre idéias religiosas e idéias eróticas nas mulheres, Kraepelin cita novamente uma paciente que se autodenominava "a noiva do céu", que esperava o "noivo-anjo". Essa paciente declarava que iria ser "uma sacerdotisa, que na realidade ela era a terceira pessoa da divindade". Outra paciente de Kraepelin afirmava que "durante sete anos e meio havia estado grávida do Espírito Santo, mas Deus havia declarado que Ele não queria vir ao mundo naquela instituição" (no sanatório psiquiátrico onde a paciente estava). Finalmente, uma terceira paciente parafrênica, examinada pelo mestre alemão, se chamava "a noiva de Cristo" e afirmava ter visto "o menino Jesus ao lado de sua cama [...] Ouviu a voz de Deus que lhe dava ordens e lhe comunicava respostas a perguntas-pensamentos. Durante a noite, sentia um alento caloroso e um rosto ao seu lado, percebia a cópula e em seguida ouvia o menino falar em seu ventre".

Finalmente, em relação à loucura maníaco-depressiva (atual transtorno bipolar), Kraepelin salienta que os delírios seguem o colorido geral do quadro: de ruína, culpa ou pecado nas melancolias psicóticas e de grandeza, exaltação ou poder nas manias psicóticas. Nestas, os pacientes expressam a pretensão de serem: o "Messias, a pérola do mundo, o filho de Jesus, a noiva de Cristo, a rainha do céu, o imperador da Rússia, Deus, de ter mil filhos". Alguns, salienta o autor, "estão protegidos pelo Espírito Santo, destruíram o diabo, podem curar todos os enfermos com a hipnose". Já em uma das formas psicóticas de depressão, que Kraepelin denomina *melancolia fantástica,* os pacientes vêem

> maus espíritos, a morte, cabeças de animais [...] um rosto escuro de dentes afiados, anjos, santos, parentes mortos, a Santíssima Trindade no céu, uma cabeça suspensa no ar. [...] O diabo espia por detrás da cama, Satanás e a Virgem Santa surgem do chão. Deus se faz ouvir com a voz de trovão, o Diabo fala na igreja.

Em um outro paciente atormentado por delírios melancólicos, Kraepelin descreve uma pequena epopéia na qual o inferno e seus demônios passam a povoar a mente do paciente:

> o doente vai para o inferno. O diabo desce pela chaminé para levá-lo [...] tem a aparência de um animal negro de garras afiadas, fala a seu coração: é o próprio doente que se transformou em diabo, o filho que perdeu há pouco também não irá para o céu. Sua maldade (a do paciente) está inscrita em sua face; todos conhecem os seus crimes. Ninguém mais o quer.

Os terrores que vivem os pacientes melancólicos são dos mais extremados. Kraepelin assim prossegue na descrição do mundo delirante-religioso de seus doentes:

o cortam em mil pedaços, é devorado pelas ratazanas, o deixam nu em uma selva com os lobos [...] lhe cortam os dedos, arrancam seus olhos, arrancam suas partes sexuais, as mulheres sentem que lhes puxam o útero. É o juízo final; chega a vingança de Deus. Hoje é o último dia, a última ceia. A cama é um cadafalso, o doente pede confessar-se por uma última vez.

A psicopatologia de Kraepelin revela, dessa forma, a presença marcante de elementos religiosos, que, diga-se de passagem, podem-se observar também em pacientes contemporâneos. A personagem do demônio, por exemplo, continua a ser figura comum nos delírios e nas alucinações de pacientes pertencentes a denominações ou ao ambiente cultural pentecostal atual. O aspecto de uma certa confluência entre os domínios do religioso e do erótico, notado no início do século nos casos de Kraepelin, também o foi por outros autores, como Freud (1911), Janet (1926), Osório Cesar (1939) e Mira y Lopez (1943).

Sante De Sanctis: psicologia e psicopatologia da conversão religiosa

Sucessor de Augusto Tamburini na clínica psiquiátrica de Roma, fundador de uma vigorosa perspectiva de psicologia experimental na Itália, Sante Camillo De Sactis (1862-1935) foi, possivelmente, o autor mais influente na psiquiatria italiana da primeira metade do século XX. Professor e psiquiatra de amplos interesses, estudou psiquiatria criminal com Lombroso, neuropatologia com Marchiafava, hipnose com Forel, descreveu e estabeleceu, inspirado por Kraepelin, a psicose infantil como *dementia praecocíssima*. Pesquisou sobre psicopatologia do trabalho e desenvolveu testes e métodos de reabilitação para crianças com deficiência mental. Além disso, manteve longa correspondência com Freud. Uma das áreas mais estimadas desse incansável pesquisador foi a da psicologia e da psicopatologia da religião. Em sua obra *La conversione religiosa: studio bio-psicologico* (1927), foi buscar inspiração para entender a psicologia e a psicopatologia da conversão em Wundt, William James, Stanley Hall, Leuba e, com particular ênfase, no conceito freudiano de sublimação.

A adolescência implica para a conversão, por exemplo, uma estimulação provocadora de mudanças intelectuais-morais que pode resultar em conversão, dependendo de certas condições psíquicas e do contexto social. A conversão religiosa implica, segundo ele, um *spostamento* (deslocamento) de energia psíquica afetiva de um objeto para outro; "spostamento che si acompagna secondo i nostri postulati anche a un proporzionale spostamento di energia vitale". É toda uma energia vital que se transfere, em um jogo de forças particular, de áreas afetivas importantes, para constituir os novos objetos religiosos. A conversão se apresenta, diz ele, como uma concentração de força afetiva sobre o objeto de fé.

Nesse processo, um dos elementos centrais é, segundo De Sanctis, o processo descrito por Freud como sublimação (mas, segundo ele, isso é algo que já havia sido apontado por Dante e Platão). Ele lembra que *sublimare*, em latim e italiano, significa *elevare*, elevar por ação de uma força interna. A sublimação alarga, eleva, torna social e moral um fato psíquico individual qualquer, geralmente implicando impulsos egoístas, sexuais ou agressivos. A sublimação, na perspectiva freudiana, é um processo totalmente inconsciente. Mas, para o autor, a própria presença de elementos morais/sociais na sublimação indica que aqui operam também elementos conscientes e volitivos; há na sublimação, segundo De Sanctis, um elemento de esforço (*uno sforzo*) por parte do agente que renuncia à satisfação individual, renúncia que os imperativos sociais e religiosos tornam obrigatórios. Assim, a sublimação é um processo incessante, em parte inconsciente e em parte consciente, que ocorre em todos nós, diz o italiano. Ela *germina automaticamente* em certos períodos da vida e em algumas pessoas. Nos convertidos, em particular, ocorre esse processo inconsciente de forma intensa, mas sempre com determinada contribuição voluntária, uma renúncia escolhida pelo sujeito.

A conversão é, portanto, na maior parte das vezes, fenômeno normal produzido por processos psíquicos e sociais normais, de interesse para a psicologia e a sociologia. Entretanto, salienta ele, há *conversões patológicas (le conversioni patologiche)*, compreensíveis mais pela abordagem psicopatológica.

O primeiro problema é distinguir as conversões normais das patológicas. Isso nem sempre é fácil. De Sanctis critica a tendência de alienistas, fisiólogos e antropólogos italianos de estender demais a alienação a toda delinqüência, ao gênio e ao misticismo (seu mestre Lombroso é, certamente, um dos alvos da crítica). "Da Gesù a Giuliano l'Apostata, da Giovanna d'Arco a Napoleone, da Maometto a Tolstoi [...] Quase tutti i giganti del pensiero, del sentimento e dell'azione si ritenevano tocchi di alienazione mentale." Isso porque o conceito de loucura (*concetto di "pazzia"*), segundo ele, na *nuova psychiatria tedesco-italiana* recebeu uma extensão excessiva e arbitrária.

O misticismo, por exemplo, considerado fenômeno patológico por muitos alienistas, não é, necessariamente, desrazão para De Sanctis. Ele não é *contra a razão*, mas opera com uma *outra razão*, distinta da razão discursiva, para além de uma consciência socializada. O misticismo envolve um certo contato com o mistério, que não turva a consciência lógica e científica, mas dela se afasta.

A idéia de conversão patológica relaciona-se, para De Sanctis, à necessidade de delimitação mais precisa de loucura (*pazzia*). São apenas, afirma ele, os doentes mentais graves que vão revelar, por meio de seus delírios e alucinações, os misticismos e conversões verdadeiramente patológicos.

Um outro aspecto polêmico para De Sanctis é como interpretar a convivência freqüente, em particular na doença mental, entre sintomas do misticismo e sintomas de erotismo e loucura. Ele diz que "[...] la letteratura psichiatrica è piena di fatti che dimostrano la frequenza con la quale nei pazzi il misticismo si associa alla sensualità". A simples constatação de que na história de todas as religiões verifica-se, segundo ele, uma associação erótico-mística não é suficiente para explicar esse fenômeno.

As conversões movidas por doença mental são particularmente freqüentes em sujeitos acometidos por psicose maníaco-depressiva, afirma o autor, com base em casos acompanhados por ele mesmo. Na fase maníaca, em especial, ele observa católicos que se convertem a igrejas evangélicas ou a outros cultos, assim como pacientes evangélicos e judeus que se convertem a um catolicismo fervoroso.

Falta, nessas conversões "maníacas", o processo de *sublimação voluntária*, tratando-se, de fato, de uma pseudoconversão, posto ser ela impulsionada pela doença mental.

Finalmente, De Sanctis compara as visões, as vozes e as revelações nos místicos e nos loucos. O contato sensorial com a divindade é muito comum nas duas condições. Seriam todos os visionários da história alienados? Ele responde com um não categórico. São os jovens psiquiatras inexperientes, que se apressam em diagnosticar como histero-psicopatas ou epilépticos os religiosos-místicos que vivenciam os êxtases e as visões. Deve-se atentar para o fato de o cristianismo, diz ele, ser por excelência uma religião de revelações e visões; certas idéias religiosas surgem inspiradas pela divindade. As visões e as revelações dos religiosos são marcadas especialmente por um "estado de fé", do qual se deduz suas causas e conteúdos. Fantasia e fé, eis a substância da maior parte das visões e das audições místicas. Isso difere bastante das verdadeiras alucinações dos psicóticos, que são preenchidas por conteúdos religiosos. E a fé dos grandes místicos e das pessoas religiosas comuns, dos devotos e convertidos, diz De Sanctis, não comporta uma explicação psiquiátrica. Crença e fé são estados de consciência normalíssimos, mais bem-estudados pela psicologia contemporânea. A psicopatologia deveria ater-se à presença do religioso na verdadeira doença mental, que é algo qualitativamente diferente das experiências, mesmo as arrebatadoras, da vida religiosa cotidiana.

Schneider e sua "psicopatologia do religioso"

Em 1928, um ano após o lançamento do livro de De Sanctis, um dos mais importantes psicopatologistas alemães do século XX, Kurt Schneider (1887-1967), publicou um livro inteiramente dedicado a suas pesquisas sobre psicopatologia e religião (Schneider, 1928). Nessa obra ele descreve, detalhadamente, nas principais entidades nosológicas divisadas pela psicopatologia européia da época, como os domínios da vida religiosa e da doença mental se entrelaçam.

Para Schneider, têm mais relevância psicopatológica as vivências religiosas de alguns tipos específicos de transtornos mentais. Nos indivíduos com transtornos da personalidade (suas "personalidades psicopáticas"), nos epiléticos, nos depressivos e, principalmente, nos esquizofrênicos haveria uma religiosidade exacerbada.

Em relação aos transtornos da personalidade, ele afirma que em três tipos as vivências "psicopático-religiosas" teriam maior relevância. Entre os "psicopatas depressivos" ("personalidades depressivas"), haveria forte tendência as ruminações, culpas e reflexões religiosas intermináveis, fracasso da vida atual, desamparo interior. Tais vivências conduzem essas pessoas para determinadas crenças religiosas e visões de mundo que seriam formas de dar conta desses traços de personalidade. Em um segundo tipo de transtorno da personalidade, os "inseguros de si", por sua marcante insegurança interna e sentimentos de insuficiência, tornam-se extremamente suscetíveis e sensíveis. Neles, as *angústias religiosas*, afirma Schneider, teriam grande importância. Particularmente entre os católicos, os conflitos relacionados à escrupulosidade revelam-se na busca recorrente ao confessionário e em remorsos intermináveis. Às vezes, pensamentos obsessivos com conteúdos religiosos criam dificuldades incontornáveis para essas pessoas.

De particular relevância, salienta Kurt Schneider, são as idéias obsessivas com conteúdos sexuais que se imiscuem no universo religioso do indivíduo. Há pessoas com transtornos da personalidade que, ao verem um crucifixo ou uma imagem sagrada, logo associam torturantes pensamentos eróticos, imagens sexuais altamente obscenas. Outros, ao orarem solitariamente, ou nos cultos, têm de pronunciar palavras obscenas ou têm pensamentos acentuadamente eróticos. Isso produz, em alguns indivíduos, um conflito terrível, gerando sofrimento muito intenso, afirma o psicopatologista alemão.

São, entretanto, os indivíduos com o transtorno da personalidade do tipo "psicopatas fanáticos" que revelam, mais freqüentemente, conteúdos e elementos religiosos. Schneider separa-os em "fanáticos expansivos" e "fanáticos discretos ou com pouca energia". Os expansivos com freqüência revelam-se líderes religiosos, mártires, pessoas convertidas a uma seita ou nova visão de mundo, que buscam de toda forma convencer aos demais de que sua verdade é superior. Os "fanáticos discretos", com mais freqüência, convertem-se e enchem os templos de novas seitas, novas religiões e novas formas de vida dos mais diversos tipos (profetas do naturismo, do nudismo, de hábitos alimentares incomuns, etc.).

Entre os indivíduos com epilepsia, podem-se encontrar muitas manifestações sintomáticas religiosas, postula Schneider. Nos períodos que antecedem as crises, podem vivenciar sentimentos religiosos ou metafísicos estranhos. Em estados confusionais, antes, durante ou após as crises, podem ver cenas religiosas, sentir que estão no céu ou que vêem Jesus. Certo paciente de Schneider, um jovem católico com epilepsia, lhe dizia, no estado confusional, que via o demônio e este lhe contava que sua mãe havia morrido.

No caso dos transtornos do humor, Kurt Schneider afirma que os maníacos eventualmente podem ter idéias de grandeza com conteúdo religioso. Já os depressivos, estes sim, mais freqüentemente teriam ruminações religiosas dos mais variados tipos. São comuns as auto-acusações relacionadas às "torturas da consciência religiosa". Muitos se acusam por terem se masturbado ou cometido pecados imperdoáveis aos olhos de sua religião e de sua consciência, influenciados pelo grave estado depressivo.

Schneider relata que um grande número de pacientes depressivos inicia seus sofrimentos por meio de uma "penosa religiosidade" (*peinliche religiosität*), tais pacientes principiam uma jornada extensa atrás de padres, pastores, confissões, missões, peregrinações, sem que tais tentativas produzam mais do que um alívio muito transitório. O psicopatologista pensa que tais estratégias podem, em alguns casos, trazer certa diminuição do estado depressivo, mas raramente curam quadros depressivos graves.

Um outro aspecto da psicopatologia religiosa no caso dos depressivos é o fenômeno de "afastamento" da própria religiosidade que alguns pacientes apresentam com o desenvolvimento do estado depressivo. Alguns queixam-se que "agora, estando em plena depressão, não conseguem mais crer, não conseguem rezar ou confessar-se".[105] Eles não sabem mais o que é o pecado, a imagem do Cristo na parede não lhes diz mais nada...

Finalmente, o capítulo da psicopatologia da religião mais rico, pensa Kurt Schneider, seria o dos pacientes esquizofrênicos. Para ele, o conteúdo das vivências desses pacientes inclui todos os tipos possíveis de pensamentos, esperanças e temores humanos. Assim, seria de estranhar que os conteúdos religiosos não estivessem presentes. Os delírios, as alucinações e os estados de humor podem ser, portanto, de conteúdo persecutório, político, erótico, religioso, místico, etc. Conteúdos religiosos, geralmente associados a outros tipos de conteúdos, seriam bastante freqüentes, postula o psicopatologista.

Schneider acentua que os conteúdos dos sintomas têm, necessariamente, o colorido do contexto cultural-religioso no qual os pacientes cresceram e viveram (*die Farbe des religioesen Kulturkreises*). Eles ouvem, em suas alucinações, a voz de Deus ou do demônio, ouvem ordens divinas ou provocações demoníacas. Na prática clínica diária, ao observar atentamente os pacientes, os conteúdos religiosos são vistos no relato dos delírios, na forma como "pregam" para os outros pacientes, no modo como falam, na postura, na forma como deixam a barba e o cabelo crescer. Muitas vezes, a vivência afetiva, os estados de humor e os sentimentos de pacientes esquizofrênicos têm, claramente, colorido religioso ou místico. Schneider relata muitos casos clínicos observados por ele, como o de pacientes que ouvem vozes do céu, de São Francisco, vêem Jesus, a Virgem, o Anjo. Também Deus, ele próprio, é muitas vezes *visto* pelos pacientes, afirma o autor.

Nos relatos de Kurt Schneider, verifica-se uma tendência, esperada para a Alemanha da época, de pacientes católicos evocarem os santos e a Virgem, assim como dos luteranos falarem de Deus, de Jesus e de figuras do evangelho. Restrito à sua perspectiva psicopatológica, de um fenomenismo descritivista, Schneider não postula linhas de causalidade entre a religiosidade e os quadros psicopatológicos. Sua ênfase é na dimensão clínico-descritiva. Embora acredite que na base dos transtornos mentais estejam causas físicas (demências, estados confusionais e psicoses), assim como psicológicas e sociais (neuroses, reações de adaptação e transtornos da personalidade), ele constata, como clínico atento, uma forte, recorrente e intensa presença do religioso na experiência dos pacientes, sejam eles acometidos por doenças mentais de base somática ou psicogênica.

Jaspers: relações de sentido entre psicose e religião

Karl Jaspers (1883-1969) foi seguramente, ao lançar o seu livro *Allgemeine Psychopathologie* (*Psicopatologia geral*) e com ele instruir a pesquisa psicopatológica

---

[105] Uma paciente acompanhada por mim, com 60 anos de idade, com depressão psicótica recorrente e muito grave dizia sentir uma intensa culpa e desconsolo, afirmando: "abandonei Jesus e ele me abandonou. Deus também esqueceu de mim e o demônio está no lugar dele. Quando chamo por Deus é o demônio que me aparece". Após um tratamento com lítio e tranilcipromina, a depressão remitiu, e tais crenças saíram de cena. Perguntei-lhe sobre essas questões, e ela me disse que não pensava mais nisso.

no rigor do pensamento filosófico, no cuidado epistemológico com as definições e o estabelecimento de limites ao furor científico, ao desejo de conhecimento total, quem demarcou o território da psicopatologia como ciência da patologia mental, ciência que serve a esta prática social conhecida como psiquiatria. Em sua obra psicopatológica,[106] ele dedica apenas algumas páginas às relações entre religiosidade e doença mental. Mas são reflexões importantes e dignas de análise que ele nos apresenta.

Jaspers afirma que o delírio, não raramente, aparece nos pacientes como vivências metafísicas. Nesse contexto, dissolvem-se duplamente os contornos entre o correto e o falso, entre o verdadeiro e o não-verdadeiro. Mas, assim como para a religião, também no campo do delírio a veracidade empírica não é o ponto mais importante. Salienta ele, entretanto, que as concepções metafísicas, com seus símbolos e imagens religiosas, adquirem uma importância cultural distinta naqueles que apresentam vivências esquizofrênicas em contraposição às pessoas não-psicóticas.

Para Jaspers, assim como para Kraepelin e Schneider, os diferentes tipos nosológicos apresentam formas diferenciadas de experiência religiosa. Notam-se conexões entre o religioso e o psicopatológico em vários pontos. Personalidades importantes na história das religiões, segundo ele, revelam aspectos de anormalidade psicopatológica. O *caso de histeria* expressa como uma condição psicopatológica pode ser relevante para estados de êxtase religioso e glossolalia. Entretanto, segundo o autor, a ajuda que as religiões podem prestar aos doentes mentais, assim como as implicações da ação prática de sacerdotes junto a pessoas cuja busca e comportamento religioso têm sua origem na psicopatologia ou em desdobramentos psicopatológicos é ponto que deve ser considerado.

Uma questão fundamental relativa ao encontro da religião com a psicopatologia que, segundo Jaspers, supera o plano do empírico diz respeito a como seria possível *reconhecer um sentido* na coincidência entre religião e loucura. Para o autor, é plausível uma interpretação que assinale que justamente os questionamentos referentes ao extremo, ao mais alto, ou último da condição humana (*das äusserste des Menschseins*), questionamentos que tocam as vitais condições de existência (*vitalen Daseinzustandes*) do ser humano, esses pontos extremados, possam fornecer uma base (*einen Boden*) na qual experiências humanas dotadas de sentido se realizem. Eis, então, um paradoxo que deve ser cuidadosamente examinado.

Pode-se, além disso, argumenta Jaspers, observar que, do ponto de vista sociológico-empírico, todo autêntico movimento religioso, de fé, ou igreja, de modo totalmente inconsciente ou apenas raramente consciente, pode ser caracterizado pelo absurdo de suas crenças, do conteúdo de suas doutrinas. Jaspers lembra o

---

[106] Os poucos parágrafos que Jaspers dedica à religião em seu tratado foram traduzidos de forma quase ininteligível (para o português e para o espanhol). Nesse caso, a consulta ao original faz diferença. JASPERS, K. *Algemeine Psychopathologie*. 9. Auf. Heidelberg: Springer Verlag, 1973.

credo quia absurdum Tertulliam,[107] que Kierkegaard acentuou no luteranismo, como o repúdio da razão ou a tendência a colocar em relevo o absurdo.

Assim, delírio e religião talvez sejam formas irracionais que, paradoxalmente, oferecem sentidos viáveis à condição humana, naqueles momentos e dimensões da existência marcados por sofrimento e irracionalidade extrema.

UM CASO ESPECIAL: O DELÍRIO RELIGIOSO

A loucura religiosa no século XIX foi renomeada e reconfigurada por meio de algumas entidades nosológicas novas: a monomania religiosa (expansiva ou não) de Esquirol, a demonopatia ou demonomania e o delírio religioso.

Em relação ao *delírio religioso*, cabe citar aqui, mesmo que brevemente, um caso exemplar relatado por um dos primeiros alienistas brasileiros, Nuno de Andrade. Em seu estudo "Das hallucinações ligadas à alienação mental" (Andrade, 1880) ele descreveu o caso de um "infeliz louco" reproduzindo os próprios depoimentos que o alienado escreveu em seu diário. Esse alienado, de nome Joaquim Gomes de Souza, que se afirmava "doutor em medicina", diz em seus escritos pessoais que:

> Foi dada permissão ao demônio para fazer-me todo o mal que quizesse fazer-me, e por todos os meios, até por meio dos animaes irracionaes, ou dos brutos e isso para os fins que Deus tem em vista. O demônio communicou isso aos habitantes da Terra, convidou-os contra mim, e para liga-los a si sevio-se de meios que os ditos senhores, homens e mulheres, sabem. Elles ligarão-se, mancommunarão-se contra mim; instrumentos do demônio, e o demônio instrumento delles, assim se congraçarão. [...] O demonio servio-se dos brutos: as serpentes, as onças, os lobos ferozes da Europa, ou dos logares onde os há, correrão atraz de mim para devorar-me. Eu estive nestes logares, soffrendo tudo, sem, contudo, sahir daqui do hospício.
>
> [...] o demônio me fere, e me persegue desde criança; mas foi no anno de 1860 que elle principiou a apparecer-me em figura humana, que começarão a apparecer-me em figura, tambem, os seus numerosissimos alliados. [...] não sei porque tanto ódio contra mim.

Finalmente, relata o senhor (ou seria mesmo doutor?) Souza, o demônio parece ter-se incorporado em um certo Barão do Rio-Verde. Esse barão teria passado gradativamente a mandar e governar o delirante:

> [...] queria guiar-me, queria dirigir-me, ou que eu escrevesse sob sua direcção, e apoderando-se de meu cérebro, uma luta se travava entre mim e elle. [...] Eu sentia, percebia, o Barão do Rio-Verde, entranhado, ou como que dissolvi-

---

[107] A frase *Credo quia absurdum* (creio porque é absurdo) é de Tertuliano (*De Carne Christi*), atribuída às vezes erroneamente a Santo Agostinho. Essa frase adverte que é próprio da fé crer sem necessidade de compreender, sem lançar mão da razão.

> do nas minhas carnes: eram como dous corpos, o meu e o delle, confundidos ou fazendo um só corpo, posto que elle estivesse em figura.

O relato termina de forma, ao que parece, trágica. Um outro homem teria aparecido ao alienado e lhe ordenado que deveria matar o tal barão. Esse outro homem não seria ninguém menos que o próprio Deus. "Levado, obrigado por aquella força superior e irresistível, em obediência á ordem de Deus, segundo a fé em que eu vivia, fiz o que nunca fiz, uma morte!"

O senhor Souza conclui, no final, que o tal homem que seria a encarnação de Deus, não o era. Ele era um ente criado por Deus e que se rebelou contra o próprio Deus, "e é hoje um dos piores demônios do inferno. [...] Portanto, estou sem culpa naquelle assassinato; não sou culpado da morte do Barão do Rio-Verde".

Esse relato de caso, embora do final do século XIX, indica como o delírio religioso foi disseminado por todo o mundo ocidental e gozou de um certo prestígio entre os alienistas.

Foi, possivelmente, Pierre Janet (1991) quem, na história da psicopatologia, descreveu de forma mais detalhada e aprofundada um caso de delírio religioso. Sua paciente, de pseudônimo *Madeleine*, começou a ser estudada por ele quando ingressou na *Sapetriere*, aos 42 anos de idade. Permaneceu internada na enfermaria dirigida por Janet por oito anos seguidos e, no total, ele a acompanhou quase que diariamente por cerca de 22 anos. Era uma jovem senhora inteligente, cheia de sentimentos delicados e diferenciados, que revelava verdadeiras qualidades literárias em seus diários. Janet juntou nesse estudo cerca de duas mil páginas com diários, cartas, poemas, relatos de estados delirantes, de êxtases, de consolos e torturas íntimas. O estudo de Janet, centrado no delírio religioso de *Madeleine*, foi editado em um livro de dois volumes, de cerca de 500 páginas cada um, publicado, originalmente, em 1926.

Logo de início, ao conhecê-la, chamou sua atenção aquela pequena mulher de vida estranha, com ricos delírios religiosos, uma atitude peculiar, um modo de caminhar nas pontas dos pés, os estigmas de Cristo nos pés e nas mãos, suas intensas crises de êxtase religioso, seus estados extremos de consolo e tortura.

Janet relata que o transtorno mental de *Madeleine* teve início precoce, pois em seus diários ela dizia que

> já aos cinco anos de idade uma voz me advertia à noite o que devia e não devia fazer, recebia luzes sobre coisas que, de ordinário, não entendia naquela idade. Sobretudo, sofria pensando nos desaventurados e me ocorria que deveria sofrer todas as dores das demais pessoas.

Para Janet, sua paciente sofria de um "delírio psicastênico". Seu delírio, embora fosse totalmente de conteúdo religioso, tinha um acentuado aspecto de relação com um personagem central que ela chamava Deus. O conteúdo, afinal, era o de um "delírio de amor". Tudo girava em torno desse amor, que tomava formas diferentes em estados de consolação, um amor satisfeito, que eventualmente podia adquirir a forma de "união sexual com Deus". Sobre essa união sexual, ela dizia:

"...não posso criticar a conduta de Deus, mas é melhor não falar sobre isso, pois além do mais não compreenderiam e eu mesma... não compreendo muito bem". Havia, certamente, o que se observa em muitos delírios religiosos, a idéia de uma união total a Deus. Ela assim se expressava:

> Gozo todos os prazeres reunidos em um sentimento de amor inaudito, plenamente satisfeito. Sempre tive eu um mal-estar no coração, porque acreditava que meu amor não era suficientemente compartilhado. Agora tenho o sentimento inefável de que meu amor é compreendido, compartilhado e devolvido a mim multiplicado por cem. Que confiança! Que abandono!

Esse amor triunfal por Deus também se expandia em um amor por tudo, "pelos pássaros que a amam e cantam para ela, as crianças que sorriem, os outros doentes do quarto que têm cabeças divinas e estão cheios de amor por ela". Janet reconhece que o estudo de Madeleine foi possível porque ela, em um determinado período histórico e em uma determinada sociedade, foi conduzida a um hospital laico, onde havia um médico profundamente interessado em questões psicológicas relacionadas ao delírio e aos sentimentos religiosos. Ela poderia ter sido uma mística ou santa, em outro meio sociocultural ou em outro contexto histórico.

É interessante observar as semelhanças entre esse famoso caso de Janet e o não menos famoso caso Schreber, estudado também de forma exaustiva e aprofundada por Freud (1982f). O delírio do dr. Schreber desenvolveu-se assumindo gradualmente um caráter místico e religioso. O seu sistema delirante é marcado pela missão de redimir e salvar o mundo (*seiner erloesenden Mission*), restituindo-lhe seu estado originário de beatitude. Isso só poderia ocorrer, entretanto, caso ele fosse primeiro transformado em uma mulher (*verwandlung zum Weibe*).[108] Freud nota que a relação desse delirante com Deus é das mais curiosas. Há, aqui, também, uma conexão entre o conteúdo religioso e o erótico, neste caso homossexual, no qual Deus, o sol, o médico, são figuras paternas temidas e amadas ao extremo. Assim como Madeleine, Schreber tem uma relação privilegiada com Deus, mas uma relação em que toma uma atitude feminina, passiva, para com Ele.

Nos dois delírios religiosos examinados, assim como em muitos outros vistos na clínica diária, a idéia de união profunda, às vezes total, com Deus talvez expresse um desejo humano de completude total, de encontro com um ser amado cujos gozos, divinos e eróticos ao mesmo tempo, sejam de abrangência e perfeição total.

Nessa linha, o psiquiatra cubano-espanhol Mira y Lopez (1943) descreve que, no delírio místico, muitos pacientes apresentam atitudes de recolhimento, parecem inspirados por um grande fervor em seus gestos e atitudes. Adotam posições de

---

[108] Cabe notar aqui que o termo *Weib*, que em alemão designa "mulher", é muitas vezes usado, na atualidade, com sentido pejorativo, no sentido de fêmea ou "mulher-objeto". Antes do feminismo e da era do "politicamente correto", na época desse texto de Freud, o termo *Weib*, ao que parece, referia-se à mulher-fêmea no sentido de "parceira sexual do homem", esposa, sem ter, entretanto, a carga pejorativa que tem hoje.

humildade e submissão, põem-se de joelhos, beijam o chão ou permanecem com os braços como que crucificados. Alguns caminham de forma altaneira, pausadamente, repartindo bênçãos ao seu redor. Crêem-se ungidos por poderes divinos, falam com Deus, com a Virgem e com o Espírito Santo. Há casos em que o indivíduo delirante oscila entre um delírio de possessão pelo demônio e por ser possuído por Deus.

Mira y Lopez postula uma interessante interpretação para o delírio religioso, místico ou de possessão. Tal tipo de delírio teria, com muita freqüência, segundo ele, um fundo afetivo de natureza erótica e predominantemente masoquista. Ocorre muito em mulheres, conduzindo-as a estados de êxtase que geralmente adquirem tonalidade religiosa e são acompanhados de pseudopercepções procedentes da esfera genital. Nesses casos, argumenta o autor, é possível empregar, no sentido pleno, o termo "possessão".

Essa perspectiva de interpretação do delírio religioso é iluminada pelo alienista suíço Auguste Forel (1920). Em seu livro *Die sexuelle Frage* (*A questão sexual*), de 1904, ele escreve um capítulo sobre "religião e vida sexual", no qual postula a íntima proximidade entre a vida religiosa e a erótica. Segundo ele, Krafft-Ebing já havia assinalado em seu livro *Psychopathia sexualis* que religião, poesia e erotismo misturam-se intimamente nos sentimentos obscuros, em particular na juventude. Entre os doentes mentais, afirma Forel, em especial nas mulheres, mas também em homens com paranóia, encontra-se uma mistura peculiar de erotismo e religiosidade. Verificam-se delírios ricos em relatos de "eternos noivados com Cristo,[109] com a Virgem Maria, com Deus ou com o Espírito Santo". Também são notáveis as experiências de orgasmo, casamentos imaginários, gravidez e masturbação com entidades religiosas. Para o autor suíço, a relação entre religiosidade e erotismo que eclode na experiência da alienação mental é notável, a tal ponto de autores franceses terem descrito o chamado *delire érotique-religieux*. Assim, a patologia mental faz aparecer uma relação arcaica, segundo Forel, entre vida religiosa e erotismo. Ele diz que "um grande número de ritos e costumes religiosos não são outra coisa que símbolos retrabalhados da vida sexual (em sentido amplo)".

Nessa mesma linha psicopatológica, o psiquiatra brasileiro Osório Cesar (1939), ao estudar delírios místico-religiosos no Hospício do Juquery, nos anos 1930, analisou uma série de pacientes com diversos diagnósticos (da época), como psicoses

---

[109] Santa Teresa descrevia sua experiência de êxtase como um "transporte" com seu "esposo" (Cristo). Culminando na exaltação espiritual que ela chamou de "ferida de amor". Entretanto, cabe aqui notar que, segundo Lewis (1977), embora a metáfora do casamento espiritual seja muito recorrente na tradição cristã ("...as freiras estão especificamente ligadas em união espiritual como o Noivo Sagrado"), tal casamento não é nem exclusivo das mulheres, nem do cristianismo. São Bernardo teria escrito que Cristo era o noivo de sua alma e, ainda segundo Lewis (1977), tal simbologia é também freqüentemente empregada por místicos islâmicos em relação ao profeta e ao próprio Alá. Ele diz: "no mundo inteiro se encontra essa concepção de união espiritual, imitando o casamento humano, usada para simbolizar a relação entre o espírito e seu devoto regular". (LEWIS, I. M. *Êxtase religioso*. São Paulo: Perspectiva, 1977.)

alucinatórias crônicas, parafrenias, melancolia e demência precoce, chegou à conclusão de que em todos os casos de delírio místico ou religioso se encontrava uma base erótica.[110]

Abordando o *background* cultural relacionado ao delírio, autores como o espanhol Alonso Fernandez (1977) e o brasileiro Othon Bastos (1986) insistem em que o delírio religioso, predominante no século XIX, teria dado lugar a um predomínio de delírios técnicos. Isso estaria relacionado aos novos tempos de dessacralização e tecnocracia. Eles acreditam que, no Ocidente, as vivências delirantes paranóides se referem a temas religiosos em grupos populacionais mais primitivos. Nestes, os doentes, de acordo com a religiosidade de seu meio, falam de espíritos, demônios, etc. De modo geral, afirmam esses psicopatologistas, nos dias atuais os temas religiosos nos delírios se mesclam com os técnicos, principalmente nas populações inseridas em culturas mais tradicionais e rurais que entram em contato com os dispositivos técnicos modernos.

Para Alonso Fernandez, o "esquizofrênico africano" tende mais a projetar suas idéias de perseguição sobre espíritos sobrenaturais, demônios e divindades, mas nos grupos africanos urbanizados surgem também os elementos técnicos, como "energias elétricas" e fenômenos similares. Os demônios, cita o autor, vêm, então, acompanhados da eletricidade...

Nessa linha, Steinbrook (1952), ao estudar pacientes delirantes na Bahia, constatou que os delírios paranóides eram associados a divindades, principalmente nas mulheres. Mais tarde, os delírios místicos na população baiana foram estudados de forma cuidadosa por Rubim de Pinho (2002). Ele constata, de modo particularmente sagaz, que os conteúdos místicos dos delírios dos pacientes são "em parte originários das crenças anteriores do sujeito, mas, em parte, advindos da convivência nos templos e com os sacerdotes que realizam as práticas terapêuticas". Rubim de Pinho nota que, curiosamente, nos delírios místicos, os santos católicos ou os orixás não aparecem. O diabo, este sim, aparece como elemento perseguidor, na forma difundida pelo cristianismo tradicional. Exu, apesar de recorrente no sincretismo nacional, também é raramente citado pelos pacientes. O autor acentua, ainda, que os novos grupos evangélicos parecem fazer reaparecer com força os conteúdos de culpa e perseguição religiosa que antes pareciam estar se tornando ausentes da vida dos delirantes.

Estudos recentes têm evidenciado que os delírios religiosos continuam a surgir em pessoas com esquizofrenia em diferentes países e culturas.

---

[110] Novamente aqui o conceito freudiano de sublimação, ou seja, deslocamento ou troca de um alvo sexual original por outro, socialmente valorizado, entra em questão. Nesses delírios erótico-religiosos haveria uma "falha" na sublimação, algo como um processo de sublimação que não se completou e revela os dois pólos (a pulsão sexual original e o objeto religioso receptáculo da pulsão desviada) convivendo de forma tumultuada. Ou teriam os próprios impulsos e sentimentos eróticos e religiosos um parentesco originário, uma proximidade natural, apesar de serem, muitas vezes, afastados radicalmente em doutrinas e práticas culturais.

Em um estudo nos Estados Unidos, Geertz, Fleck e Strakowski (2001) investigaram a presença e intensidade de delírios religiosos em 113 pacientes com psicoses (esquizofrênicas e afetivas). Os 71 pacientes protestantes apresentaram mais delírios religiosos (43%) do que os 29 católicos (24%) e os 33 sem denominação religiosa (21%). Para o grupo total, como esperado, aqueles que eram mais religiosamente ativos em sua vida social foram também os que apresentaram mais delírios desse tipo.

O grupo austríaco de Stompe e colaboradores (2005) revisou as pesquisas com amostras de pacientes esquizofrênicos internados e conduziu uma nova pesquisa, que avaliou a presença de delírios religiosos em 1.006 pacientes esquizofrênicos, segundo o DSM-IV, em seis países. Seu objetivo era obter dados de países diferentes, em um espectro que incluiu, segundo eles, países pós-modernos, modernos e tradicionais. Os resultados desses estudos estão resumidos na Tabela 5.1.

Além da identificação da prevalência, Stompe e colaboradores (2005) verificaram que, em relação à denominação religiosa, os pacientes membros de religiões animistas africanas apresentavam conteúdos religiosos em 42% dos casos; os cató-

Tabela 5.1
Freqüência de delírios religiosos em pessoas com esquizofrenia.

Estudos revisados	Freqüência de delírios religiosos	Estudo de Stompe et al. (2005) n= 1.006
Appelbaum et al. (1999), n=328, Estados Unidos	28%	Polônia: 32% Lituânia: 30%
Stompe et al. (1999), n= 126, Áustria	21%	Áustria: 33%
Tateyama et al. (1993), Alemanha	21%	–
Tateyama et al. (1993), Japão	7%	–
Stompe et al. (1999), n= 108, Paquistão	5%	Paquistão: 8%
Attalach et al. (2001), Egito	12%	Nigéria: 40% Gana: 48%
Dalgalarrondo et al. (2003) n=24, Brasil*	25%	

* A amostra brasileira foi constituída a partir de 300 internações de pacientes psiquiátricos agudos, dos quais foram tomados para análises apenas os "intensamente delirantes" (com pontuação igual ou maior que seis no item "pensamentos não-habituais-delírios" do BPRS. Nessa amostra de 24 pacientes, 42% apresentavam esquizofrenia e os outros 58%, psicoses afetivas e outras psicoses).

licos, em 33%; os protestantes, em 20%; os islâmicos, em 8%; e os pacientes sem denominação religiosa apresentavam delírios religiosos em apenas 4% dos casos. Em 60 a 90% dos casos de pacientes com delírios religiosos, o delírio envolvia a idéia de ser perseguido por um demônio ou pelo espírito do mal. Nos países africanos estudados, freqüentemente, era relatado o conteúdo de ter sido enfeitiçado. Menos freqüentes, mas não raros, foram os conteúdos de "vocação religiosa" (tornar-se Deus, ou o Cristo), observados mais comumente na Polônia e na Lituânia.

Estudos mais antigos (Murphy, 1967) indicavam que os delírios religiosos seriam mais freqüentes em sociedades católicas, seguidas das protestantes, sendo menos assíduos nas islâmicas. Nas sociedades budistas, eles seriam muito raros.

Em relação às prevalências diferenciais, apesar de comparações serem difíceis, pois as amostras e os métodos não são de todo comparáveis, chama a atenção, tanto nos estudos mais antigos como nos mais recentes, a alta prevalência nos países do oeste africano, uma prevalência intermediária nos países cristãos e a baixa prevalência nos países islâmicos e no Japão. Tais diferenças indicam que o contexto religioso e cultural do sujeito que desenvolve uma psicose possivelmente influencie de modo acentuado se ele desenvolverá ou não um delírio religioso. Mais ainda, não seria o simples fato de uma sociedade ser muito "marcada" pela religiosidade (caso do Egito e Paquistão), mas sobretudo o tipo e a estrutura[111] de religiosidade que teriam um impacto decisivo para o surgimento de conteúdos religiosos nas vivências das pessoas com psicoses. Para Stompe e colaboradores (1999), deve haver um certo equilíbrio entre proximidade e distância da religião para que os delírios religiosos se desenvolvam. A religião não pode ser idêntica ou totalmente sobreposta ao dia-a-dia, como o é nas sociedades islâmicas, afirmam esses autores. Como um sistema de símbolos, ela deve estar disponível na mente dos pacientes, sem, entretanto, ser algo absoluto, auto-evidente. Além disso, no islamismo, a proibição ou a impossibilidade de ser produzida a imagem de Deus contrapõe-se ao cristianismo, no qual os homens, como filhos de Deus, "negociam" mais livremente com seus símbolos sagrados.

A DISTINÇÃO ENTRE FENÔMENOS RELIGIOSOS E PSICOPATOLÓGICOS

Procede, certamente, aqui, uma reflexão sobre a natureza do delírio religioso e suas possíveis articulações com o universo religioso presente na cultura das pessoas que desenvolvem tais delírios. A análise de tal problema nos conduzirá, mais

---

[111] Para uma análise que relaciona estrutura cultural e religiosa da sociedade e ocorrência do delírio religioso ver: KIMURA, B. *Zwischen Mensch und Mensch*: Strukturen japanischer Subjektivität. Darmstadt: Wissenschaftliche Buchgesellschaft, 1995.

adiante, às tentativas de diferenciação entre os fenômenos religiosos e os psicopatológicos.

O psicopatologista inglês Andrew Sims (1995) sintetiza o tema relatando que, embora tais delírios tenham sido extremamente freqüentes no século XIX e tenham diminuído de freqüência no presente, continuam a ser bastante observados na prática clínica atual. Sims salienta que, embora muitas crenças religiosas possam parecer extremamente bizarras e diferir muito das concepções do senso comum ou dos profissionais de saúde, nem por isso devem ser imediatamente consideradas patológicas ou delirantes.

Para ele, os delírios religiosos verdadeiros podem ocorrer na esquizofrenia, nos quadros maníacos e depressivos psicóticos e em outras psicoses. Eles dependem do *background* social do paciente, de seus interesses e dos de seu grupo sociofamiliar. Sims postula que os delírios religiosos não são causados por crenças religiosas excessivas ou radicais, nem por erros ou falhas morais cometidos que o próprio paciente atribui como causa de seus infortúnios. Para esse autor, os delírios religiosos provêm, simplesmente, de um adoecimento mental de base (que seria "endógeno" e não "sociocultural") e refletem, em seu conteúdo (mas não como fator causal), as preocupações, os valores e os interesses do indivíduo e de seu meio cultural.

Para Sims, pode ser particularmente difícil a diferenciação entre crenças e experiências religiosas incomuns e delírio religioso. Ele propõe, então, os seguintes elementos para tal diferenciação:

1. tanto a experiência subjetiva do indivíduo como seu comportamento observável devem ser mais compatíveis com conhecidos sintomas psiquiátricos de doenças mentais reconhecíveis; isto é, o quadro todo condiz mais com doença mental do que com experiência religiosa. A expressão do quadro tem a forma de um delírio;
2. há outros elementos e sintomas reconhecíveis de transtorno mental também presentes, em outras áreas da vida do sujeito, além do delírio; por exemplo, constatam-se alucinações, alterações do humor, do pensamento, etc.;
3. o estilo de vida, o comportamento e a direção dos objetivos do indivíduo são mais consistentemente voltados para uma história de transtorno mental do que para experiências culturais pessoalmente enriquecedoras de conteúdo religioso.

Obviamente, todas essas sugestões de Sims são úteis e interessantes. Entretanto, envolvem alguma tautologia, no sentido de que a experiência é delirante se estiver no contexto de uma doença mental e cultural se estiver fora dela. Contudo, ao definir elementos da experiência como delirantes ou culturais, o próprio contexto se modifica.

Um aspecto complicador para a distinção proposta por Sims (entre idéias delirantes e crenças religiosas intensas e bizarras) é representado por uma linha de investigação recente que propõe abordar a experiência delirante em um *continuum*[112] (e não categoricamente distinta) com crenças religiosas intensas. Haveria, para alguns autores, uma transição contínua entre estados psicóticos, transtornos da personalidade esquizotípicos, traços esquizotípicos e aspectos da cognição e da percepção em pessoas com crenças religiosas intensas e bizarras, com convicção plena, apesar de evidências lógicas que as contestem.

Visando identificar esse *continuum*, Thalbourne (1994) avaliou 45 estudantes universitários, freqüentadores de um curso de parapsicologia na Universidade de Washington. Verificou que aqueles que mais acreditavam e haviam tido experiências paranormais apresentavam também escores mais altos em escalas para sintomas psicóticos.

Linney, Peters e Ayton (1998) investigaram 40 estudantes do University College de Londres e verificaram que os sujeitos com maior pontuação nas escalas de idéias deliróides apresentavam, também, mais viéses de raciocínio em tarefas que envolviam testagem de hipótese e julgamentos probabilísticos. As pessoas com maior pontuação nos sintomas deliróides apresentavam um estilo de raciocínio enviesado denominado "salto para a conclusão" (*jump to conclusion – JTC*). Seriam, também, menos atentas e sensíveis para os efeitos das variações aleatórias nos fenômenos da vida. Em um estudo recente, Moritz e Woodward (2005) investigaram o estilo de raciocínio e a tendência para o viés *jump to conclusion* em 31 pacientes esquizofrênicos, 28 controles psiquiátricos e 17 controles saudáveis. Verificaram que 42% dos sujeitos com esquizofrenia, 7% dos controles psiquiátricos e nenhum dos controles saudáveis apresentavam o viés JTC. Esse tipo de viés foi mais intensamente observado em pacientes esquizofrênicos que também apresentavam delírios.

Peters e colaboradores (1999) investigaram, em 142 sujeitos de três grupos populacionais (26 membros de *New Religious Movements*, sendo 13 hare krishna e 13 "druidas"; 38 membros de denominações cristãs, 45 pessoas não-religiosas e 33 pacientes delirantes internados), a presença de idéias e experiências do espectro delirante-deliróide. Para isso, aplicaram dois instrumentos padronizados; o "Peters et al. Delusions Inventory-PDI" e o "Delusions Symptom-State Inventory-DSSI". Os membros dos *New Religious Movements* apresentaram os escores mais altos nas escalas de delírio (menos os itens relacionados a sofrimento). Nessas escalas não se pôde diferenciá-los dos pacientes delirantes.

Mais recentemente, Lawrence e Peters (2004) estudaram 174 membros da Society for Psychichal Research (conhecida associação que estuda e acredita em

---

[112] A hipótese de continuidade entre sintomas e transtornos psicóticos e experiências normais é defendida por muitos autores contemporâneos. Para uma revisão do tema, ver: CLARIDGE, G. A. *Schizotypy*: implications for illness and health. Oxford: Oxford University Press, 1997.

fenômenos paranormais) e identificaram que pessoas que têm forte crença na "paranormalidade", quando submetidas a testes de raciocínio dedutivo, cometem mais erros nessa esfera e também apresentam mais idéias de conformação deliróide do que as definidas como céticas. As pessoas que cometiam os erros de dedução e apresentavam os conteúdos do tipo deliróide eram aquelas que tinham forte crença na paranormalidade e não aquelas que tinham vivenciado a paranormalidade. Assim, estas autoras formulam que, na base de crenças "quase-delirantes" desse grupo, não estão processos perceptivos ou vivenciais, mas processos cognitivos e padrões de raciocínio.

Freeman e colaboradores (2005) contataram 1.202 indivíduos usuários da internet para um estudo sobre ideação paranóide. Os entrevistados responderam seis questionários sobre ideação paranóide, atitudes e expressão emocional, estratégias de adaptação, valores sociais e comportamentos submissos. Os autores verificaram que um terço dessa amostra apresentava idéias paranóides. Essas idéias eram mais intensas, sustentadas com maior convicção e relacionadas a mais preocupação nos sujeitos que também apresentavam os pensamentos mais raros e estranhos (*rarer and odder ideas*).

Em suma, esses trabalhos revistos reforçam a hipótese de um *continuum* entre estados psicóticos e formas de pensar e sentir consideradas não-patológicas. Além disso, indicam clara sobreposição entre várias dimensões, sobretudo cognitivas (estratégias de raciocínio, padrões de pensamento), da experiência de pacientes delirantes e pessoas que têm crenças religiosas intensas e incomuns. Há indicativos de que a estrutura cognitiva subjacente é semelhante nos dois grupos, entretanto, não há um grau de sofrimento e desorganização psíquica e social nos portadores de crenças religiosas como observado em pacientes delirantes.

Um trabalho particularmente bem-conduzido e desafiador da visão tradicional em psiquiatria foi realizado por Jackson e Fulford (1997). Por meio do exame cuidadoso de três sujeitos com intensas experiências espirituais, Simon, Sara e Sean, esses autores procuram demonstrar as fragilidades da psicopatologia tradicional e da nosologia psiquiátrica em distinguir entre experiências espirituais (EE) e sintomas psicopatológicos (SP).

Simon era um homem negro, norte-americano, com 40 anos, de uma família batista de classe média. Certo dia, passou a ver sinais que a cera de uma vela havia deixado nas páginas de sua bíblia. Também passou a perceber-se como "o filho de Davi, parente de Ismael e de José". Alguns de seus colegas de trabalho eram "agentes de Satanás", e seu sucesso profissional tornou-se a evidência dos favores especiais de Deus. O próprio Deus o escolheu e não havia explicação para isso. Sara, uma mulher de 43 anos, de uma família cristã de classe média, ouviu um dia uma voz que lhe disse – "Sara, aqui é Jesus!". As vozes de Deus não pararam; daí em diante ela passou a acreditar na intervenção de Deus em sua vida e que ela tinha poderes de cura, precognição e telepatia. Finalmente Sean, um agente de seguros de 53 anos, que tivera apenas um breve período de envolvimento com um grupo evangélico em sua juventude, depois se afastara da religião, passou, de forma repentina, a ouvir vozes dizendo seu nome e assegurando-lhe que teria tudo o que quisesse. As vozes não cessaram mais, falando-lhe da "ordem cósmica", dizendo coisas como "este é o começo de tudo", "este é o começo da eternidade, somos todos uma parte de um todo comum, nossas mentes estão ligadas".

Jackson e Fulford (1997) reconhecem a natureza heterogênea tanto das EE como dos SP. Para descrever os casos e identificar as suas vivências como sintomas psicopatológicos, lançaram mão das definições de instrumento padronizado, o PSE (*Present State Examination*).[113] Segundo os autores, as EE vivenciadas por essas três pessoas expressavam fenômenos psicóticos indubitáveis de acordo com o PSE, entretanto, tratava-se também de experiências claramente espirituais, benignas no sentido de que eram recebidas com satisfação pelos sujeitos, pelas pessoas de seu meio social e não implicavam desorganização e deterioração de suas vidas.

Para Jackson e Fulford (1997), esses três relatos demonstram não só que pessoas com experiências religiosas marcantes podem apresentar vivências que a psiquiatria define como sintomas psicóticos (afirmando, assim, a impossibilidade de discriminação factual entre os dois tipos de experiência), mas também tais fenômenos psicóticos podem ser, ao contrário do postulado pela psiquiatria, positivos por si mesmos. Se eles são experiências espirituais (positivas) ou sintomas psicopatológicos (negativos), isso não depende, em última análise, do caso de serem fenomenologicamente adscritos à psicopatologia ou terem suposta etiologia psiquiátrica (não dependem de dados da psicopatologia clássica ou da psiquiatria). A definição da experiência como espiritual ou psicopatológica dependerá, segundo esses autores, do modo como tais vivências estão assentadas e imbricadas (*embedded*) na estrutura de valores e crenças na qual as ações dos sujeitos ocorrem e são definidas e julgadas.

Dito de outra forma, Jackson e Fulford (1997) querem demonstrar que a diferenciação entre saúde e doença, entre experiências religioso-culturais e sintomas psicopatológicos envolve, centralmente, julgamentos de valores, e isso implica que muitas vezes não seja possível decidir tal questão. Esses autores apresentam, em seu trabalho, um quadro sinóptico que resume as contribuições de psicopatologistas, psicólogos e teólogos, no sentido de diferenciar EE e SP. Apresenta-se, a seguir, uma modificação e expansão desse quadro (Tabela 5.2).

As relações entre delírio e crenças religiosas intensas são ainda fonte considerável de debate e polêmica. Urge estudá-las com métodos psicológicos mais refinados, assim como com referenciais conceituais e teóricos mais aprimorados.

---

[113] O uso desse método foi criticado por Andrew Sims, que considera a separação entre experiências espirituais e sintomas psicopatológicos, de forma geral, possível e não muito difícil para a maioria dos casos. A impossibilidade de distinção é, para esse psicopatologista, de fato, uma exceção na clínica diária de profissionais experientes e bem-treinados em psicopatologia e que utilizam entrevistas pessoais, detalhadas e com fino senso clínico. (SIMS, A. Comentary on "Spiritual experience and psychopathology". *Philosophy, Psychiatry & Psychology*, v. 4, n. 1, p. 77-81, 1997.)

Tabela 5.2
Diferenciação entre experiências espirituais e sintomas psicopatológicos

Características	Experiências espirituais	Sintomas psicopatológicos
Conteúdo das vivências	Os conteúdos seguem uma doutrina religiosa: são aceitáveis pelo subgrupo cultural.	O conteúdo é bizarro; geralmente reinvindica um *status* divino ou a posse de poderes especiais.
Características das experiências sensoriais (ilusões, alucinações, visões, vozes)	Os elementos sensoriais são mais "intelectuais"; são sentidos como "conteúdos mentais".	Os elementos sensoriais são percebidos como "corpóreos", dão a sensação de serem percepções reais.
Modalidade sensorial das vivências	Predominantemente alucinações e ilusões visuais.	Predominantemente alucinações auditivas.
Grau de certeza das vivências	As crenças se formam com a possibilidade da dúvida.	As crenças são "incorrigíveis", geralmente há certeza absoluta.
Insight	Às vezes *insight* presente, às vezes ausente.	Freqüentemente *insight* ausente.
Duração da vivência	Duração breve.	Duração longa.
Controle volitivo	Há, por parte do sujeito, um grau de controle e direcionamento sobre as vivências.	São experiências vivenciadas sem qualquer controle por parte do sujeito.
Orientação em relação a outras pessoas	Vivências são orientadas em direção a outras pessoas.	Vivências são quase sempre orientadas para si (auto-orientadas).
Significado para a vida do sujeito	Sentido de "auto-realização", experiências que "alargam" a vida, produzem "frutos" espirituais.	Experiências geralmente desintegrativas, que produzem a deterioração do funcionamento vital do sujeito.
Positividade/negatividade	As vivências têm, de modo geral, sentido "positivo" para a vida do sujeito.	As vivências têm, de modo geral, sentido "negativo" para a vida do sujeito.
Implicação na "ação" do sujeito	São experiências nas quais o sujeito se percebe como "agindo", produzindo sua vida.	São experiências nas quais o sujeito se percebe "sendo agido", vive passivamente a experiência.
Relação com sintomas psicopatológicos em outras esferas da vida	São experiências "isoladas", que não se articulam com outros sintomas de transtornos mentais.	Geralmente não são vivências isoladas. Ao lado do delírio ou da alucinação mística, há outros sintomas psicóticos.

(continua)

Tabela 5.2 (continuação)
Diferenciação entre experiências espirituais e sintomas psicopatológicos

Características	Experiências espirituais	Sintomas psicopatológicos
Estilo de vida e de personalidade do sujeito	Tanto o estilo de vida como a personalidade do sujeito revelam religiosidade presente e antecedendo a vivência.	O estilo de vida e a personalidade indicam alterações e deterioração associadas a transtornos mentais.
Comunicação da experiência com outras pessoas	Sujeito busca relatar sua experiência para outras pessoas, sobretudo de seu grupo cultural.	Sujeito é, geralmente, reticente em relatar e discutir essas experiências.

Fontes: Baseada e modificada a partir de Jackson e Fulford (1997) e Sims (1997).

PSICOPATOLOGIA DO RELIGIOSO NA CONTEMPORANEIDADE

Fanatismo religioso, sectarismo e psicopatologia

A noção de fanatismo religioso é controversa. Tem sido, muitas vezes, utilizada como "categoria de acusação" para desqualificar a religiosidade de "outros povos", "outros grupos sociais", ou seja, de um "outro" radical a ser combatido e deslegitimado. Isso faz parte da tradição de etnocentrismo que o Ocidente sempre praticou. Mesmo assim, considero que (e colocadas essas ressalvas) o constructo "fanatismo" deva ser examinado à luz da psicopatologia, visto que o tema ganha relevância no mundo contemporâneo. Deve-se, antes de tudo, alertar para qualquer reducionismo que simplifique os fenômenos atualmente observados, traduzindo rapidamente o "fanatismo religioso" em pura doença mental. O fenômeno é complexo, tendo múltiplas raízes sociais, políticas, culturais e psicossociais. A psicopatologia parece ser apenas um dos aspectos, uma das possibilidades de abordagem do chamado fanatismo religioso.

Os termos "fanatismo", "extremismo", "radicalismo", "ultra-ortodoxo", "fundamentalismo" cobrem um campo semântico que remete, segundo Moura da Silva (2004), a uma noção de excesso, exagero, irracionalidade, radicalismo e violência que passou a povoar o cenário religioso contemporâneo. Os termos fanatismo e fanático implicam, como contrapartida, um padrão de equilíbrio, uma certa utopia de sociedade boa e justa, que em tese deveria ser imune aos movimentos e pessoas assolados pelo fanatismo. A autora pergunta se as sociedades ocidentais contemporâneas poderiam ser consideradas como as verdadeiras representantes desse tipo de utopia; exemplos de uma sociedade liberal, democrática e aberta.

No contexto internacional atual, lembra Moura da Silva (2004), o fanatismo religioso tornou-se uma categoria de grande relevância: em 1973, a morte de cerca de 80 homens, mulheres e crianças do Branch Davidians, sob a liderança religiosa de David Koresch, em Waco, Texas; o sacrifício religioso por afogamento de oito crianças em 1977, feito pelos pais e líderes de uma seita de nuança pentecostal na praia de Stelamaris, em Salvador (BA);[114] o suicídio coletivo na Guiana, ocorrido em 1978, quando os seguidores do reverendo Jim Jones se auto-exterminaram abruptamente; a morte dos membros da Ordem do Templo Solar (1994 e 1997); o ataque com gás sarin no metrô de Tóquio pelos militantes do grupo de Aum Shiriko, em 1995; a decisão de suicidar-se dos membros da Heaven's Gate, na Califórnia, com o objetivo de abandonar seus corpos terrestres e encontrar salvação em um disco voador localizado na cauda do cometa Halle-Bopp, em 1995.

Mais recentemente, o mundo foi impactado pelo atentado de 11 de setembro de 2001 às torres gêmeas,[115] assim como pelos subseqüentes atentados à estação de trem de Madrid e ao metrô de Londres, todos perpetrados por militantes que, ao que tudo indica, seriam "fanáticos político-religiosos". Seriam também "doentes mentais" ou, pelo menos, pessoas psiquicamente muito perturbadas? Seriam portadores de consistente psicopatologia os inúmeros homens e mulheres-bomba islâmicos que, por uma causa religiosa e política, sacrificam suas vidas e exterminam a de já incontáveis transeuntes inocentes? Ou seriam os conflitos políticos que subjazem esses atos, o núcleo "patológico" de tudo isso? Tem-se nesse domínio, certamente, muito mais perguntas do que respostas.

Kurt Schneider (1976) apresentou, a partir de sua tipologia de personalidades psicopáticas, um subtipo que denominou "personalidade fanática". Para ele, os psicopatas fanáticos seriam dominados por pensamentos que exageram o seu próprio valor e o de suas idéias. O psicopata fanático seria uma personalidade expansiva, pronunciadamente ativa, que exagera o valor de sua pessoa, o valor de suas idéias e luta por demonstrar sua verdade absoluta, seu programa. Eric Hoffer, em seu livro *Fanatismo e movimentos de massa* (1968), também propõe uma tipologia que unifica o tipo "fanático". Ele diz: "cristão fanático, maometano fanático, nacionalista fanático, o comunista fanático e o nazista fanático, é uma verdade que o fanatismo que os anima pode ser observado e tratado como um só". Para esse autor, os traços de personalidade que caracterizam tais personagens seriam: um certo tipo de *dedicação, fé, conquista do poder, união e auto-sacrifício*.

Standage (1979) reviu a tipologia de personalidade de Schneider e avaliou a confiabilidade de tais constructos. Três psiquiatras fizeram, de forma independen-

---

[114] Sobre esse trágico episódio, o antropólogo Cláudio Luiz Pereira realizou pesquisa pormenorizada e aprofundada, analisando sobretudo os diferentes saberes que se constituíram sobre o episódio e seus atores. Ver, portanto, a tese: PEREIRA, C. L. *Seguindo a voz de Deus*: narrativas e etnografia em um caso de sacrifício de crianças, Salvador, Bahia, 1977/2001. 2002. Tese. Doutorado em Ciências Sociais – Departamento de Antropologia, Instituto de Filosofia e Ciências Humanas da Universidade Estadual de Campinas, Campinas, 2002.

[115] Ver o estudo sobre as repercussões psicossociais e psicopatológicas desse evento: NORTH, C. S.; PFEFFERBAUM, B. Research on the mental health effects of terrorism. *JAMA*, v. 288, n. 5, p. 633-636, 2002.

te, diagnósticos em grupos de pacientes, nos quais havia todos os tipos de personalidade de Schneider. Foi utilizado um glossário de termos psicopatológicos e videoteipe das entrevistas. As personalidades astênica, explosiva, depressiva e insensível revelaram boa confiabilidade, mas os tipos fanático, hipertímico e instável de ânimo tiveram baixa confiabilidade.

Deutsch (1980) descreveu o líder religioso de uma seita de tendência orientalista nos Estados Unidos e o vínculo que desenvolveu com seus adeptos. Esse líder tornou-se, progressivamente, no período de quatro anos, cruel e bizarro, afirmando a sua intimidade especial com Deus e fazendo exigências irracionais aos adeptos. Estes utilizavam mecanismos psicológicos de negação e racionalização para manter a fantasia de que o líder estava agindo para o bem deles. Fuster (1978), por sua vez, estudou três casos de "psicopatas fanáticos", segundo a tipologia de Schneider, e avaliou o constructo como útil e heurístico. Assim, não está claro, até hoje, se o constructo proposto por Schneider tem consistência e utilidade, particularmente para o entendimento de indivíduos considerados "fanáticos religiosos".

Em uma revisão recente publicada na *Science,* o sociólogo Scott Atran (2003) analisou a relação entre psicopatologia e terrorismo religioso, em particular de terroristas suicidas que atuam em uma perspectiva político-religiosa. Segundo ele, ao contrário de noções difundidas de que terroristas-suicidas, como aqueles que explodiram as torres gêmeas ou os de Madrid e Londres, ou os rapazes e moças-bomba da Palestina, sejam "loucos covardes", como os chamaram as autoridades norte-americanas. O conjunto de estudos indica que "fanáticos religiosos" que se suicidam não apresentam mais psicopatologia que a média das pessoas de seu grupo social de origem. Assim, suicidas islâmicos da Palestina foram estudados cuidadosamente por Ariel Merari (cuja equipe entrevistou 32 famílias de "pessoas-bomba"), por Nasra Hassan, que entrevistou cerca de 250 palestinos (membros de organizações político-religiosas, líderes, pessoas suicidas que "falharam", etc.), assim como Brian Barber, que avaliou cerca de 900 adolescentes islâmicos durante a primeira Intifada (1987-1993), em Gaza. Esses autores, cita Atran, concluíram que essas pessoas não têm psicopatologia grave, não apresentam depressão, têm nível educacional médio e não são os mais pobres de suas sociedades. Têm, sim, envolvimento político-religioso intenso com seus grupos sociais de origem e passam por processos intensos de incorporação de valores e fidelidade grupal nas células das organizações, assim como sofrem coação intensa de seus pares para aderir a valores, ideologias e programas.

Sobre o sectarismo religioso, particularmente nos Estados Unidos, Galanter (1982) fez cuidadosa revisão de aspectos psiquiátricos de pequenas seitas religiosas, de intenso envolvimento de seus membros. A própria definição e classificação de tais seitas é algo polêmico. Ele cita os exemplos dos movimentos religiosos Divine Light, Unification Church (do reverendo Moon), devotos de "*Baba*", e alerta que tais grupos são muito heterogêneos e não se deve generalizar o que é observado em um grupo específico para todos os outros. Segundo ele, a conversão a seitas religiosas radicais nas sociedades ocidentais modernas tem implicações psicológicas e psiquiátricas complexas, particularmente o impacto psicopatológico do grupo sectário, o novo modo de vida e os efeitos da subcultura sobre os convertidos. Com relativa freqüência, afirma Galanter (1982), os novos adeptos são adolescentes com dificuldades de identidade, auto-estima, segurança e autonomia. Uma parte deles apresenta sintomas psicóticos, uso de drogas e personalidade *borderline*.

O diagnóstico de transtornos mentais nos membros costuma ser difícil, e os estudos tendem a envolver relatos abertos em forma de depoimentos. Entretanto, Galanter (1982) conclui que, de modo geral, pessoas que aderem a tais grupos religiosos radicais tendem a apresentar consideráveis alterações psíquicas antes de adentrar nos grupos, e alguns parecem provir de famílias muito disfuncionais. Para determinadas pessoas, em algumas seitas, entretanto, a pertença a esses grupos funciona como fator de estabilização.

Êxtase, transe, possessão, mediunidade e psicopatologia

Na distinção entre fenômenos religiosos radicais e fenômenos psicopatológicos, as experiências associadas ao êxtase religioso e aos estados de transe e possessão representam um campo de questionamento constante. Há um considerável consenso de que esses estados são amplamente generalizados nas sociedades humanas, tanto ancestrais como contemporâneas.[116] De modo geral, nos dias atuais não se interpretam esses fenômenos como centralmente psicopatológicos; são estados culturalmente constituídos e sancionados com diferentes repercussões (psicopatológicas ou não) sobre os indivíduos.

As experiências citadas são em geral agrupadas nos chamados "Estados Alterados de Consciência – EACs". Elas incluem uma variedade de fenômenos,[117] tais como transe, êxtase, possessão e mediunidade. Também nesse campo podem ser incluídos os fenômenos denominados "estado de graça", dissociação, experiência mística, iluminação, consciência cósmica, renascimento, etc.

Segundo Lewis (1977), tais fenômenos são caracterizados por estados transitórios em que parece haver uma dissociação mental completa ou parcial, na qual o sujeito pode apresentar-se sem movimentação motora ou com automatismos em atos e pensamentos e um estado de consciência "hipnótico", semelhante a um sonho ou embriaguez. Em muitas culturas, esses estados são induzidos em ritos coletivos ou individuais com grande sugestão, por estímulos como dança e música, ingestão de bebidas alcoólicas ou alcalóides, inalação de fumaças ou vapores, aumento do ritmo respiratório, etc.

Não há consenso em relação aos elementos essenciais à definição dos EACs, entretanto, Hilgard (1979) sugeriu como características distintivas:

1. estado de sugestionabilidade aumentada;
2. aumento de percepções de imagens;

---

[116] Para a revisão do tema, ver: BOURGUIGNON, E. *Religion, altered states of consciousness and social change*. Columbus: Ohio University Press, 1973. Assim como LEWIS, I. M. *Êxtase religioso*. São Paulo: Perspectiva, 1977.

[117] Ver revisão em: PETERS, L. B., PRICE-WILLIAMS, D. A phenomenological overview of trance. *Transcultural Psychiatric Research Review*, v. 20, p. 5-39, 1983.

3. diminuição da iniciativa e da atitude de planejamento;
4. redução momentânea da capacidade de "teste de realidade".

Segundo Pattison (1982), pode-se postular um espectro de tipos de transe e possessão: em um extremo, o sujeito é possuído por um espírito específico, por uma pessoa ou animal; em um ponto intermediário, a possessão ocorre por espíritos, fantasmas ou seres sobrenaturais genéricos; e, no outro extremo, a possessão se dá de forma mais abstrata, o sujeito sendo possuído por pensamentos, imagens, memórias ou impulsos. Nas diversas sociedades, os sujeitos podem ser possuídos por espíritos bons ou maus, podendo o fenômeno ser considerado pelo grupo como socialmente positivo e aceitável ou negativo e indesejável.

Peters e Price-Williams (1983) enfatizam que os estados de transe podem ser induzidos voluntariamente ou surgir de forma espontânea. Esses autores relataram ter identificado na literatura cerca de 20 diferentes formas de transe ou estados alterados de consciência, em diferentes culturas e momentos históricos. Sugerem dividi-los em dois grandes grupos: os estados de "transe-possessão" e os de "transe visionário". Os primeiros ocorreriam mais em mulheres, em sociedades agrícolas, sendo vividos perante uma audiência; e o período e o conteúdo do transe sendo geralmente esquecidos. O "transe visionário" seria mais masculino, em culturas de caçadores e coletores, mais essencialmente intrapsíquico, passivo fisicamente; o conteúdo vivido sendo lembrado com mais freqüência.

Segundo Lewis (1977), a interpretação desses fenômenos varia muito de cultura para cultura; em muitos grupos predominam as interpretações místicas, de possessão por espíritos ou demônios, mas não são raras as culturas, mesmo indígenas, que preferem interpretações seculares, não-místicas, para transes e outros EACs. A possessão pode tanto ocorrer associada a estados de transe como sem qualquer alteração da consciência; assim, em muitas culturas, doenças crônicas são atribuídas à possessão, sem que haja qualquer elemento de transe.

Os estados de transe e possessão observados em quase todo o mundo expressam, muitas vezes, buscas, conflitos e formas de elaborar ou combater a opressão social. Para Lewis (1977), eles podem, em muitos casos, ser considerados recurso protetor das mulheres contra os abusos masculinos, oferecendo um veículo eficaz para a manipulação de maridos e parentes masculinos. Para Peters e Price-Williams (1983), o entendimento dos EACs passa, necessariamente, pela compreensão dos processos de padronização cultural nos quais eles se inserem; de modo geral, afirmam os autores, os transes permitem a ritualização de mudanças pessoais e sociais que se impõem.

Segundo Almeida (2004), na primeira metade do século XX, a psiquiatria considerava, de modo geral, as experiências espíritas com mediunidade, possessão e fenômenos paranormais como potenciais causadoras de psicopatologia. Atualmente, essa visão mudou bastante; de modo geral não há elementos que possam relacionar tais experiências, sobretudo quando ancoradas em grupos religiosos e práticas culturalmente sancionadas, à causa ou do desencadeamento de transtornos mentais.

Particularmente no contexto da psiquiatria alemã, surgiu um debate sobre os possíveis efeitos psicopatológicos das experiências mediúnicas. Em 1919, Henneberg sugeriu o termo *mediumistischer Psychosen* (psicose mediúnica). Seriam psicoses de surgimento subagudo, com intenso componente alucinatório, que seriam desencadeadas por experiências espiritualistas como tentativa de contato com o além ou com espíritos de pessoas mortas. Jovens que mergulham em leituras sobre espíritos e mediunidade, em experiências com gravação de vozes do além, em escrita mediúnica, estariam em possível risco. Em 1994, Vollmoeller reviu esse constructo psicopatológico e concluiu não ser possível delimitar autonomamente tal entidade. As psicoses mediúnicas seriam ou psicoses breves ou psicoses esquizofrênicas desencadeadas por intensas experiências espiritualistas e cujo conteúdo relaciona-se com tais experiências. Na psiquiatria contemporânea internacional, entretanto, tal constructo não é reconhecido.

No Brasil, realizou-se um dos estudos provavelmente mais cuidadosos relativos à avaliação da saúde mental de pessoas classificadas como médiuns espíritas. Alexander Moreira de Almeida (2004) entrevistou cuidadosamente um grupo de 115 médiuns espíritas na cidade de São Paulo, aplicando a eles o Self-Report Psychiatric Screening Questionnaire (SRQ-20) e a Escala de Adequação Social (EAS). Identificou 12 sujeitos (7,8%) com provável psicopatologia e comparou-os com 12 sujeitos normais. O autor verificou que o grupo de 115 médiuns apresentava baixa prevalência de transtornos mentais e boa adequação social. Os médiuns não apresentavam, também, o transtorno de identidade dissociativa. Assim, pôde concluir que a mediunidade, pelo menos no contexto espírita brasileiro, não se associa nem a transtornos mentais (incluindo os transtornos dissociativos da personalidade), nem a dificuldades de adaptação social.

Experiência de quase-morte – EQM (*Near death experience – NDE*)

Uma experiência *sui generis* é verificada em situações críticas de ameaça grave à vida, como parada cardíaca, hipoxia grave, isquemias, acidente automobilístico grave, etc., quando alguns indivíduos sobreviventes afirmam terem tido as chamadas experiências de quase-morte (EQM) (Nelson et al., 2006). São experiências muito rápidas (segundos a minutos) em que um estado de consciência particular é vivenciado e registrado por essas pessoas. A primeira descrição foi do alpinista suíço A. Heim, em 1892, que relatou, após quase morrer, que teve uma sensação de paz e tranqüilidade imensas, deslocamento muito rápido ao longo de um túnel escuro em cujo fim havia uma luz particularmente brilhante, e que tal "viagem" se acompanhara da passagem rapidíssima de um "retrospecto ou filme da vida" e da sensação da presença de um espírito pleno de amor (Vignat, 1996). Estudos recentes (Nelson et al., 2006) têm mostrado que as características mais freqüentes desses estados são as seguintes (em 55 casos revisados a partir da literatura científica internacional): sensação de paz (87%), de estar fora do próprio corpo (80%), de estar rodeado por uma luz intensa (78%), de estar em "outro mundo" (75%), sensações de união cósmica (67%), de ter atingido um "ponto de não-retorno" (67%), de alegria intensa (64%), de "compreensão imediata" (60%) e de contato com uma "entidade mística" (55%). As EQMs parecem ocorrer em várias culturas, com variações nos seus conteúdos. Nos Estados Unidos, ocorrem em 6 a 12% das pessoas que sobreviveram a uma parada cardíaca e, na Europa, 6% de uma amostra de 14.000 pessoas da população geral relataram já terem tido EQM. Em estudo recente, Nelson e colaboradores (2006) buscaram demonstrar que as EQMs seriam a conseqüência de uma intrusão maciça de atividade cerebral do tipo sono REM nas pessoas enquanto passavam por tais experiências.

6

PESQUISAS EPIDEMIOLÓGICAS EM SAÚDE FÍSICA E MENTAL E RELIGIÃO

SAÚDE FÍSICA E RELIGIÃO

A relação entre saúde física e religião tem sido estudada de forma sistemática desde o início do século XX (Levin; Larsen, 1997). Um volume consistente de pesquisas, segundo Jeffrey Levin e Harold Vanderpool (1987) tornou evidente uma crescente área de investigação; eles propuseram, então, denominá-la "epidemiologia da religião". Nas últimas três décadas, Jeffrey Levin tem se tornado o principal expoente desse campo, publicando não só estudos empíricos com dados originais, mas também análises críticas em relação ao uso do constructo *religião* em epidemiologia, sobretudo no periódico *Social Science and Medicine,* caracterizado pelo rigor e pela abertura crítica.

Em 1987, Levin e Schiller revisaram mais de 200 estudos que envolviam a relação entre dimensões da religião e a saúde em geral, estudos esses que apareceram na literatura médica no século XX. Depois disso, muitas outras revisões foram publicadas sobre as relações entre religião e taxas de mortalidade e morbidade específicas. De modo geral, tem-se encontrado associações estatísticas significativas entre maior envolvimento e crenças religiosas e menor freqüência de condições como doença cardiovascular, hipertensão, doença cerebrovascular, câncer e doenças gastrintestinais, assim como associações com indicadores gerais do estado de saúde (boa saúde auto-relatada, sintomas gerais, disfunções e incapacidades, longevidade, etc.).

Levin (1994) fez um balanço dos estudos sobre saúde física e religião e lançou as seguintes perguntas: há, de fato, uma associação entre saúde e religião, ela é válida e, finalmente, é causal? Segundo ele, o conjunto de trabalhos disponíveis confirma de forma clara a existência de uma associação. Em relação à validade, após analisar os principais viéses possíveis e confundidores, ele sustenta que o envolvimento religioso é, provavelmente, um constructo válido em si (e não apenas um viés ou uma variável confundidora, que torna a associação espúria) em termos epidemiológicos. Mais polêmicas, porém, são as questões de "como" e "por que" as dimensões da vida religiosa poderiam afetar a saúde. Há uma relação causal entre, por exemplo, maior envolvimento religioso e melhor saúde? Essa é uma pergunta mais complexa e mais difícil de ser respondida, segundo Levin.

A questão da causalidade em epidemiologia tem sido classicamente abordada por meio dos requisitos de Hill (1965): força da associação, significância estatística, efeito dose-resposta, seqüência temporal, consistência dos achados em diferentes estudos (e em diferentes contextos, por diferentes investigadores), especificidade da associação, coerência dos resultados com teorias preexistentes e, finalmente, plausibilidade biológica (ou psicológica, sociológica, acrescentaria).[118] Após analisar uma por uma esses requisitos, Levin sugere um cuidadoso *may be*. Ele diz que a julgar o conjunto da literatura epidemiológica sobre religião, em termos de consistência, plausibilidade e analogia (com outros constructos psicossociais), a resposta seria um sim. Em termos de seqüência temporal, gradientes (dose-resposta), força da associação e evidências experimentais, os trabalhos disponíveis são insuficientes. E, finalmente, em termos de especificidade, Levin acredita que tal dimensão não se aplica à associação do constructo religião com a saúde.

Algumas hipóteses explicativas da associação religião-saúde têm sido aventadas como mais plausíveis; tais como a de que o envolvimento religioso promoveria "comportamentos relacionados ou promotores de saúde", "estilos de vida" (*life styles*) protetores que diminuiriam o risco de doenças e aumentariam a sensação de bem-estar. Inclui-se aqui, por exemplo, menor uso de tabaco e álcool, uma vida mais regrada, tipo de dieta, etc. Além disso, fatores como "rede de apoio social", promovidos pelas comunidades religiosas, ajudariam os indivíduos atuando como *buffers* do estresse e aumentariam as capacidades de lidar com dificuldades (*coping*).

Levin e Larson (1997) defenderam, em um breve artigo publicado no *JAMA* (que causou considerável impacto), um maior e mais decisivo envolvimento dos médicos e profissionais de saúde, não só na coleta de dados sobre a vida religiosa de seus pacientes, mas em aconselhamentos e possíveis intervenções, apoiando sua religiosidade. Eles afirmam que as escolas médicas deveriam formar mais médicos com a virtude da compaixão (*"medical schools should train more compassionate physicians"*).

Nesse debate deflagrado no campo da "epidemiologia da religião" e suas implicações para a medicina, Sloan e colaboradores apresentaram, em 1999, uma posição mais cautelosa, opondo-se àquela defendida por Levin e Larson (1997). Eles reconhecem que, para um grande número de pessoas, religião e atividades espirituais oferecem conforto perante a doença. Citam dados como os de um levantamento que mostrou que 79% dos americanos adultos acreditam que a fé espiritual pode ajudar na recuperação de doenças e 63% acham que os médicos devem falar com o paciente sobre questões de fé espiritual. Entretanto, criticam afirmações como a de Benson de que a fé em Deus seja um "fator promovedor de saúde",

---

[118] Entretanto, cabe assinalar que, segundo o próprio Hill (1965): "nenhum de meus nove pontos podem garantir evidência indisputável a favor ou contra a hipótese de causa-e-efeito, e nenhum deles pode ser requerido como uma condição *sine qua non*".

e a de Larson e Matthews, que defendem que devem ser incluídas intervenções espirituais ou religiosas na prática médica (assim como as afirmações mais sensacionalistas, como a de Sides, no *New York Times Magazine*, de que "the medicine of the future is going to be prayer and prozac").

Por que Sloan e colaboradores adotam tal posição crítica em relação aos defensores da relação saúde e religião? Eles afirmam que os estudos de "epidemiologia da religião" são baseados em coleta de variáveis muito distintas, como orações e freqüência a cultos, dimensões da experiência religiosa, como o conforto que ela produz, assim como a afiliação a diferentes denominações com graus distintos de ortodoxia.

O principal ponto frágil dessa linha de pesquisa, segundo os autores citados, é a exigüidade com que são controladas variáveis confundidoras nos estudos. Eles sugerem que os confundidores podem estar em diferenças comportamentais e genéticas, assim como em variáveis de estratificação, como idade, gênero, nível educacional, etnia, *status* socioeconômico e mesmo *status* de saúde prévio. Todos esses fatores podem exercer distintos papéis nas relações entre saúde e religião. Métodos multivariados podem controlar esse tipo de efeito de confundidores; entretanto, eles exigem que sejam apresentados os resultados completos (pelo menos os coeficientes e os intervalos de confiança correspondentes para todas as variáveis do modelo estatístico). Isso, em muitos estudos, não foi feito.

Adesão à religião, principalmente de forma rigorosa, em geral está relacionada à adesão a códigos de conduta associados a menor risco, tais como fumo, consumo de álcool, padrão de atividade sexual e, em alguns casos, consumo de carne. Nos estudos sobre mortalidade nem sempre tais dimensões foram controladas adequadamente.

Um ponto importante é a associação recorrentemente encontrada entre freqüência a cultos e melhor saúde. Um fator importante nessa associação que deve ser considerado é que pessoas com reduzida capacidade funcional (e pior saúde) têm menor probabilidade de conseguir freqüentar cultos religiosos (Comstock; Tonascia, 1977).

Finalmente, Sloan e colaboradores salientam que um problema ético da propagação da idéia de que o envolvimento com a religião conduziria a um melhor estado de saúde é reforçar uma velha crença popular de que a doença é causada por falhas morais dos próprios doentes. Assim, nas várias religiões, os seguidores mais assíduos seriam "pessoas melhores" e, portanto, mereceriam melhor saúde. Isso poderia trazer mais um peso a pessoas doentes, pois teriam a culpa de serem pouco religiosas e, conseqüentemente, mais doentes.

RELIGIÃO, SAÚDE E TRANSTORNOS MENTAIS NAS PESQUISAS MÉDICAS E EPIDEMIOLÓGICAS

Um grande número de estudos empíricos, nos últimos cem anos, tem buscado verificar a influência da religião e da religiosidade, em suas múltiplas dimensões, sobre a saúde mental, os transtornos mentais, o bem-estar pessoal e a qualidade de vida. Constituíram também o que se poderia designar como uma "epidemiologia psiquiátrica da religião".

Seguramente, além dos problemas metodológicos apontados anteriormente, válidos aqui, um importante viés de todas as áreas de pesquisa em saúde e que também está presente na área da "epidemiologia da religião", e que não pode ser descartado de todas as pesquisas e revisões que serão relatadas adiante, trata-se do *viés de publicação*. É possível que estudos que não identificaram qualquer associação entre religião, religiosidade e saúde mental tenham ficado, mais do que os com resultados positivos, nas gavetas dos pesquisadores. Assim, os dados relatados a seguir devem ser observados com a devida cautela.

Outro viés possível e plausível, embora pouco controlado e discutido nesse campo, é o referente a uma tendência de pessoas mais religiosas (principalmente no contexto cristão) pertencerem a grupos culturais cujo *ethos* freqüentemente enfatiza a bondade de Deus e a necessidade de gratidão em relação a ele; assim, reconhecer e declarar que sofre tristeza, angústia, dúvidas, solidão, etc., seria afirmar a fraqueza ou ausência de Deus ou Jesus em suas vidas. Essas pessoas tenderiam, então, a hipervalorizar os aspectos positivos em suas vidas, mesmo apresentando vivências de sofrimento.

Nesse sentido, um levantamento recente sobre o grau em que as pessoas se consideram mais ou menos felizes foi realizado pelo Instituto de Pesquisa Datafolha, nos dias 4 e 5 de setembro de 2006.[119] Esse instituto entrevistou uma amostra nacional de 7.724 pessoas em 349 municípios brasileiros e perguntou se as pessoas se consideravam "felizes". Os evangélicos pentecostais foram os que relataram as taxas mais altas de felicidade auto-referida; 83% deles se consideram pessoas felizes. Os católicos, evangélicos históricos e espíritas kardecistas e espiritualistas empataram, com 76% deles referindo serem pessoas felizes. Os sem-religião foram os que afirmaram ter as mais baixas taxas de felicidade, com 67% deles referindo considerar-se uma pessoa feliz. Os de "outras religiões" ficaram nos níveis intermediários, com 78%. Assim, os evangélicos pentecostais pontuaram 16 pontos acima dos sem-religião. Seriam eles, de fato, mais felizes? Ou, pelo *ethos* cultural desse grupo, devem de alguma forma afirmar que são mais felizes? Apenas estudos com métodos mais refinados poderão responder tal questão. De qualquer forma, a tendência de pessoas de diferentes grupos religiosos se posicionarem de uma ou outra forma em relação à vida, à saúde e à felicidade é algo bem-conhecido.

As dimensões mais estudadas no campo tem sido: filiação religiosa, envolvimento religioso, geralmente deduzido da freqüência a cultos e a outros encontros religiosos, práticas religiosas pessoais (como orar sozinho, ler textos religiosos, meditar, o tempo dispendido nessas atividades, etc.) e a religiosidade subjetiva (o quanto o indivíduo se considera "religioso", o quanto a dimensão religiosa é importante para ele).

---

[119] INSTITUTO DE PESQUISA DATAFOLHA. Brasileiro se diz feliz, mas não vê o vizinho tão alegre. *Jornal Folha de São Paulo*, São Paulo, 10 set. 2006. caderno C1.

Bergin, em 1983, fez uma revisão e metanálise de 24 estudos selecionados pela qualidade metodológica. Concluiu que a religião é uma dimensão complexa da vida que não comporta interpretações ou correlações simplificadoras com a saúde mental. A sua metanálise incluiu estudos sobretudo de grupos populacionais de jovens e estudantes, a quem foram aplicadas, predominantemente, escalas de ansiedade e o MMPI. A análise do conjunto de estudos não evidenciou qualquer associação entre psicopatologia e religiosidade. Evidenciou, apenas, uma discreta correlação positiva entre melhor saúde mental e maior religiosidade.

Payne e colaboradores (1991) realizaram uma revisão mais voltada para transtornos mentais específicos e uso de álcool e drogas, além de bem-estar psicológico, auto-estima e relações familiares. Os autores não chegaram a conclusões mais definidas no que concerne à religiosidade poder ou não exercer efeito protetor sobre os transtornos mentais graves (esquizofrenia, transtorno bipolar, depressão grave, etc.). Em relação ao uso de álcool e drogas, concluíram que a maior parte dos estudos identifica uma associação entre maior religiosidade e menor uso de álcool e drogas. Em particular, judeus e mórmons, nos Estados Unidos, são grupos que utilizam significativamente menos bebidas alcoólicas. Identificaram, também, nessa revisão, que grupos mais religiosos apresentam melhores escores em dimensões como bem-estar psicológico, auto-estima, ajustamento social e familiar e menor permissividade sexual.

Essas revisões, entretanto, apresentaram algumas limitações, principalmente em termos de número de estudos e desenhos metodológicos que enfoquem de forma específica os transtornos mentais e não apenas medidas gerais de saúde mental (mais comum nos estudos revisados).

Seguramente, a revisão de Koenig e Larson (2001) foi a mais detalhada, extensa e cuidadosa realizada até o momento. A partir de um rastreamento inicial de estudos conduzidos em todo o século XX, rastreamento este feito tanto por meio de sistemas eletrônicos de busca como pela "repescagem" através das listas de referências dos artigos, puderam localizar e analisar um total de 1.200 artigos. Após essa primeira etapa, identificaram 850 estudos que preencheram condições mínimas de qualidade metodológica. Segundo os autores, todos esses 850 artigos foram cuidadosamente lidos e analisados.

Em uma avaliação geral, Koenig e Larson (2001) puderam concluir uma associação positiva entre religião e saúde mental; os grupos e sujeitos mais religiosos são, também, os mais saudáveis ou com menos transtornos mentais, sintomas ou comportamentos psicopatológicos. O impacto positivo do envolvimento religioso parece tornar-se mais evidente em sujeitos que vivem circunstâncias difíceis em suas vidas; situações como envelhecimento, doenças físicas e perda de capacidades e habilidades físicas e sociais.

Há, portanto, evidências epidemiológicas consistentes de que um nível de envolvimento religioso maior (sobretudo freqüência à igreja) está associado a uma menor prevalência de transtornos mentais (Koenig; McCullough; Larson, 2001). Provavelmente, os transtornos mais estudados nesse sentido foram abuso e dependência de álcool e outras drogas, por um lado, e depressão, por outro. Outros fenômenos ou condições também foram estudados, como suicídio, ansiedade e bem-estar psicológico e qualidade de vida (revistos especificamente adiante).

Um dos mais importantes pesquisadores em psiquiatria da atualidade, Kenneth Kendler, publicou, com seu grupo de pesquisa, dois artigos no *American Journal of Psychiatry*. Tais estudos, realizados com gêmeos de grandes registros populacionais, visaram avaliar o impacto da religiosidade sobre a saúde mental, controlando a dimensão genética dos sujeitos investigados. No primeiro estudo (Kendler; Gardner; Prescott, 1997), eles investigaram 1.698 mulheres gêmeas, sendo 496 pares monozigóticos e 353 pares dizigóticos. Por meio de análise multivariada, puderam identificar que a variável "devoção religiosa pessoal" associou-se a ter menos efeitos depressogênicos ante eventos estressores. Tal devoção religiosa exerceu o conhecido efeito *buffer*, protegendo essas mulheres da depressão.

No segundo estudo (Kendler et al., 2003), o grupo de Kendler estudou 2.616 gêmeos de ambos os sexos e investigou a relação entre saúde mental e várias dimensões da religiosidade, captadas por um questionário específico com 78 itens. Os autores puderam verificar que as dimensões "religiosidade geral", "envolvimento com Deus", "capacidade de perdão" e "considerar Deus como juiz" foram fatores que se correlacionaram claramente com a menor prevalência de transtornos "externalizantes", tais como dependência de álcool e nicotina, abuso e dependência de drogas ilícitas e comportamento anti-social.

RELIGIÃO E USO NOCIVO DE ÁLCOOL E DROGAS

Em um estudo epidemiológico extenso, com 2.812 idosos, Idler e Kasl (1997) identificaram em Yale, Estados Unidos, que a maior freqüência religiosa associou-se a menor uso de bebidas alcoólicas e maior abstinência do tabaco.

No estudo de Kendler e colaboradores (1997), citado anteriormente, os autores também identificaram naquelas 1.698 mulheres gêmeas que a religiosidade foi um dos fatores não-genéticos mais significativos para reduzir o risco de uso e dependência de álcool e drogas.

Um estudo populacional recente (Miller; Davies; Greenwald, 2000), oriundo do *National Comorbidity Survey*, dos Estados Unidos, investigou, com um instrumento bem-validado e abrangente (o CIDI), uma amostra nacional de 676 adolescentes (328 moças e 348 rapazes). Tal estudo identificou que a devoção religiosa pessoal (definida como "uma relação pessoal com o divino") e a filiação em denominações religiosas mais fundamentalistas mostraram-se associadas a menos uso, abuso e dependência de substâncias como álcool, maconha, cocaína e outras drogas ilícitas.

Certamente, a associação entre maior religiosidade, principalmente maior freqüência à igreja, e menor abuso ou dependência de álcool e drogas é o mais consistente de todos os fenômenos estudados no campo "saúde mental-religião" (Koenig; McCullough; Larson, 2001). De 140 estudos que investigaram a associação álcool/drogas-religião, 90% identificaram uma associação negativa, no sentido de quanto maior a religiosidade menor o uso, abuso ou dependência de substâncias psicoativas.

Especificamente em relação ao álcool, Koenig e Larson (2001) identificaram 86 estudos que avaliaram a associação com a religiosidade. Desses 86 estudos, 76 (88%) encontraram menor uso e abuso de álcool nos sujeitos mais religiosos. Os autores salientam que o fato de, desses 76 estudos, a metade ter sido realizada em adolescentes e jovens, grupos populacionais importantes em termos de risco e implicações de consumo e abuso de álcool, é de particular relevância. Em nove estudos prospectivos de coorte, oito observaram que os sujeitos com maior religiosidade no momento inicial foram aqueles que apresentaram menor consumo e abuso de álcool ao longo do seguimento.

Em relação a drogas ilícitas, Koenig e Larson (2001) localizaram 52 estudos, dos quais 48 constataram menos uso dessas substâncias por sujeitos mais religiosos.

A área relacionada ao uso, abuso ou dependência de substâncias psicoativas é, possivelmente, a área da "epidemiologia da religião" na qual são encontrados os resultados menos dúbios, mais consistentes. É plausível que alguns fatores estejam na base dessa associação negativa entre religiosidade e uso de substâncias psicoativas: valores negativos associados com uso e abuso de álcool, tabaco e drogas ilícitas, recomendações e proibições explícitas aos jovens e demais adeptos para que não experimentem ou utilizem as substâncias, uma rede social de apoio mais intensa que, além de apoiar, também vigia o comportamento do membro em sua vida pessoal. A associação de uso de substâncias com noções como "pecado", "tentação", "queda", "afastamento da fé" talvez também contribua para que alguns membros recusem a experimentação ou o uso contínuo de substâncias psicoativas.

Finalmente, também é plausível que pessoas com maior envolvimento com álcool e drogas se distanciem da vida religiosa (saindo ou não ingressando nela), por não se sentirem aceitos no meio religioso (principalmente se mantiverem os mesmos hábitos), por desejarem continuar usando álcool e drogas sem que ninguém os incomode, ou por se sentirem incapazes de satisfazer as exigências do ambiente religioso.

RELIGIÃO E DEPRESSÃO

Serão descritos, a seguir, alguns dos principais estudos específicos que relacionaram a depressão com variáveis religiosas. Em seguida, a linha de pesquisa será sintetizada pelas revisões concernentes.

Koenig e colaboradores (1992) avaliaram 850 casos de homens com mais de 65 anos, internados em hospital geral. Verificaram que aqueles mais apoiados pela religião apresentavam menor freqüência de depressão, com efeito mais intenso naqueles com mais incapacidades. Em um outro estudo prospectivo, Koenig e colaboradores (1998) procuraram verificar, em um grupo de 87 pacientes, fatores relacionados com a melhora da depressão, em um período de 47 semanas. Eles notaram que a religiosidade (particularmente em sua dimensão "intrínseca", de Allport) foi, de fato, importante na remissão dos sintomas depressivos. Kennedy e colaboradores (1996) realizaram estudo prospectivo em Nova York com 1.855 adultos, sendo 40% judeus e 47% católicos. A freqüência religiosa esteve associada a menos depressão entre os católicos, mas não entre os judeus, o que indica que a variável freqüência religiosa associada à menor prevalência de depressão é, de certa forma, influenciada pela denominação ou grupo étnico no qual ocorre.

Em um extenso estudo populacional recente, baseado no *Canadian National Population Health Survey* (1996-1997), Baetz e colaboradores (2004) avaliaram os dados de uma população de 70.884 pessoas, com mais de 15 anos de idade, representativas da população canadense. Os autores investigaram sintomas depressivos cruzando-os com variáveis de religiosidade. Identificaram, como esperado, uma clara associação entre maior freqüência a cultos e menos sintomas depressivos. No entanto, encontraram uma acentuada e inusitada associação entre o indivíduo "considerar-se uma pessoa religiosa ou com espiritualidade" e sintomas depressivos. Quanto mais os sujeitos consideravam-se "espirituais" ou "com espiritualidade", mais sintomas depressivos apresentavam.

O achado da primeira associação, freqüência aos cultos e menos sintomas depressivos, é bastante recorrente na pesquisa sobre religião e depressão. Entretanto, o segundo achado, embora não inédito, levanta uma considerável polêmica. É possível que os indivíduos mais acometidos com sintomas depressivos, sentimentos de solidão, desespero e angústia, sejam também aqueles que buscam a dimensão espiritual, incrementando a sua espiritualidade. São, talvez, as pessoas que mais avidamente buscam respostas e soluções para o seu sofrimento. Também é plausível que pessoas mais sensíveis, mais voltadas para seu mundo interno, vivenciem mais intensamente tanto a espiritualidade como a depressão. Uma última possibilidade, não desprezível, é de que o envolvimento com a espiritualidade implique maior possibilidade de conflitos e questionamentos que gerem ou estejam associados a estados depressivos.

Em um estudo de seis anos de seguimento realizado na Holanda (Braam et al., 2004), com 1.840 adultos e idosos, a maior freqüência à igreja associou-se a menos sintomas depressivos ao longo do seguimento, controlando-se a saúde física, apoio social, variáveis demográficas e uso de bebidas alcoólicas.

Considerando esse tema de pesquisa de modo geral, um grande número de estudos empíricos, nos últimos cem anos, procurou identificar em diversas populações a relação entre depressão, religião e religiosidade. Koenig e Larson (2001) revisaram esses trabalhos e identificaram 101 estudos no século XX que investigaram a associação entre religiosidade e depressão. Segundo essa revisão, dois-terços (60 de 93) dos estudos observacionais encontraram prevalências mais baixas de transtornos depressivos ou menos sintomas depressivos em pessoas mais religiosas. Desses estudos, 68% também identificaram uma relação "dose-efeito", na qual quanto maior a religiosidade menor a freqüência de depressão. De 22 estudos prospectivos, 15 identificaram que as pessoas mais religiosas no início desenvolviam menos depressão ao longo do estudo. Finalmente, três em cinco estudos de intervenção, nos quais os participantes com depressão receberam ou participaram de intervenções religiosas (orações, conselhos religiosos, etc.), indicaram que aqueles que receberam tais intervenções (mais as "intervenções seculares") melhoraram mais rapidamente do que aqueles que só receberam "intervenções seculares" (psicoterapia, aconselhamento ou medicação).

RELIGIÃO E SUICÍDIO

Desde o clássico estudo de Durkheim de 1897 (1982), a associação entre suicídio e religião tem sido investigada de forma recorrente, seja por sociólogos, epidemiólogos, psiquiatras ou psicólogos.[120] Nas últimas décadas, Neeleman e colaboradores (1997) realizaram o trabalho mais amplo sobre o tema. Eles estudaram a relação entre suicídio e religião, por meio de levantamentos cruzados, em amostras populacionais aleatórias de 19 países ocidentais, somando, ao final, 28.085 adultos. Nesses sujeitos, verificaram uma associação entre maior crença religiosa, maior formação religiosa e maior freqüência a cultos e menor tolerância à idéia de suicídio. Os autores investigaram, também, nesses países, taxas de suicídio e verificaram que, em mulheres, a menor freqüência a igrejas e menor crença religiosa associou-se a maiores taxas de suicídio.

No Brasil, Botega e colaboradores (2005b) investigaram recentemente, mediante inquérito domiciliar, por meio de amostragem estratificada por conglomerados, uma amostra representativa de 538 moradores de Campinas, São Paulo, e avaliaram comportamentos suicidas nessa população. Um conjunto amplo de fatores sociodemográficos, ambientais, culturais e clínicos foram pesquisados. Os fatores associados à ideação suicida na vida foram gênero feminino, ser um adulto jovem e viver sozinho. Em relação à religiosidade, pertencer à denominação espírita foi o que mais fortemente se relacionou a ter ideação suicida na vida, em comparação aos católicos e, principalmente, aos evangélicos. Apesar das concepções kardecistas condenarem veementemente o suicídio, tais concepções não parecem exercer efeito inibidor das ideações suicidas, em contraposição ao controle grupal sobre o indivíduo presente nas igrejas evangélicas, sobretudo as pentecostais.

De modo geral, ao revisar a literatura do século XX referente à relação suicídio e religiosidade, Koenig e Larson (2001) identificaram 68 estudos que abordaram tais relações. Destes 68 estudos, 57 (84%) identificaram menores taxas de suicídio ou atitudes mais negativas em relação ao suicídio naqueles grupos ou indivíduos mais religiosos.

RELIGIÃO E OUTROS TRANSTORNOS MENTAIS

Konig e Larson (2001) também revisaram 76 estudos que avaliavam a associação entre transtorno e sintomas ansiosos e religião. De 69 estudos observacionais,

---

[120] Uma ampla e atualizada revisão, completada com estudos originais, encontra-se em: WERLANG, B. G.; BOTEGA, N. J. *Comportamento suicida*. Porto Alegre: Artmed, 2004.

35 identificaram menores níveis de ansiedade ou medo em pessoas mais religiosas. Os autores notam que dez desses estudos encontraram uma relação inversa à anterior, pessoas com mais ansiedade eram também as mais religiosas. É possível que pessoas mais ansiosas busquem mais o envolvimento religioso e, após tal envolvimento, a ansiedade tenda a diminuir, já que Konig e Larson (2001) verificaram que, em quatro de cinco estudos prospectivos, um nível maior de religiosidade no início foi preditor de níveis mais baixos de ansiedade ou medo ao final do seguimento.

Religião e esquizofrenia

Em um trabalho precursor da investigação epidemiológica sobre psicoses e religião, realizado nos Estados Unidos, Farr e Howe (1932) encontraram que um em cada sete pacientes psicóticos era muito preocupado com idéias ou práticas religiosas. Além disso, analisaram vários líderes e reformadores religiosos e encontraram muitos sintomas psicóticos neles. Erichsen (1974) reviu, posteriormente, a literatura e uma série de 142 casos relatados e concluiu haver grande afinidade entre a experiência esquizofrênica e muitos tipos de vivências religiosas. Ele constatou que êxtases, abalos pessoais, inspiração divina, iluminação e revelações repentinas ocorrem tanto em pessoas intensamente religiosas como em muitos pacientes esquizofrênicos.

Na Nigéria, Erinosho (1977) analisou retrospectivamente 208 pacientes esquizofrênicos de origem yorubá. Verificou que uma expressiva maioria buscou ajuda antes de chegar ao serviço psiquiátrico, em igrejas sincréticas locais e curandeiros religiosos. Segundo o autor, isso demonstra como, na Nigéria, a esquizofrenia é percebida principalmente como um fenômeno de origem religiosa. É plausível ser esse o caso para a maioria dos países não-ocidentais, ainda não plenamente aculturados pela industrialização, pela urbanização e pela modernização.

Murphy e Vega (1982) estudaram várias coortes de pacientes psiquiátricos que foram internados pela primeira vez na vida na Irlanda do Norte. Os autores controlaram a variável religião para classe social e região de residência. Concluíram haver uma associação entre receber o diagnóstico de esquizofrenia e ser católico e solteiro. Eles procuraram analisar esses resultados pela via da condição de maior sofrimento e pressão que os jovens católicos sofriam naquele país, naquele momento histórico. Seus dados, entretanto, não foram reproduzidos por outras pesquisas. Em um contexto diferente, Verghese e colaboradores (1989), na Índia, realizaram um estudo de seguimento de dois anos com 323 pacientes com esquizofrenia. Verificaram que uma melhor evolução da doença esteve associada a maior adesão aos medicamentos, atitudes positivas de parentes e vizinhos, *background* rural e aumento de atividades religiosas por parte dos pacientes.

Neeleman e Lewis (1994) compararam as crenças e atitudes religiosas de uma amostra de 98 pacientes de hospitais londrinos: psicóticos esquizofrênicos (47) e parassuicidas (26), de um lado, e 25 pacientes ortopédicos, de outro. Os pacientes psicóticos foram os que apresentaram mais vivências religiosas (48%), seguidos dos parassuicidas (38%) e dos ortopédicos (17%). Brewerton (1994) descreveu a presença de elementos religiosos nos sintomas de 50 pacientes internados no Havaí. Os pacientes com esquizofrenia e mania foram os que mais freqüentemente apresentaram sintomas com conteúdos religiosos.

A partir dos trabalhos revistos citados, é possível concluir serem freqüentes, assim como clínica e socialmente importantes, as inter-relações entre vida religiosa e esquizofrenia. Uma série de trabalhos realizados recentemente no Brasil, revistos adiante, também apontam no mesmo sentido.

RELIGIÃO, BEM-ESTAR, QUALIDADE DE VIDA E REDE DE APOIO SOCIAL

Três áreas que avaliam aspectos positivos da saúde e do funcionamento psicossocial foram estudadas com mais freqüência. Uma primeira, que pode ser condensada nos constructos "bem-estar psicológico" e "qualidade de vida", inclui satisfação com a vida, afeto positivo, sentimento de felicidade e moral elevada. Uma segunda área poderia ser designada como "sentido e objetivos na vida", incluindo dimensões como "ter esperança", "ser otimista em relação ao futuro", "ver um sentido na vida" e "ter objetivos para a própria vida". Um terceiro domínio envolve as redes de apoio social e estabilidade familiar e conjugal.

Koenig e Larson (2001) encontraram 100 estudos que relacionaram a primeira área, de "bem-estar psicológico" e "qualidade de vida" com dimensões da vida religiosa (crenças e práticas religiosas). Desses, 79 estudos encontraram associações positivas das duas dimensões estudadas. Na segunda área, relativa a "sentido e objetivos na vida", de 14 estudos identificados, 12 relataram associações positivas. Para a terceira área, 20 estudos avaliaram a relação entre rede de apoio social e dimensões da vida religiosa e quase todos (19) identificaram que a religião associa-se a melhor ou maior rede de apoio social. Na mesma linha, os autores encontraram 38 estudos que avaliavam a relação entre "estabilidade familiar", "felicidade conjugal" e religiosidade e verificaram que 35 identificaram associações positivas entre esses domínios.

Religião e formas de lidar com dificuldades e sofrimento: *coping* religioso

Um aspecto importante da relação entre saúde, bem-estar e religião é o papel potencial da religião como forma de lidar com demandas, perdas e dificuldades internas ou externas (Pargament, 1997). Dessa forma, o *coping* religioso tem sido definido como o conjunto de procedimentos cognitivos e comportamentais dos quais as pessoas lançam mão perante eventos difíceis ou estressantes da vida, que surgem ou estão vinculados à religião ou à espiritualidade de um indivíduo. Para Pargament (1997), o *coping* religioso será mais adaptativo, ativo e focado nos problemas quando Deus é visto pelo sujeito como benevolente ou como um "ser de ajuda". Entretanto, apesar de se falar muito, atualmente, em *coping* religioso, há certa controvérsia sobre a sua eficácia quando avaliado cientificamente.

Uma revisão recente (Thuné-Boyle et al., 2006) de 17 trabalhos metodologicamente bem-conduzidos nos Estados Unidos, Europa e Israel sobre *coping* religioso e câncer não encontrou resultados consistentes. Os trabalhos norte-americanos, feitos em uma sociedade que valoriza muito a religião, tendem a mostrar resultados positivos, mas os trabalhos realizados em outros contextos nacionais e culturais não evidenciam que o *coping* religioso possa ter um efeito claramente positivo, havendo trabalhos que encontraram impactos negativos dessa forma de *coping*. Assim, é possível que a sua eficácia seja consideravelmente dependente do contexto sociocultural no qual ele se dá.

Também têm sido estudados, de forma crescente, os possíveis efeitos da *oração para outros* sobre o curso das doenças (Krucoff et al., 2005). Os resultados são contraditórios, mas como é uma área polêmica e com vários grupos de pesquisa envolvidos, sobretudo nos Estados Unidos, nos próximos anos devem surgir resultados e debates de interesse.

ASPECTOS NEGATIVOS DA RELIGIÃO SOBRE A SAÚDE MENTAL

Koenig e Larson (2001) salientam que, embora a maior parte dos estudos empíricos tenha identificado associações positivas entre religião e saúde mental, um subgrupo de estudos registrou associações negativas entre essas duas dimensões. Nos anos 1950 e 1960, diversos estudos relataram, principalmente em estudantes universitários mais religiosos, traços de personalidade como conformismo, dependência, atitudes defensivas, baixa auto-estima, pior ajustamento, perfeccionismo, insegurança e ódio autodirigido.

Segundo Pruyser (1977) argumenta, há evidências de que a religião pode ser usada para racionalizar ódio, preconceito e discriminação. A religiosidade exacerbada pode ser encontrada em pessoas especialmente tendentes a dependência, culpa excessiva, perfeccionismo, pensamentos obsessivos e ansiedade. Esse autor também sustenta que alguns grupos de pessoas religiosas podem ter excessiva expectativa em relação a si mesmos e aos outros e tendem a excluir ou depreciar aqueles cujas crenças ou modos de vida difiram muito dos deles.

Alguns estudos mais recentes e com métodos mais rigorosos também identificaram aspectos negativos da religião sobre a saúde mental. Schafer (1997) estudou 282 estudantes de sociologia da Califórnia e identificou uma relação entre maior envolvimento religioso e maior sofrimento emocional (*psychological disstress*). Sorenson e colaboradores (1995) estudaram 261 mães adolescentes em Ontário (Canadá) e verificaram que as mais religiosas, as católicas e de outros grupos conservadores (para aquele país) que freqüentavam mais os cultos, eram também aquelas com mais sintomas depressivos. Os autores formularam a hipótese de que, naquele grupo, a religião incrementava sentimentos de culpa e vergonha, erodia sentimentos de competência e auto-estima e encorajava o isolamento de fontes potenciais de apoio social por parte de adolescentes que tinham comportamentos que não estavam em conformidade com as normas sociais.

Um trabalho particularmente interessante foi apresentado por Strawbridge e colaboradores (1998), posto que analisaram como diferentes tipos de exigências ambientais e estresses podem ser neutralizados (*buffered*) ou acentuados pela religião. Ao estudar a relação entre depressão e envolvimento religioso em 2.537 adultos na Califórnia, esses autores notaram que a religiosidade aliviava o estresse associado a problemas financeiros e dificuldades com a saúde; entretanto, tal envolvimento tendia a acentuar os sofrimentos e conflitos decorrentes de problemas familiares. Assim, os autores formularam a hipótese de que a religião pode melhor aliviar dificuldades percebidas como oriundas "de fora" do indivíduo (como as dificuldades financeiras ou com sua saúde física), mas, em contrapartida, para as dificuldades percebidas como tendo origem "interna" à pessoa, relacionadas à percepção de falhas pessoais (ou relacionadas a sua vida pessoal, subjetiva), a religião poderia ter o efeito de intensificar as dificuldades.

Krause e Wulff (2004), em um estudo recente, avaliaram o impacto das "dúvidas religiosas" sobre a saúde mental, particularmente sobre a dimensão depressiva. Para tal estudo, os autores lançaram mão de dois grandes bancos de dados norte-americanos referentes a grupos religiosos (U.S. Congregational Life Survey) e a variáveis sociais da população (2000 General Social Survey, GSS). Os autores contataram 1.214 igrejas de diferentes denominações, tendo 807 concordado em participar do estudo. Enviaram questionários de autopreenchimento e obtiveram, ao final, 122.043 questionários de membros dessas igrejas. No questionário enviado havia, além de perguntas sobre satisfação com a saúde, freqüência a cultos e práticas devocionais, quatro perguntas relativas a "dúvidas religiosas" e oito que envolviam "afetos e sintomas depressivos". Em um primeiro modelo de análise, verificaram que as pessoas com mais dúvidas religiosas estavam mais insatisfeitas com a sua saúde e tinham mais afetos e sintomas depressivos. Em um segundo modelo, verificaram que os efeitos mais negativos das dúvidas religiosas eram significativamente mais acentuados naquelas pessoas que ocupavam posições formais em suas igrejas. Esse estudo pôde, segundo seus autores, verificar o potencial negativo de uma dimensão importante da vida religiosa, a das "dúvidas religiosas". Pôde, sobretudo, demonstrar como tais dúvidas religiosas são particularmente associadas a sofrimento depressivo naquelas pessoas mais envolvidas com a sua própria religião.

Há vários outros aspectos em que se pode notar uma relação negativa entre saúde e religião; por exemplo, alguns subgrupos culturais e religiosos proíbem o uso de vacinas em seus membros (inclusive em crianças), os testemunhas de Jeová proíbem a transfusão de sangue, mesmo que esta seja fundamental para a saúde, e muitos grupos religiosos inibem os seus adeptos a fazerem tratamentos seculares para a saúde, sejam eles medicamentosos, psicoterápicos ou de outra natureza. Como mencionado anteriormente, há evidências de que pessoas com orientação homossexual têm interesse em envolver-se com a religião, interesse esse igual ou eventualmente mais acentuado (em homens homossexuais) que o dos heterossexuais; não obstante, a maior parte das instituições religiosas defende doutrinas e atua de forma homofóbica, criando, muitas vezes, situações de discriminação e humilhação para muitos homossexuais e transexuais.

Em suma, apesar de a maioria das evidências empíricas apontar para uma associação positiva entre saúde mental, religião e religiosidade, também há, embora em menor número, evidências empíricas de que, para alguns subgrupos, em determinadas situações e condições de vida, e em certos contextos religiosos, o maior envolvimento religioso pode, ao contrário, estar associado a aspectos negativos da saúde física e mental.

AVALIAÇÃO GERAL DA LINHA DE PESQUISA SOBRE SAÚDE MENTAL E RELIGIÃO

Identificar associação positiva entre saúde mental e religião é algo relevante, mas, seguramente, insuficiente. Surge de forma automática a questão de como essas duas dimensões da vida interagem. Várias possibilidades de explicação podem ser formuladas.

É possível argumentar que ter uma religião e participar dela envolve estabelecer e manter contato com pessoas da mesma sociedade e dar e receber apoio delas quando isso se faz necessário. Assim, é mais ou menos óbvio que o envolvimento religioso oferece maior apoio social e este tenha efeitos sobre a promoção, prevenção e mesmo alívio de sofrimento e transtornos mentais. Um aspecto disso seria a maior estabilidade familiar e conjugal que a participação religiosa implica, já que a maior parte das religiões incentiva e vigia atentamente a coesão e a boa conduta conjugal e familiar.

Próximo a isso, a maioria das religiões e suas doutrinas prescrevem que os fiéis devam prestar apoio e ajuda a seus próximos. Isso incentiva sentimentos e atitudes de solidariedade, compaixão, caridade e perdão, que podem contribuir para maior coesão social e apoios mútuos. Além disso, muitas formas de crenças e práticas religiosas prescrevem e promovem uma visão positiva e otimista da vida.

As diversas formas de religião fornecem um sentido para a vida, constroem uma perspectiva na qual o sofrimento, as doenças, a morte, as perdas inevitáveis que todo ser humano enfrenta passam a ser algo dotado de sentido. Isso propicia uma apreensão da vida mais tolerável e favorece a saúde mental. Um sentido para a vida também pode fornecer um senso de objetivo a todas as ações empreendidas, uma direção no destino, algo que incrementaria a esperança e a motivação.

Finalmente, para explicar por que, em alguns contextos e para alguns grupos, a religião exerce uma ação negativa sobre a saúde mental e o bem-estar subjetivo, pode-se citar que, com bastante freqüência, as religiões fazem emergir sentimentos de culpa, vergonha e medo nas pessoas. Em alguns casos, isso pode incrementar o isolamento social, o rebaixamento da auto-estima e a piora da saúde mental.

Koenig e Larson (2001) lembram que a religião às vezes estabelece padrões de moralidade e conduta de difícil acesso a uma parte da população, gerando, nesse grupo, um sentimento de incapacidade e enfraquecimento moral. Por fim, a religião pode estabelecer regras e padrões rígidos, assim como formas de pensar e sentir estreitos e intolerantes, impedindo o crescimento individual, a expansão da vida pessoal e o enriquecimento por meio de novas experiências na vida. Esses autores, entretanto, salientam que, no balanço geral, o conjunto de evidências empíricas indica que os efeitos positivos das crenças e práticas religiosas predominam claramente sobre os efeitos negativos.

Por último, uma crítica a muitos estudos dessa área é aquela que assinala que várias pesquisas tomam a religião como uma variável universal, que teria as mesmas implicações para pessoas de diferentes denominações, em diferentes países, membros de classes sociais e de grupos subculturais distintos. Assim, há certa negligência nessa linha de pesquisa em relação a uma contextualização social e cultural mais rigorosa dos sujeitos que vivenciam a sua religiosidade. Trata-se, com certa freqüência, a religião como se fosse uma variável potenciamente homogênea e generalizável, como se a experiência religiosa fosse a mesma para norte-americanos, ingleses, franceses, escandinavos, brasileiros, africanos, etc.

Os dados revistos indicam que há uma associação entre maior religiosidade e melhor saúde mental. Há várias evidências de que pessoas com maior sofrimento mental busquem mais as igrejas e formas de espiritualidade, entre outras coisas, para o alívio desse sofrimento. Diversos trabalhos indicam que, embora a depressão, a ansiedade e outras formas de aflição possam motivar a busca de envolvimento e atividades religiosas, tal envolvimento tende mais a aliviar esses sofrimentos do que a incrementá-los.

7

ESTUDOS SOBRE RELIGIÃO E SAÚDE MENTAL REALIZADOS NO BRASIL

ESTUDOS DE RELEVÂNCIA HISTÓRICA

No Brasil, desde a virada do século XIX para o XX, diversos autores têm estudado a religiosidade nas suas relações com o sofrimento individual e os transtornos mentais. Não há espaço, seguramente, para uma revisão completa da produção sobre o tema realizada por autores brasileiros. Serão mencionados apenas alguns trabalhos e autores a fim de assinalar algumas das linhas de investigação mais significativas.[121]

Raimundo Nina Rodrigues[122] foi, possivelmente, um dos primeiros a estudar de forma sistemática a religiosidade dos negros e pardos, assim como as epidemias de "loucura coletiva" (ele falava em "epidemia vesânica de caráter religioso") em nosso país. O valor de seu trabalho[123] foi, sobretudo, etnográfico, pois descreveu minuciosamente os cultos, as práticas e as entidades sagradas dos africanos e seus descendentes. Da mesma forma, descreveu tais "epidemias" de "loucura cole-

---

[121] O professor de medicina da Universidade do Estado do Amazonas João Bosco Botelho publicou, recentemente, um livro dedicado à relação entre religião e medicina na história, dando ênfase a tal relação na história do Brasil e nas inter-relações entre catolicismo, medicina oficial e popular. (BOTELHO, J. B. *Medicina e religião*: conflito de competência. Manaus: Valer, 2005.)

[122] Ver os trabalhos de Nina Rodrigues concernentes à religião e suas relações com a psicopatologia: NINA RODRIGUES, R. *Animismo fetichista dos negros bahianos*. Rio de Janeiro: Revista Brasileira, 1896; EPIDEMIE de folie religieuse au Brésil, *Annales médico-psychologiques*, 1898; NINA RODRIGUES, R. Sobrevivências religiosas: religião, mitologia e culto. In: NINA RODRIGUES, R., Os *africanos no Brasil*. São Paulo: Universidade de Brasília/Companhia Editora Nacional, 1982/1933.

[123] Para revisão e análise da obra etnopsiquiátrica de Nina Rodrigues, ver a excelente tese: ODA, A.M.G.R. *Alienação mental e raça*: a psicopatologia comparada dos negros e mestiços brasileiros na obra de Raimundo Nina Rodrigues. 2003. Tese. Faculdade de Ciências Médicas da Universidade Estadual de Campinas, Campinas, 2003.

tiva" no Maranhão e na Bahia, analisando em profundidade o fenômeno do messianismo (em particular de Antonio Conselheiro, em Canudos). Ao lado do trabalho descritivo cuidadoso empreendido pelo médico e antropólogo maranhense, verifica-se uma interpretação marcada por evolucionismo e racialismo (os negros e sua cultura colocados em um estágio mais primitivo de desenvolvimento do que os brancos), superados apenas nas décadas posteriores à sua obra.

Seus estudos das epidemias psíquicas, o *beribéri de tremeliques* ou *caruara*, em São Luís e Salvador (Nina Rodrigues, 2003), assim como a loucura epidêmica de Canudos (Nina Rodrigues, 2000), expressam a sua percepção aguda de como crenças poderosas podem atuar sobre um *terreno fértil* de populações vulneráveis para o contágio imitativo. Para ele, a religiosidade das classes populares no Brasil revelava um caráter híbrido, no qual uma casca de catolicismo monoteísta europeu encobria crenças bem mais fetichistas, politeístas e animistas. Tal perfil, em um contexto sociopolítico de mudanças rápidas, aumentaria as tensões sociais e facilitaria a propagação das epidemias de loucura coletiva. Um indivíduo acometido por doença mental grave, como era o caso de Antonio Conselheiro (acometido por "delírio crônico de Magnan", segundo Nina Rodrigues), atuando em uma massa de pobres, mestiços, sugestionáveis e desequilibrados, em um momento histórico conturbado, poderia desencadear, previsivelmente, fenômenos históricos, neurastênicos e místicos de grandes proporções.[124]

Em seu trabalho sobre o animismo fetichista dos negros da Bahia (Nina Rodrigues, [1896] 1935), o autor estudou em profundidade os "estados de santo", ou possessão, as cerimônias de culto público (candomblés), os sacrifícios e ritos funerários, assim como os processos de conversão ao catolicismo (considerados por ele como "superficiais"). Nesse trabalho, ele descreve dois casos de moças (uma negra e outra branca) acometidas por diferentes formas de possessão (e de histeria, em sua avaliação). Relata como, em seus contextos culturais e religiosos específicos, essas duas adolescentes sucumbem a seus conflitos, elaboram seus desejos e temores e expressam de forma peculiar a sua histeria.[125] A adolescente negra expressa e realiza a sua histeria utilizando os símbolos e práticas do candomblé relacionados ao desenvolvimento de um "estado de santo". Já a sinhazinha branca desenvolve sua histeria com sintomas motores e de alterações de consciência que são interpretados por seus familiares como feitiços produzidos pelos negros (e por eles também potencialmente curados).

Apesar das indiscutíveis ressalvas ao viés racista e psiquiatrizante de sua obra, deve-se reconhecer que Nina Rodrigues descreveu de forma laboriosa a riqueza

---

[124] Uma leitura sociocultural e política do messianismo só se tornaria bem-assentada em nosso país com o trabalho de Maria Izaura Pereira de Queiroz, apresentado em seu livro: PEREIRA DE QUEIROZ, M. *O messianismo no Brasil e no mundo*. São Paulo: Alfa-Ômega, 2003.

[125] Em relação a esses dois casos, ver a apresentação e a reanálise sagaz realizadas por Oda (2003).

cultural das manifestações dos cultos fetichistas, assim como a importância dessas manifestações para a expressão de conflitos e necessidades.

O primeiro psiquiatra paulista, **Francisco Franco da Rocha** (1919), apresentou o tema "Do delírio em geral", em curso de clínica psiquiátrica na Faculdade de Medicina de São Paulo, no início do século XX. Ele termina essa aula salientando a grande importância do delírio religioso das multidões, que seria produzido por indução e comunicação afetiva nas massas populares. Certamente ainda impressionado pela tragédia de Canudos, Franco da Rocha relata um episódio de loucura coletiva religiosa na pequena São Luiz do Paraitinga:

> Um rudimento de loucura coletiva deu-se, há bem pouco tempo, em S. Luiz do Paraitinga, onde a epidemia religiosa foi jugulada no nascedouro pelo bom senso do governo. Foram elementos iniciais uma histérica com crises catalépticas e uma boa dose de embusteirice ao redor desse fenômeno; o resto coube ao misticismo (à sede de milagres) existente sempre em certas camadas da sociedade. Não tomasse o governo tão importantes medidas e a epidemia seguiria seu curso, como tantas outras já registradas entre nós, no Rio Grande do Sul, na Bahia, em Taubaté, etc.

Na esteira de Nina Rodrigues, o médico alagoano Arthur Ramos, apesar de iniciar sua obra em uma perspectiva também evolucionista, como evidenciado em sua tese de doutoramento, *Primitivo e loucura*, enveredou posteriormente por uma via mais culturalista e psicodinâmica. Com o amadurecimento de suas pesquisas, vai dando ênfase aos fatores culturais (e abandonando os raciais), deixando para trás a perspectiva racialista dos autores anteriores. Suas obras sobre cultura e religiosidade dos negros brasileiros (Ramos, 1937)[126] revelam um trabalho etnográfico e de psicologia social apurado e meticuloso, no qual buscou identificar os pontos de encontro entre a herança cultural africana (incluindo a religiosidade) e a psicologia de todo um grupo social. Mantém, como Nina Rodrigues, o referencial teórico em que aproxima a possessão da histeria, entretanto não se baseia mais em concepções organicistas, porém mais em uma perspectiva psicodinâmica, influenciada por autores como Freud e Jung.

No Recife, o psiquiatra **Ulysses Pernambucano**, preocupado com a questão das doenças mentais nos negros, empreendeu e apoiou, nas décadas de 1920 e 1930, uma série de estudos estatísticos (Pernambucano, 1938) e etnográficos (Lucena, 1982). Incentivou seu primo e interlocutor intelectual Gilberto Freyre[127]

---

[126] Ver também: RAMOS, A. *A cultura negra no Brasil*. São Paulo: Nacional, 1942. Também consultar: RAMOS, A. *O folclore negro no Brasil*: demopsicologia e psicanálise. Rio de Janeiro: Civilização Brasileira, 1935.

[127] Gilberto Freyre diz que "[...] sem o inteligente e eficiente apoio que Ulisses Pernambucano deu à idéia, para a época extravagante e um tanto burlesca, nunca o tal Congresso teria se reunido." In: FREYRE, G. *Problemas brasileiros de antropologia*. Rio de Janeiro: Livraria José Olympio, 1973.

a organizar o 1º Congresso Afro-brasileiro, em 1934, no Recife. Defendia uma visão tolerante em relação aos cultos afro-brasileiros;[128] pois, ao que parece, não via neles a origem de transtornos mentais, mas a manifestação cultural das camadas pobres da população.

Em uma perspectiva inicialmente mais psicopatológica (e mais etnológica, anos depois), **Osório Cesar** interessou-se profundamente tanto pela arte produzida pelos alienados dos hospícios como pelas manifestações religiosas e culturais dessa população. No primeiro artigo sobre arte produzida por alienados no Brasil (Cesar, 1924), ele relata detalhadamente o caso de um doente negro, de 32 anos, soldado da polícia, católico, que havia sido internado, pois, movido por intensa atividade delirante, assassinara sua mulher a machadadas. Esse homem, que se comunicava com os "poderes espirituais do espaço", demonstrava um prazer especial e uma habilidade incrível em produzir esculturas originais e muito expressivas: "suas produções escuptoricas giram todas em um idêntico princípio: o feiticismo, e em algumas dellas deixam reproduzir o sentimento atávico evocando a alma dos antepassados de sua raça".

Esse escultor produziu um "São Jacintho" que, segundo ele, era um "feitiço, pois tendo sido construído com o ouro mais puro da mina que encontrei no terreiro [...] possue a virtude de espalhar a felicidade entre os homens". Chama a atenção de Cesar a forma como o artista constrói as mãos de sua estátua, e o possível simbolismo sexual e religioso que o alienista nelas percebe. Notando nesse delirante um verdadeiro artista cubista, ele afirma que no "nosso doente, encontramos além de um sentimento artístico feiticista, recordações de actos de sua infância, que surge do sub-consciente e que elle plasma no barro sob a forma de symbolo".

Anos mais tarde, Cesar (1939) publicou um livro inteiramente dedicado a aspectos religiosos relacionados a doença mental, intitulado *Misticismo e loucura*. Nesse trabalho, o psiquiatra paulista faz, nos primeiros capítulos, uma análise etnopsicológica do caráter religioso dos brasileiros, sobretudo de negros e mestiços.

Nesses capítulos, Cesar apóia-se em teses que já começavam a se tornar anacrônicas na época, de evolucionismo cultural e primitividade de grupos raciais. Os dois últimos capítulos são de maior interesse. No penúltimo, "Fanatismo e psicopatia", ele relata uma série de "loucuras religiosas epidêmicas" ocorridas no Brasil. Analisa o episódio de Pedra Bonita, em Pernambuco, em que morreram algumas dezenas de pessoas, movidas pelo delirante João Santos, que acreditava haver descoberto, nas redondezas do município de Flores, uma área sagrada, prenhe de riquezas e maravilhas celestes, onde ainda reinaria o legendário rei português, Dom Sebastião. No episódio, várias pessoas se suicidaram e ocorreram muitos sacrifícios humanos, na busca e na ânsia por aquele éden agreste. Relata, também, a então considerada loucura epidêmica de Canudos, liderada pelo místico (considerado tam-

---

[128] Para uma breve e lúcida biografia intelectual de Ulyssses Pernambucano, ver: PEREIRA M.E.C. Ulysses Pernambucano e a questão da "higiene mental". *Revista Latinoamericana de Psicopatologia Fundamental*, v. 7, n. 1, p. 123-129, 2005.

bém delirante) Antonio Conselheiro. Ainda como expressão de devoção extrema com contornos delirantes, cita o grande líder religioso nordestino Padre Cícero do Crato (e de sua Juazeiro) como exemplo de santo popular, autor de muitos milagres (e, assim, substrato de delírios religiosos coletivos).

O capítulo mais original de Osório Cesar[129] é o último, sobre "Os místicos dos hospícios". Nesse capítulo, ele descreve como as diferentes patologias mentais produzem delírios e alucinações de conformação religiosa. Afirma que é a parafrenia (uma psicose esquizofreniforme com preservação da organização mental) a que mais produz delírios místicos. Relata casos de pacientes com demência precoce (atual esquizofrenia) com idéias de natureza místico-erótica e comenta como o delírio místico nos melancólicos, geralmente envolto em idéias de auto-acusação, é uma das formas mais graves de delírio religioso. No final, descreve dois casos de auto-amputação do pênis perpetrados por jovens com delírios místicos e exagerados sentimentos religiosos. Um deles, jovem presbiteriano, teve alucinações e delírios acreditando ser o apóstolo Pedro. Após um período em que se tornou triste e sombrio, decidiu cortar o pênis com uma faca, pois se masturbava com freqüência e resolveu seguir as indicações de Jesus. Citou para justificar sua ação automutilatória: "se tua mão direita te escandaliza, corta-a e lança-a fora...". O outro jovem delirante que amputou o próprio pênis também era um assíduo masturbador, tendo tido uma estrita educação católica. Considerava a masturbação e a fornicação pecados máximos; movido por suas análises delirantes, para se libertar de seus desejos eróticos, decidiu também pela amputação do órgão que mais lhe parecia relacionado com seus impulsos pecaminosos.

Em dois trabalhos posteriores, Cesar (1949, 1951) revisita o tema da arte dos alienados e adentra, mais uma vez, na religiosidade deles. No primeiro analisa em detalhes a arte mística de um imigrante português, internado no Juqueri desde 1898. Analisa como o simbolismo étnico desse artista revela um erotismo disfarçado em mística. No segundo trabalho, investiga também em profundidade a composição temática dos desenhos de dois pacientes esquizofrênicos e analisa a mescla de simbolismo cristão e sexual presente nessas obras. As relações entre simbolismo cultural e religioso e simbolismo individual, e sexual são analisadas em um trabalho especialmente feliz escrito em parceria com Roger Bastide. Em *Pintura, loucura e cultura*, Bastide e Cesar (1956) analisam as obras pictóricas de três imigrantes (um alemão, um espanhol e um português) alienados. Propõem uma forma peculiar de ligação entre os diversos simbolismos individuais e culturais, pois:

> A cultura não é externa ao indivíduo; ela existe pela educação interiorizada e, conseqüentemente, assume colorido variável, de acordo com os indivíduos. A arte, sendo a expressão da personalidade, seja essa personalidade normal ou

---

[129] Sobre a marcante originalidade de toda a obra de Osório Cesar, em particular os seus estudos sobre a produção artística dos sujeitos com transtornos mentais, assim como a organização de oficinas de arte, a pedagogia artística livre e o engajamento na reabilitação social, ver: FERRAZ, M. H. C. *Arte e loucura*: limites do imprevisível. São Paulo: Lemos, 1998.

patológica, a pintura não nos colocará jamais senão em presença da cultura introvertida e mais ou menos deformada pelos problemas do homem que pinta.

Há, portanto, estreita relação entre os "estilos patológicos" e os "estilos culturais". Para eles, existe, quase sempre, uma fusão original, variável de indivíduo para indivíduo, entre o símbolo libidinoso e o símbolo cultural, freqüentemente religioso. No imigrante, em particular, há processos de recalcamento e de recuperação dos símbolos da cultura de origem e da cultura atual que devem ser decodificados, posto que "[...] o símbolo-sinal é um meio de restabelecer a comunicação tornada impossível ou difícil sobre a nova terra, com os homens da pátria dos antepassados".

Finalmente, em um trabalho de análise histórica Cesar (1957) discute a importância da possessão demoníaca na cultura européia e como tais possessões passaram a fazer parte da expressão da doença mental no Ocidente. Utilizando autores como Charcot, Richer, Janet e Zilboorg, traça pontos de contato entre a chamada demonopatia e a grande histeria descrita pelos autores franceses.

No início da década de 1940, **José Lucena** (1940) estudou um movimento messiânico no município de Panelas, em Pernambuco. Descreveu como um líder com "vagas idéias paranóides e de influência" atuou sobre um grupo de pessoas crédulas. Lucena examinou essas pessoas e concluiu não se tratar de "epidemia de doença mental", mas de fenômeno cultural, pois os adeptos "não passavam dos vários matizes da credulidade"; eles não eram portadores de transtornos mentais, apenas expressavam a "exacerbação de uma mentalidade coletiva". Esse trabalho do professor pernambucano foi importante no sentido de iniciar um processo de "despatologização" do fenômeno do messianismo no meio psiquiátrico brasileiro. Cabe citar que Lucena (1969) publicou uma preciosa revisão completa e crítica de estudos sobre aspectos culturais (incluindo religiosidade) relacionados aos transtornos mentais no Brasil.

Em 1942, **Aguiar Whitaker** analisa detalhadamente o fenômeno da mediunidade lançando mão tanto de visitas a ritos religiosos espíritas como do estudo de uma jovem paciente com acentuadas *qualidades mediúnicas*. Whitaker nota que quando a jovem freqüentava as sessões espíritas, suas crises de choro, nervosismo e descontrole cessavam; sem as sessões, sentia-se nervosa e percebia que necessitava "receber os espíritos". Esse autor analisa os médiuns como um grupo heterogêneo; alguns "neuróticos cujas manifestações inconscientes são interpretadas como 'espíritos'" e outros perfeitamente normais, "crentes sinceros e de boa fé", movidos por forte "influência sugestiva".

Na mesma linha dos estudos de Lucena sobre psiquiatria e messianismo, poucos anos depois, em Campo Grande, Mato Grosso do Sul, **Nelson Pires** (1946) observou outro movimento de loucura religiosa, liderado por uma dupla: um pai delirante e seu filho, tido como "santo milagroso". Ele diz que o pai é "fervoroso crente, às vezes alucinado e portador de idéias místicas supervalentes que, freqüentemente, atingem a condição delirante: é o indutor do episódio que se vai passar". Pires interessou-se em particular pelo fenômeno das chamadas psicoses induzidas e pelo "contágio psíquico" nas populações. O jovem líder do movimento messiânico que estudou era um adolescente "anemiado profundamente", de inteligência aparentemente subnormal que atuava junto com seu pai; recusou-se à entrevista, alegando ser "um santo que não quer ser perturbado". Tinha uma ânsia por curar e dizia que iria enlouquecer se não o fizesse. Segundo Pires, devido às condições socioculturais da população, que no interior do Brasil em si não é delirante, mas tem uma acentuada "necessidade de crença", acabou-se por atribuir a esse garoto a qualidade de santo curador de todo tipo de doença. Acorreu à pequena cidade, que então contava com 30.000 habitantes, uma multidão de doentes, paralíticos, asmáticos, ulcerosos, que se diziam curados pelo menino santo. Ao que parece, a mortalidade na cidade aumentou no período. Ao final, o juiz local proibiu as curas e determinou com a polícia o fim do episódio.

Poucos anos depois, em Belisário, Minas Gerais, **Clóvis Alvin** (1951) descreveu um movimento messiânico associado a uma seita liderada por uma mulher, possivelmente com "personalidade psicopática", e um fiel com retardo mental e reações paranóides e homicidas. O autor não constatou, no entanto, qualquer doença mental nos adeptos.

No final dos anos 1950, um primeiro estudo multidisciplinar realizado pela socióloga **Maria Izaura Pereira de Queiroz** (1957), em Caculé, analisou os participantes de um movimento messiânico, não constatando doença mental. Entretanto, do ponto de vista da psicologia social, verificou indícios de insegurança, passividade, imaturidade e deficiência de iniciativa nos adeptos desse movimento. Essa autora, aluna de Roger Bastide, tornou-se, pela qualidade de seus trabalhos, uma das principais referências do fenômeno do messianismo (Pereira de Queiroz, 2003) e consolidou, na década de 1960, uma visão nova, que enfatizava tanto aspectos sociais como políticos, em contraposição a perspectivas patologizantes dominantes no meio intelectual anterior a ela.

Em relação aos fenômenos da possessão e seus diversos aspectos etnográficos e de psicologia social, **René Ribeiro**, a partir da década de 1930 (Ribeiro, 1937), mas sobretudo na década de 1950, realizou uma série de investigações originais em sujeitos freqüentadores de cultos negros do Recife (Ribeiro, 1952a e b), assim como negros pobres convertidos a igrejas pentecostais (Ribeiro, 1957). Ele queria "penetrar os mecanismos psicológicos de uma das formas supremas da experiência religiosa, que é a possessão". Seu trabalho incluiu tanto uma descrição etnográfica cuidadosa dos cultos, símbolos e hierarquias relacionadas a tal religiosidade, como o emprego cuidadoso do Teste de Rorschach em sujeitos tanto em estado de vigília como em estado de transe.[130] Para Ribeiro, as dissociações produzidas pela experiência religiosa tinham, entre outras, a finalidade de operar como um "mecanismo de

---

[130] René Ribeiro realizou uma utilização realmente original do Teste de Rorschach. Modificou a técnica, aplicando-o durante o "estado de santo". Solicitava aos sujeitos que encarassem o procedimento como algo análogo ao jogar os búzios e que, no contexto de seus símbolos sagrados, falassem como se estivessem dentro do sistema divinatório. Os sacerdotes contribuíam na interpretação do material juntando os seus conhecimentos do sistema religioso que lideravam. (RIBEIRO, R. O Teste de Rorschach no estudo da "aculturação" e da "possessão fetichista" dos negros do Brasil. *Boletim do Instituto Joaquim Nabuco*, v. 1, p. 44-50, 1952.)

escape" "[...] perante uma situação de forte pressão externa". Assim ele concluiu ser a possessão um fenômeno normal, compreendido por meio da identificação de padrões culturais dos participantes e dos condicionamentos que as normas grupais impõem.

Em um trabalho posterior (Ribeiro, 1957), investigou os estados de transe de negros no contexto do pentecostalismo e sua função integrativa sobre a saúde mental. Ele fala aqui de experiências extáticas cultivadas nessas igrejas (possessão pelo Espírito Santo) e de verdadeiras sessões de possessão para benefício físico e espiritual dos membros da congregação em dificuldades com doenças ou outros males. Cita entrevistas que fez nas quais essas "pessoas de cor preta" relatam o "gôzo" da possessão pelo Espírito Santo; um sujeito entrevistado dizia "[...] é um gôzo que não se pode nem sondar; recebe no coração e fica até três dias sem poder falar a sua língua [...] outros têm visão; eu fiquei como entre o céu e a terra". Outro sujeito afirmava que quando falou em línguas o gozo foi inefável, "[...] a gente fica como criança [...] é um gôzo que enche o coração". Ainda outra entrevistada dizia que se sentia "[...] como quem estava nas chamas de fogo e falou em línguas [...] senti tanta alegria, que falei novas línguas [...] cada dia a alegria vai aumentando [...] o gôzo de servir a Deus."

Nas décadas de 1960 e 1970, o psiquiatra **Álvaro Rubim de Pinho** realizou trabalhos de psiquiatria cultural que revelam originalidade e acurada sensibilidade cultural. Em um trabalho sobre as depressões na Bahia (Rubim de Pinho, 1968), constata a maior incidência de sintomas na esfera corporal e a exigüidade de referências a idéias de culpa e perseguição, mais presentes em outros contextos culturais. Ele lembra que a influência das religiões mais punitivas[131] na propiciação das idéias de culpa dos deprimidos já fora apontada por autores anteriores e propõe que o catolicismo popular baiano, mais otimista e menos castigador, deva estar na base dessa minimização das idéias de culpa e de perseguição por ele encontrada.[132] Thales de Azevedo (1969) também concorda com a visão de que sentimentos de culpa seriam

---

[131] Entretanto, Rubim de Pinho estava muito atento à literatura internacional e era cauto em generalizações. Ele cita, em uma revisão sobre aspectos socioculturais da depressão, o trabalho de Field (1965) entre os Ashanti de Ghana, que, não possuindo religião de extração judaico-cristã, revelavam, entretanto, intensos sentimentos de auto-acusação. (RUBIM DE PINHO A., et al. Fatores socioculturais nas depressões. *Revista Brasileira de Psiquiatria*, v. 3, n. 1, p. 63-96, 1969.)

[132] Rubim de Pinho defendeu, em 1955, sua tese sobre a psicose maníaco-depressiva. Ele salientava que as crenças primitivas representavam um dos elementos patoplásticos importantes na constituição do quadro básico da doença. Assim, na agitação maníaca, os pacientes baianos expressavam um colorido peculiar dos cânticos e das danças africanas, enquanto nos melancólicos via-se, eventualmente (apenas), os sentimentos de culpa de extração católica. (RUBIM DE PINHO, A. *O diagnóstico da psicose maníaco-depressiva*: ensaio de sistematização. 1955. Tese de Livre-docência de Clínica Psiquiátrica. Faculdade de Medicina da Universidade da Bahia, Salvador, 1955.)

minimizados por um catolicismo brasileiro menos afeito à noção de pecado, que dá menor importância aos sacramentos e maior ao culto propiciatório dos santos.

Em *A visão psiquiátrica do misticismo*, Rubim de Pinho analisa a sobreposição entre experiência mística e transtorno mental. Para o autor, "a idéia e o sentimento religioso são de todos os momentos da história. Em muitos, o fanatismo religioso misturou-se ao fanatismo político. Em todos terão existido psicoses e comportamentos desviantes". Reconhece, no entanto, que místicos não-psicóticos, fruto quase exclusivo de fatores socioculturais, existiram, individualmente ou agrupados, em todas as seitas e todas as eras. Ao analisar líderes e fanáticos religiosos, afirma que tais "fazedores de milagres" periodicamente movimentam o sertão brasileiro. Cita Antonio Conselheiro e o Padre Cícero, que ganham enorme repercussão entre as massas populares do Nordeste, pois "[...] a miséria, a ignorância, as perseguições, a religiosidade e as esperanças coletivas promoveram e dimensionaram a figura do místico".

O que é particularmente importante nesse artigo é a crítica de Rubim de Pinho à visão medicalizante e estreita da psiquiatria em relação a fenômenos como a possessão, a demonopatia, os transes mediúnicos e estados de santo. Para ele, a psiquiatria sempre identificou esses estados como dissociação histérica. Segundo ele, se os histéricos utilizam mecanismos dissociativos, de alteração da consciência, nada impede que pessoas psiquicamente sadias, quando acionadas por fatores culturais e religiosos, desenvolvam estados alterados de consciência sem significação patológica. Para o pesquisador as "[...] populações dos centros espíritas e candomblés incluem imensa maioria de pessoas normais, simultaneamente com a minoria de anormais, estes em parte levados pela expectativa das curas". Ele chama a atenção para como as atividades terapêuticas das religiões mediúnicas no Brasil atraem pessoas que, com freqüência, buscam de modo simultâneo tanto o psiquiatra como os centros religiosos. O sucesso dessas religiões, para ele, em parte é explicado por tal função terapêutica. O psiquiatra deveria ser mais humilde e menos onipotente, esforçando-se para identificar as pessoas que realmente se beneficiam de tais intervenções religiosas.

Finalmente, no artigo sobre *Tratamentos religiosos das doenças mentais*, foram estudadas, em 60 pacientes psiquiátricos, as concepções leigas e as formas de cura empreendidas por esse grupo. Nas concepções leigas, coletou 11 categorias diferentes de etiologia, quase todas sobrenaturais, verificando que predominaram categorias como "encosto" (23%), "feitiço" (15%), "esgotamento" (12%) e "mediunidade não-resolvida" (7%). Já em relação aos tratamentos, enquanto um terço da amostra iniciou a busca de ajuda com tratamento médico, dois terços buscaram, no início, tratamentos populares. Estes foram, principalmente, o "candomblé de caboclo" (47%) e "centros espíritas kardecistas" (42%). Ao descrever os tratamentos populares, verificou que nos candomblés, ao lado de aconselhamentos pessoais, há o uso de chás e garrafadas, bem como vários rituais como banhos, cumprimento de obrigações, cerimônias com defumações e uso de múltiplos objetos e animais visando "fortificar a mente" e anular "trabalhos". Nos centros espíritas, além dos aconselhamentos, eram realizados os famosos "passes".

O trabalho de Rubim de Pinho foi fundamental principalmente no sentido de introduzir nas análises de psiquiatras sociais a perspectiva propriamente cultural, criticando a arrogância medicalizante e a ignorância da realidade social e cultural, comuns em muitos estudos que o precederam. Na virada das décadas de 1960 e 1970, havia ainda posições claramente medicalizantes e bastante preconceituosas dos fenômenos religiosos populares. Assim, o então diretor da *Revista Brasileira de Psiquiatria*, professor Clóvis Martins (1969), fala de "taumaturgos, santos, milagreiros, geralmente psicopatas típicos", assim como dessa "enorme galeria de iluminados, sustentados por sintomatologia psiquiátrica indiscutível". Em uma visão eivada de preconceitos de classe, atribui aos jovens das classes pobres uma psicologia baseada no misticismo, enquanto os jovens das classes abastadas preocupam-se com questões temporais e políticas.

Também no início da década de 1960, aparece um trabalho de **Alberto Lyra** (1964) que analisa as relações entre misticismo e psiquiatria. Esse autor critica frontalmente a leitura psiquiatrizante que interpreta o misticismo como fenômeno mórbido ou como remanescente de superstições antigas ou atávicas. Ele reconhece no misticismo sua especificidade, pois ele "não é mera exaltação do sentimento religioso [...] é fenômeno extremamente complexo". O psiquiatra, de fato, raras vezes tem contato com o verdadeiro místico, que, ao contrário do delirante ou alucinado, em geral tem vida social e mental integrada e equilibrada. Assim como Rubim de Pinho, Lyra critica a arrogância dos psiquiatras em atribuir caráter mórbido a um fenômeno complexo que eles mal conhecem. Ele diz:

> No místico não se deve procurar apenas o lado patológico, mas tomar em consideração a personalidade total. A situação existencial não pode ficar presa dentro da ficção nosológica. Se há místicos com fenômenos histéricos e histéricos com fenômenos místicos, há, por outro lado, indivíduos superiores, ajustados mental e socialmente, os quais apresentam fenômenos místicos e que muito dificilmente podem ser enquadrados entre os parafrênicos, histéricos ou epilépticos. Esses indivíduos nunca são encontrados nos consultórios médicos e o psiquiatra raramente tem ocasião de conhecê-los.

O sociólogo francês radicado no Brasil **Roger Bastide** (1967), em seu livro *Sociologia das doenças mentais*, analisa a relação entre pertencer a distintas denominações religiosas e o adoecimento mental. Após revisar de forma detalhada a literatura da época, conclui que os valores e as normas que constituem a cultura religiosa de um grupo étnico atuam e dão a sua contribuição à ocorrência das doenças mentais. Há, entretanto, salienta ele, uma variação dessas normas culturais segundo as classes sociais.

Bastide (1967) dá particular atenção à influência das seitas religiosas sobre os transtornos mentais. Para ele, há seitas que desempenham um papel positivo de proteção em relação aos transtornos mentais, outras, entretanto, intensificam "[...] os conflitos psíquicos entre o desejo de perfeição absoluta e os instintos, mais particularmente o instinto sexual". Aqui, possivelmente, Bastide se refere a pequenas igrejas evangélicas, pentecostais, com seu pietismo e moralismo estrito. Ao analisar outro grupo de pequenas seitas, que ele denomina "seitas urbanas e esotéricas" (possivelmente grupos de espiritismo híbrido, com componentes afro-brasileiros e kardecistas), diz que tais seitas chamam para seu seio:

> [...] todos os ansiosos e deprimidos, os grandes vencidos da sociedade industrial; elas (tais seitas) constituem verdadeiros caldos de cultura dos transtornos psiquiátricos, os quais elas exaltam, enquanto que as Igrejas os controlavam e reprimiam. (Bastide, 1967)

De qualquer forma, interessante em Bastide é a forma como salienta a variabilidade dos tipos de vida religiosa e a multiplicidade de efeitos sobre a saúde e os transtornos mentais. Para ele, há tipos de vidas e experiências religiosas que nos aproximam dos transtornos mentais, enquanto outros nos afastam deles: "[...] há uma vida religiosa que é regressiva e patológica, existe outra que é progressiva e formadora de personalidades sadias".

A conclusão final que Bastide extrai de seus estudos é de que há uma certa autonomia da patologia mental em relação à religião. Sustenta que a doença mental precede à religião, podendo influir sobre ela e ser por ela influenciada. Afirma: "[...] mas quem não vê então que é a doença ou a sanidade que é anterior à religião? As neuroses podem transformar a religião em uma construção patológica e as psicoses podem alimentar-lhe os delírios. Mas não é a religião que cria umas ou outras". Segundo ele, a psicopatologia, os desequilíbrios familiares e, sobretudo, a "desumanidade das relações industriais" são os fatores que podem contribuir para uma certa degeneração da vida religiosa *em neurose*. No entanto, Bastide defende que o "espírito comunitário, a disciplina das Igrejas e o controle da vida afetiva do homem" podem prover, via religião, uma vida mais sadia às populações.

Moreira-Almeida, Almeida e Lotufo Neto (2005a) revisaram recentemente a história da chamada "loucura espírita" na primeira metade do século XX, no Brasil. Naquele contexto, médicos eminentes como Henrique Roxo, Franco da Rocha e Afrânio Peixoto consideravam que as práticas espíritas desencadeavam, com freqüência, quadros de loucura e histeria. Até o início da década de 1950, essa tese foi sustentada (em particular por Pacheco e Silva, líder universitário da psiquiatria paulista). Nas décadas seguintes, por influência tanto de sociólogos, como Roger Bastide, e psiquiatras, como Osório Cesar, Anibal Silveira, Alberto Lyra e Rubim de Pinho, essa visão foi sendo aos poucos substituída por uma percepção menos preconceituosa. Roger Bastide (1978), após estudar em profundidade os cultos afro-brasileiros e as experiências mediúnicas que neles ocorrem, concluiu que os estados de transe e possessão são mais bem-compreendidos via entendimento antropológico de seus símbolos e ritos do que por uma aproximação psicopatológica. Embora ele sustente que eventualmente determinadas práticas espíritas (das mencionadas "seitas urbanas e esotéricas") possam ser deletérias, tem-se constatado que o espiritismo, de modo geral, não causa transtornos mentais; quando se associa a eles é, antes, decorrente da busca que pessoas acometidas por sofrimento mental empreendem nos centros espíritas kardecistas, terreiros de candomblé e centros de umbanda.

ESTUDOS CONTEMPORÂNEOS[133]

Panorama onde são desenvolvidos os estudos

Os estudos sobre saúde mental e religião têm crescido numericamente nas duas últimas décadas no Brasil. Em uma perspectiva mais geral, Reyes Herrera (1999) fez um levantamento sobre o conjunto de pesquisas sobre religião realizadas pelo meio acadêmico brasileiro. Essa autora constata que a pesquisa científica sobre religião inicia-se de forma mais sistemática no Brasil da década de 1930, junto com a institucionalização da sociologia no País, e tem se intensificado nos últimos 15 anos. De fato, hoje a maior parte das pesquisas é realizada nos campos da antropologia, da sociologia e da teologia, sendo as pesquisas em psicologia e saúde relativamente minoritárias. Estas últimas áreas têm, certamente, um considerável débito com as ciências sociais, em particular devido à elaboração teórica que lá se processa, tanto em nível nacional como internacional.

Já há alguns anos, Rubem Alves (1978) analisou de forma aprofundada e crítica a evolução e os dilemas do estudo da religião no Brasil, sobretudo nas ciências sociais. Em *A volta do sagrado*, ele aponta (o que, segundo ele, Maria Isaura Pereira de Queiroz já havia bem analisado) que do início dos estudos da religião, na década de 1930 até o final da década de 1950, os problemas estudados giram em torno do que se poderia chamar de "o exótico".[134]

Influenciados por mestres europeus, os pesquisadores brasileiros vão se debruçar não sobre o que estava ocorrendo no primeiro plano da sociedade brasileira, ou seja, a urbanização, a modernização e a industrialização, mas sobre o que resiste a isso, o arcaico, o exótico. Este, diferenciando-se mais claramente do fluxo normal, cotidiano, da vida social, faz-se mais adequado para objeto de estudo. Rubem Alves diz, então: "escolhe-se um problema não em função de sua importância, mas em função da possibilidade de submetê-lo a um tratamento metodológico rigoroso".

O gosto pelo exótico, possivelmente, tem também uma outra razão de preferência: é que a visão aristocrática do mundo (exemplificada paradigmaticamente por Gilberto Freyre) desloca sua análise dos incômodos problemas econômicos, políticos e sociais para a perspectiva estética. Como negar, diz Alves, "que as religiões exóticas sejam profundamente estéticas? Não é o exótico uma categoria estética?".

A partir da década de 1960, a religiosidade brasileira, sobretudo a dita "popular", passa a ser apreendida como fenômeno sociológico significativo. Passa, mesmo, a ser

---

[133] Nesta resenha de "estudos contemporâneos" não são incluídos os trabalhos realizados por mim ou com minha colaboração na UNICAMP, posto que são apresentados no *site*: www.artmed.com.br.

[134] Esta preferência pelo exótico tem seguramente a sua contribuição para a desproporção entre a quantidade de estudos que têm sido realizados sobre as religiões afro-brasileiras (e, por exemplo, a exigüidade de estudos sobre o kardecismo e, em certa proporção, sobre o pentecostalismo) e a representação demográfica e implicações políticas de formas de religiosidade muito mais "presentes" no cenário nacional.

tomada como algo politicamente importante. Posto que não mais percebida como sobrevivência do arcaico ou sintoma de atraso, ela torna-se resistência; um protesto contra a realidade econômica, cultural e política imposta pelas classes dominantes. A religiosidade popular torna-se um ato político camuflado, o arcaico se transforma em utópico, diz Alves, mas talvez mais uma vez escorregam para fora das mãos a especificidade e a riqueza do religioso, seja ele das classes populares ou de outras.

Em relação aos temas mais estudados, Reyes Herrera (1999) cita as "religiões e religiosidades populares", questões como memória social e identidade, meio urbano, modernidade e religião, bem como os estudos sobre gênero e religiosidade. As formas e as denominações mais estudadas são as religiões afro-brasileiras (enfatizando-se antes o seu exotismo e, a partir das décadas de 1960 e 1970, suas relações com processos de modernização e urbanização) e pentecostalismo. Tem sido dada bastante ênfase também às relações entre religião e política. Curiosamente, o espiritismo kardecista, apesar de sua importância demográfica e sociológica, tem recebido pouca ênfase nos estudos. Finalmente, questões atuais, como o pluralismo religioso, a transnacionalização de religiosidades brasileiras (como a expansão do neopentecostalismo brasileiro e religiões afro-brasileiras em outros países), assim como a pentecostalização das grandes denominações têm recebido crescente atenção. A seguir será apresentado um panorama sobre o que tem sido feito nas últimas duas décadas, em nosso meio, no campo específico da saúde mental e da religião.

Estudos sobre uso e abuso de álcool e drogas

Refletindo uma tendência internacional, o maior número de trabalhos em epidemiologia da religião realizados no Brasil trata da associação entre religiosidade e uso de álcool e drogas.

Almeida e Coutinho (1990) utilizaram o instrumento de rastreamento CAGE em 561 pacientes ambulatoriais do Hospital Universitário da UFRJ, no Rio de Janeiro. Verificaram que ter religião associou-se a menor freqüência de problemas relacionados ao álcool. Em um estudo com 322 estudantes de medicina de uma faculdade do interior do estado de São Paulo, Borini e colaboradores (1994) avaliaram a freqüência de abuso de álcool. Os estudantes evangélicos foram os que menos apresentavam uso abusivo de álcool, e os sem-religião os que apresentavam as freqüências mais elevadas. Além da religião, outras variáveis também se associaram ao uso abusivo de álcool (gênero masculino, tipo de moradia, atividade laborativa, prática de esportes, tempo de estudo extracurricular e uso de tabaco e outras drogas ilícitas).

Borini e colaboradores (1999) investigaram, em um estudo posterior, uma amostra de cem mulheres dependentes do álcool internadas consecutivamente em um hospital psiquiátrico de Marília, São Paulo. Os autores encontraram maior freqüência de alcoolismo entre as pacientes adeptas do espiritismo.

Em uma tese de doutorado realizada na Faculdade de Saúde Pública da USP, São Paulo, Sueli de Queiroz (2000) avaliou o consumo de drogas (maconha, alucinógenos, cocaína, *crack*, anfetaminas, anticolinérgicos, inalantes, tranqüilizantes, opiáceos, sedativos e anabolizantes) em alunos de graduação dos 21 cursos da USP, na cidade de São Paulo. Após investigar 69 variáveis levantadas por um questionário anônimo e de autopreenchimento, respondido por 2.564 alunos sorteados, a autora identificou que o estudante usuário (comparado com o não-usuário), além de não ter ou não praticar religião, era predominantemente do sexo masculino, tinha entre 20 e 24 anos, trabalhava e residia sozinho ou com amigos. Além disso, tendia a não manter bom relacionamento com os pais, principalmente com a mãe.

Kerr-Corrêa, Simão e Dalben (2002) fizeram um extenso estudo com 11.876 estudantes (11.382 universitários e 624 secundaristas) no estado de São Paulo e verificaram que, nos estudantes secundaristas, o uso excessivo de álcool associa-se a não praticar uma religião. Nos estudantes universitários, o uso de maconha associou-se a não ter religião, e o de solventes a não praticá-la. Mais recentemente, Tavares, Beria e Lima (2004) avaliaram uma amostra representativa de 2.410 estudantes adolescentes e identificaram que a ausência de práticas religiosas relacionou-se a uso 30% superior de drogas, comparando-se estudantes que não praticavam e os que praticavam.

Em um estudo qualitativo sobre fatores relacionados ao uso de drogas entre adolescentes vivendo em uma área muito pobre e violenta, Sanchez, Oliveira e Nappo (2004) verificaram que 81% dos jovens que não usavam drogas tinham envolvimento religioso e apenas 13% dos que usavam praticavam a religião; dessa forma, a religiosidade foi o segundo mais importante fator inibidor do uso de drogas, vindo logo após o fato de ter uma família estruturada.

Como conclusão, os estudos realizados no Brasil indicam que há uma associação entre maior religiosidade e menor uso de bebidas alcoólicas e drogas ilícitas. Tal evidência tem sido mais investigada em amostras de jovens estudantes, mas possivelmente seja válida para todas as faixas etárias.

Estudos sobre religião e saúde mental em geral

Em uma pesquisa original, Wilma Torres (1986) investigou a relação entre religiosidade, medo da morte e atitude ante o suicídio. Separou seus probandos em dois grupos de orientação religiosa – extrínseca e intrínseca (do constructo de Allport). No grupo de religiosidade extrínseca, não observou associação entre ortodoxia religiosa e medo da morte. Além disso, nesse subgrupo, nem ortodoxia, nem medo da morte foram preditores da aceitação ou rejeição do suicídio. Para o grupo de orientação religiosa intrínseca, a ortodoxia religiosa e o medo da morte apresentaram-se inversamente relacionados, e a aceitação do suicídio revelou-se correlacionada de forma decrescente com o grau de ortodoxia religiosa.

Ana Lúcia Machado (1993) estudou, na UNICAMP, a importância da prática e do envolvimento religioso para pacientes internados em duas unidades psiquiátricas de pacientes agudos. Ela comparou 40 pacientes psiquiátricos com 40 pacientes cardíacos (grupo-controle) em relação a comportamentos religiosos anteriores à internação. Verificou que os pacientes psiquiátricos buscam mais freqüentemente (45% dos casos) igrejas pentecostais do que os pacientes cardíacos (20% dos casos); da mesma forma, buscam mais a cura de seus problemas via prática e envolvimento religioso (35% dos casos) do que os pacientes com problemas cardíacos (2,5% dos casos).

Jorge Amaro,[135] na USP, empreendeu, recentemente, alguns estudos teóricos e conceituais detalhados sobre tópicos relacionados aos campos saúde mental, psicoterapia e religião. Na mesma universidade, Zacaria Ramadam (1996) abordou a importância da religiosidade e do misticismo na cultura popular de muitos países e assinalou que os poderes da fé e da magia são, com muita freqüência, acionados para obter determinados efeitos na saúde, nas relações amorosas e na vida sexual.

Em uma vertente junguiana, Joel Giglio (1997), na Unicamp, tem realizado estudos sobre as relações entre espiritualidade, saúde mental e psicoterapia. Seus trabalhos enfatizam a oposição entre a lógica do religioso em contraposição ao pensamento discursivo linear, característico do pensamento científico e acadêmico moderno. Sua investigação sobre o religioso na psicoterapia investiga como diferentes psicoterapêutas, orientados por escolas teóricas distintas, abordam o espiritual no interior dos processos de tratamento.

Também sob a orientação de Joel Giglio, alguns trabalhos originais tem sido conduzidos relacionando religiosidade e saúde física e mental. Márcia Gonçalves (2000), orientada por Toledo Ferraz (e co-orientada por Giglio), investigou 70 mulheres com neoplasia mamária e avaliou se a religiosidade poderia atuar como possível fator de proteção contra transtornos depressivos. Ela verificou que as mulheres classificadas como "religiosas" pela escala de Moschella e Larson apresentaram significativamente menos sintomas depressivos no período após a cirurgia de mama.

De volta à USP, Francisco Lotufo Neto (1996) fez sua tese de livre-docência centrada em um estudo empírico concernente à saúde mental de ministros religiosos. Inicialmente, o autor reviu de forma cuidadosa vários conceitos relacionados a religião, espiritualidade e fé, bem como analisou o perfil de uma suposta religião saudável, contrapondo-a a formas de religiosidade potencialmente nocivas à saúde

---

[135] Os trabalhos do professor Jorge Amaro foram publicados principalmente na *Revista de Psiquiatria Clínica*: AMARO, J. W. F. Mito e religião. *Revista de Psiquiatria Clínica*, v. 22, n. 2, p. 31-37, 1995; AMARO, J. W. F. Psicologia e religião, segundo C. G. Jung. *Revista de Psiquiatria Clínica*, v. 22, n. 1, p. 1-10, 1995; AMARO, J. W. F. Psicologia e religião segundo Freud, Fromm e Durkheim. *Revista de Psiquiatria Clínica*, v. 22, n. 4, p. 107-114, 1995; AMARO, J. W. F. Psicoterapia e Religião. *Revista de Psiquiatria Clínica*, v. 23, n. 2, p. 47-50, 1996. Uma síntese de seus trabalhos está em: AMARO, J. W. F. *Psicoterapia e religião*. São Paulo: Lemos, 1996. Ver também: GIGLIO, J. G.; GIGLIO, J. S. *Anatomia de uma época*. Campinas: Instituto de Psicologia Analítica de Campinas, 2002.

mental. Também listou os diferentes mecanismos envolvidos na relação saúde-religião.

O objeto empírico original do trabalho de Lotufo Neto (1996) foi a prevalência de transtornos mentais em ministros religiosos cristãos (não-católicos) no Brasil. Ele constatou uma carência de estudos na literatura disponível nessa área. Assim, o autor enviou por correio 750 questionários com o Self-Report Psychiatric Screening Questionnaire (SRQ-20) e um Inventário da Vida Religiosa a ministros religiosos cristãos não-católicos, moradores em São Paulo, capital. Obteve 207 respostas. Em seguida, destes 207 respondentes, sorteou 40 e convidou-os para uma entrevista com o Schedules for Clinical Assessment in Neuropsychiatry (SCAN) e uma entrevista aberta visando responder à Escala para Gravidade de Estressores (eixo IV do DSM-III-R). Cerca da metade dos ministros religiosos (47%) apresentaram algum transtorno mental durante a vida e 12,5% no mês precedente à entrevista.

Os transtornos mais freqüentes foram os depressivos (16,4%), do sono (12,9%) e de ansiedade (9,4%). O autor identificou que a religiosidade do tipo intrínseco associou-se à melhor saúde mental. Ao lado dessa prevalência aumentada de transtornos afetivos de ansiedade, Lotufo Neto (1996) observou menos abuso e dependência de álcool e drogas nos ministros pesquisados. Os principais fatores associados à presença de transtornos mentais nos ministros religiosos foram: problemas financeiros, problemas com outros pastores, conflitos com os líderes leigos da igreja, dificuldades conjugais, problemas doutrinários na igreja e sobrecarga de trabalho.

Villares (1996) estudou, com o uso de técnicas etnográficas na Unifesp, o modo como 14 familiares de oito pessoas com esquizofrenia representavam suas experiências com essa psicose. Com a utilização do programa NUD.IST para análise de dados qualitativos, identificou três formas principais de construção leiga da doença: "problema de nervoso, problema na cabeça e problema espiritual". Também com método qualitativo, com perfil etnográfico, Mateus (1998) estudou a construção da doença em pacientes esquizofrênicos e seus familiares em Cabo Verde (África). Realizou 20 entrevistas em profundidade com familiares próximos de 10 pessoas com esquizofrenia. As causas sobrenaturais, ao lado de fatores orgânicos, reativos, emocionais e sociais, foram apontadas pelos familiares como responsáveis pelo adoecimento de seus familiares. Ele identificou que, em Cabo Verde, a população recorre com freqüência a tratamentos alternativos para problemas de saúde mental, como os chamados "remédios-da-terra", buscando ajuda também nos movimentos religiosos "Racionalismo Cristão" e igrejas pentecostais. Mais recentemente, Monteiro (2004) investigou 15 familiares de nove pacientes no primeiro episódio psicótico de suas vidas. Selecionou especialmente pacientes que demoraram mais de seis meses para iniciar um tratamento psiquiátrico adequado. Verificou, nos familiares, a presença de representações negativas em relação à experiência da "loucura". A autora identificou também que algum tipo de explicação espiritual foi formulada por quase todas as pessoas do estudo.

Ainda em São Paulo, Redko (2000) realizou pesquisa também de natureza etnográfica com 21 jovens que adoeciam pela primeira vez de surto psicótico do tipo esquizofrênico. A autora seguiu esses jovens por um período de 6 a 12 meses, acompanhando-os no seu cotidiano em visitas quinzenais em suas casas, assim como nas instituições religiosas que freqüentavam para obter alívio. Pôde identificar o desenvolvimento de estratégias culturalmente sancionadas para lidar com a experiência psicótica. A maioria desses jovens buscou auxílio em igrejas pentecostais e um grupo menor na umbanda. A experiência com a religião ajudou-os a nomear suas vivências psicóticas e a atribuir-lhes sentido. Serviu também para assegurar-lhes um senso de identidade. Em algumas situações, entretanto, a busca religiosa, em vez de aliviar o sofrimento, piorou o funcionamento psíquico e social.

Recentemente, Marcelo Nucci (2002) desenvolveu um método original de *formulação cultural de caso* e aplicou-o a uma clientela de saúde mental, em serviços de atenção primária da periferia de Campinas. Ao estudar em profundidade dez sujeitos acometidos por diferentes transtornos mentais, identificou, por esse método, as trajetórias por espaços físicos e religiosos dessas pessoas na busca de ajuda para seus sofrimentos. Observou transições entre as diferentes igrejas evangélicas, entre as católicas e as evangélicas e dentro do catolicismo. Também verificou uma freqüência conjunta católico-evangélica, evangélico-umbandista e católico-kardecista após o surgimento dos problemas de saúde mental. Como construção êmica do problema de saúde mental, os sujeitos revelaram ricas elaborações que indicavam uma etiologia percebida e formulada dos tipos "causas psicossociais" (problemas familiares e conjugais, "fracassos amorosos", "mente cansada", ciúmes, educação recebida, "falta de coragem", pobreza, migração, violência, etc.), "causas mágico-religiosas" (espíritos ruins, demônio, encosto, feitiço, "castigo de Deus", macumba, "mistura de guias", "fraqueza espiritual", "falta de fé", desequilíbrio da mediunidade) e "causas físicas" (alteração do cérebro e dos nervos, hereditariedade, infecção, "fraqueza", uso de álcool e drogas, etc.). A coexistência dinâmica desses modelos etiológicos populares, conflituosa muitas vezes, harmônica e integrada, outras, foi antes a regra do que a exceção.

Neusa Sica da Rocha (2002) desenvolveu, com seu orientador Marcelo Pio de Almeida Fleck, uma série de trabalhos de validação e emprego em pesquisas empíricas relacionadas aos instrumentos da Organização Mundial de Saúde (OMS) de avaliação de qualidade de vida (WHOQOL), em particular das dimensões "espiritualidade" e "religiosidade". Dessa forma, validaram o instrumento "WHOQOL–Espiritualidade, religiosidade e crenças pessoais" (SRPB). Ela identificou que, em uma amostra de 242 sujeitos (122 pacientes psiquiátricos e 119 controles normais), de modo geral as dimensões espiritualidade e religiosidade associaram-se a melhor qualidade de vida.

Volcan e colaboradores (2005) investigaram em 464 jovens universitários de Pelotas, Rio Grande do Sul, a relação entre bem-estar espiritual e prevalência de possível transtorno mental. Verificaram que jovens com bem-estar espiritual baixo ou moderado apresentavam o dobro de chances de apresentar também um transtorno mental (pelo SRQ-20).

Ainda no Rio Grande do Sul, Baptista (2004) investigou em uma extensa amostra de 6.961 idosos, representativos da população de todo o Estado, fatores sociodemográficos e variáveis religiosas e clínicas que poderiam estar relacionados com a presença de transtornos mentais, sobretudo os ditos transtornos menores, como síndromes depressivas e ansiosas. A autora encontrou uma associação entre ser membro de uma igreja evangélica ou ser espírita e ter maior prevalência de transtornos e sintomas mentais. Esse efeito foi maior naqueles que participavam ativamente da denominação religiosa.

No âmbito do Instituto de Saúde Coletiva (ISC), da Universidade Federal da Bahia, um grupo de pesquisadores reunidos sob a coordenação de Naomar de Almeida Filho[136] e Carlos Caroso[137] têm desenvolvido pesquisas bastante originais em relação a dimensões culturais do adoecimento físico e mental. Algumas dessas pesquisas abordam a religiosidade, sobretudo a afro-brasileira, outras, a representação popular dos sofrimento ou da normalidade mental, representação esta na qual se identifica, eventualmente, a presença do religioso.

Nesse sentido, a pesquisadora Mônica de Oliveira Nunes (1999),[138] em um esforço de colaboração acadêmica entre o ISC e a Universidade de Montreal, no Canadá, investigou aspectos terapêuticos do candomblé, em particular em relação à experiência psicótica. A autora estudou como, pelo transe de possessão, podem ser acionados mecanismos terapêuticos. Assim, para ela, o candomblé oferece uma gama de possibilidades de ressignificação para tais experiências, não sem ambigüidades, posto que fazendo parte de uma sociedade racista, o candomblé recebe tanto significações positivas como negativas articuladas com uma identidade brasileira mais ampla. Jovens pesquisadores como Núbia Rodrigues (1994), Maria Thereza Coelho e Miriam Rabelo têm desenvolvido investigações, muitas delas abordando as formas de representação da saúde e do sofrimento e os aspectos terapêuticos da religiosidade popular na Bahia.

Pode-se, finalmente, constatar a rica multiplicidade de temas abordados nesses estudos sobre religiosidade e saúde mental. A presença do religioso no modo de construir e vivenciar o sofrimento mental tem sido observada por muitos dos pesquisadores tanto em estudos com contornos mais qualitativos e etnográficos como naqueles quantitativos e epidemiológicos. Isso também pode ser constatado tanto

---

[136] O professor Naomar de Almeida Filho, com formação múltipla em psiquiatria, epidemiologia e antropologia, criou uma linha de estudos na Bahia que investiga saúde, riscos e sofrimentos, em uma perspectiva original. Seu esforço vai no sentido de viabilizar pesquisas em saúde que sejam, ao mesmo tempo, culturalmente sensíveis e epidemiologicamente relevantes. Como visão panorâmica, quase "balanço provisório", de sua profícua obra, ver: ALMEIDA FILHO, N. *A ciência da saúde*. São Paulo: Hucitec, 2000.

[137] Ver, nesse sentido, por exemplo, o livro BACELAR, J.; CAROSO, C. (Org.). *Faces da tradição afro-brasileira*: religiosidade, sincretismo, anti-sincretismo, reafricanização, práticas terapêuticas, etnobotânica e comida. Rio de Janeiro/Salvador: Pallas/CEAO, 1999. Trata-se de 18 trabalhos apresentados no V Congresso Afro-brasileiro, realizado em Salvador, Bahia, relativos à diversidade religiosa brasileira.

[138] Sua tese recebeu o prêmio de melhor tese de antropologia do Department D'Anthropologie de l' Université de Montreal no ano de 1999.

para os transtornos mentais mais leves, como ansiedade e depressão, quanto para os quadros graves, como as psicoses.

As pesquisas sobre saúde mental, psicopatologia e religião no Brasil, entretanto, ainda não alcançaram o nível de maturidade condizente com a importância da religiosidade nessa população. Embora a busca por algum alívio do sofrimento, por alguma significação para o desespero que se instaura na vida de quem adoece, pareça ser algo marcadamente recorrente na experiência brasileira, sobretudo para as classes populares, os estudos são ainda escassos e de alcance restrito.

Os trabalhos revelam-se de nível exploratório, não demonstrando um amadurecimento que articule de forma crítica os procedimentos de investigação empírica e as teorias psicopatológicas, psicológicas ou antropológicas. Falta, também, uma melhor articulação interdisciplinar, que permita aproximar métodos oriundos da pesquisa epidemiológica ou qualitativa em saúde e os avanços teóricos, metodológicos e analíticos das ciências sociais, sobretudo da antropologia e da sociologia da religião. Isso pode gerar pesquisas que contextualizem adequadamente a religião na dinâmica social específica do universo cultural brasileiro e gerar dados originais sobre as correlações entre saúde e religiosidade, dados apropriadamente colhidos e interpretados de forma cuidadosa, crítica e criativa.

Parte II

UM BALANÇO ENTRE TEORIA E INVESTIGAÇÃO EMPÍRICA NO CAMPO "SAÚDE MENTAL E RELIGIÃO" NA CONTEMPORANEIDADE

> O domínio do trabalho científico não tem por base as conexões "objetivas" entre as "coisas" mas as conexões conceituais entre os problemas.
>
> Max Weber
>
> Mas esquecem que a ciência só conhece e penetra o mundo em uma direção particular.
>
> Hans Georg Gadamer

8

REFLEXÕES SOBRE ESTUDOS EMPÍRICOS

Neste capítulo, serão feitas, inicialmente, reflexões sobre trabalhos empíricos realizados pelo grupo de pesquisa coordenado por mim, na UNICAMP, grupo esse que investigou, nos últimos 15 anos, diversas relações entre saúde, transtorno mental e religião. Alguns trabalhos empíricos desse grupo estão disponíveis no endereço eletrônico: www.artmed.com.br. Posteriormente (Capítulos 9, 10 e 11), busco refletir de forma um pouco mais ampla sobre o campo de investigação "religião e saúde mental", tanto a partir de alguns autores já apresentados na Parte I deste livro como em relação ao panorama sociocultural contemporâneo.

LIMITAÇÕES DE ESTUDOS EMPÍRICOS SOBRE RELIGIÃO E SAÚDE MENTAL

Cabe aqui assinalar algumas das principais limitações dos estudos científicos empreendidos na linha de pesquisa "religião e saúde mental", particularmente dos nossos próprios estudos. Assim como em outras pesquisas nessa área, em nossas investigações buscamos identificar algumas relações específicas entre religião, saúde e transtornos mentais, porém, ao executar os recortes que constituíram os objetos empíricos, estabeleceu-se determinado contorno para a religião e para o sofrimento mental, assim como se definiram amostras e instrumentos de coleta de dados. Todo esse processo, deve-se reconhecer, estabelece limites, determina um alcance específico e reduz necessariamente a abrangência dos resultados e das interpretações.

Almeida Filho (1989) propõe situar em dois pólos as estratégias de pesquisa em epidemiologia. Seu esquema, entretanto, não se resume à epidemiologia, estendendo-se, possivelmente, à saúde em geral, à psiquiatria e mesmo às ciências sociais. Ele fala dos pólos de generalização e de profundidade.[139] O pólo da generalização diz respeito a um dos objetivos clássicos da ciência, sobretudo das ciências consideradas "duras" (*hard sciences*). O objetivo da ciência é produzir conhecimentos objetivos, independentes do cientista, que superem o individual-particular e se mostrem válidos, se não para toda a natureza ou humanidade, para agrupamentos inteiros delas. No outro pólo, a profundidade: uma perspectiva do conhecimento que capte o todo, a vida no seu dinamismo original, na sua complexidade, e também o individual, o radicalmente particular.

No pólo da generalização, estariam os métodos quantitativos, a idéia de controle das amostras e variáveis, mas também de fechamento e artificialismo sobre o objeto de estudo. Já no pólo da profundidade, estariam os métodos qualitativos, lidando com o descontrole, mas visando apreender o real, não-artificial, aberto e totalizado.

Nenhuma das duas estratégias, nos dois pólos, é mais completa, adequada ou legítima. No pólo quantitativo, com um controle maior sobre as variáveis, tem-se uma capacidade maior de generalização, mas também, com um artificialismo maior, perde-se necessariamente a profundidade e a sutileza. Isso é mais evidente ainda ao se abordarem, por exemplo, fenômenos humanos complexos e simbólicos. No pólo qualitativo, que abandona a perspectiva de controle e artificialidade, visando a totalidade do objeto vivo, aprofunda-se sobre o particular, mas perde-se o poder de objetivação, reprodutibilidade e generalização. No extremo, abre-se mão da possibilidade de situar-se no universo do conhecimento científico.

Para Almeida Filho, é um equívoco abordar esses dois pólos a partir de uma visão valorativa:

> Não há juízo de valor na idéia de uma polarização generalidade vs. profundidade. Há talvez uma gradação, que não supõe nenhuma valoração implícita. Idealmente, ambos os pólos deveriam estar presentes ao mesmo tempo. O desafio, neste caso, será a descoberta de diferentes e adequadas maneiras de se destruir (e depois recuperar) um tal *continuum*. Para isso, é necessário combinar as qualidades de diferentes estratégias. Quando se realiza qualquer tipo de estudo, perde-se o poder de fazer algumas coisas, mas não se perde o poder de fazer outras.

Almeida Filho (1989) propõe, portanto, que se empreendam esforços no sentido de uma integração nos desenhos de estudos, para que se colham os frutos dos dois

---

[139] Embora Almeida Filho tenha mais recentemente reavaliado seu esquema de classificação como "uma proposta tão precoce e ambiciosa" ou, ainda, a tratado carinhosamente (mas não sem ambigüidade) de "minha proposta juvenil", creio, considerando o que diz em seu livro-balanço *A ciência da saúde*, que ele mantém, em linhas gerais, este esquema bastante iluminador. (ALMEIDA FILHO, N. *A ciência da saúde*. São Paulo: HUCITEC, 2000.) Também Maria Cecília Minayo e Odécio Sanches defendem esta perspectiva complementar entre pesquisa quantitativa e qualitativa. (MINAYO, M. C. S.; SANCHES, O. Quantitativo-qualitativo: oposição ou complementaridade? *Cadernos de Saúde Pública*, v. 9, n. 3, p. 239-248, 1993.)

pólos: a *hibridização* de desenhos de pesquisas, combinando-se técnicas que permitam a generalização com estratégias que captem a profundidade e a particularidade.

Os estudos por nós realizados, alguns deles de casuística (amostras clínicas), outros de grupos populacionais segundo áreas geográficas (moradores da cidade de Campinas e idosos de um bairro pobre), faixas etárias (adolescentes de escolas públicas e privadas) e envolvimento institucional (mulheres presas), seguiram, na sua maioria, uma estratégia predominantemente quantitativa (de 14 estudos apenas três são qualitativos). Embora uma parte deles tenha empreendido investigações na comunidade (em escolas, bairros periféricos ou na "população geral" de Campinas), outros se valeram de amostras clínicas, cujo poder de generalização é sempre passível de críticas. Utilizaram-se, portanto, procedimentos da epidemiologia, mas deve-se reconhecer que, na obtenção das amostras populacionais, na maior parte das vezes investigaram-se grupos selecionados da população, grupos não-representativos da população geral. Isso certamente limita de modo considerável a generalização dos achados.

Ao recortar de forma algo arbitrária os objetos de estudo, no caso, saúde, transtorno mental, denominação religiosa e religiosidade, seguramente se perdeu muito das sutis nuanças que estudos qualitativos, etnográficos ou clínico-qualitativos poderiam captar. Entretanto, ao estudar grupos populacionais mais numerosos e, em alguns casos, definidos demograficamente (como jovens estudantes ou moradores da cidade de Campinas), foi possível, por um lado, contar com um número razoável de casos para elaboração e eventual teste estatístico de hipóteses e, por outro, agrupar um número de sujeitos dos três grupos denominacionais mais numerosos deste país: católicos, evangélicos e espíritas. Tal processo de extração de amostras, repetimos, embora não amplamente representativas da população geral, permitiu que nos aventurássemos em algumas especulações generalizantes, o que é, de alguma forma, uma das ambições do trabalho científico.

Além de mais e melhores estudos qualitativos, seria desejável que estudos epidemiológicos fossem conduzidos de forma mais rigorosa, com amostras populacionais representativas, mais numerosas, com variáveis religiosas mais abrangentes e mais detalhadas, assim como com procedimentos de identificação e classificação diagnóstica mais bem-padronizados, que conferissem melhor confiabilidade. Além disso, seria particularmente desejável uma mais cuidadosa problematização dos objetos investigados e do conseqüente tratamento teórico. A maior parte dos estudos, entretanto, expressa as condições concretas de trabalho, a inserção universitária e limites do pesquisador principal.

As múltiplas e sutis experiências implicadas tanto no sofrimento mental como no envolvimento com a religiosidade constituem uma riqueza da qual não é possível negar ou abstrair valor e profundidade. Certamente, tais estudos revelam também a carência de certas qualidades desejáveis a um pesquisador, assim como de condições de trabalho, como maturidade teórica, clareza metodológica e, mesmo, disponibilidade de tempo e capacitação técnica para o projeto que se propôs.

Algumas das investigações (uma delas sobre uso da ayahuasca, outra sobre automutilação ocular e religiosidade e, finalmente, outra sobre religiosidade em mulheres presas) analisaram casos individuais com certa ênfase qualitativa, e com elas pôde-se observar de forma não-mensurável, porém mais matizada e, em alguns aspectos, mais sensível, o entrelaçamento da religiosidade dos sujeitos, sua subjetividade e seu sofrimento mental.

Uma outra crítica ainda pode ser formulada referente à ausência de foco sobre os católicos e sobre a religiosidade católica. Como grupo amplamente majoritário, os católicos acabaram por funcionar nos estudos como um campo neutro, ponto de comparação dos outros grupos religiosos. Isso certamente é falso e enganoso. A religiosidade inerente ao catolicismo, os processos identitários e de constituição da noção de pessoa, a forma de organização da subjetividade e do sofrimento possuem, também aqui, a sua especificidade, que deveria ser investigada com todo o cuidado e rigor que as outras formas minoritárias de religiosidade parecem instigar.

Poderia, para me defender, usar um argumento formulado por Rubem Alves (1978) que, ao justificar aquilo que denominou "exigüidade de estudos sobre a religiosidade católica nos estudos sociológicos no Brasil" (e também etnopsiquiátricos, acrescentaria eu), afirma:

> Quando uma determinada religião recobre totalmente uma ordem social, com ela se confundindo, não existem as condições sociais para que a religião seja pensada de forma científica, como objeto de conhecimento. [...] seu caráter (de uma determinada religião) problemático se revela na desmistificação ideológica que surge, a princípio, do próprio entrechoque de religiões e ideologias.

Mas considerar só o "estranho" como potencial objeto de estudo e não ter estudado as formas de religiosidade que recobrem totalmente o cotidiano da maior parte das pessoas – no caso, o catolicismo – pode ser criticado como uma negação da ubiqüidade da cultura, do contexto cultural como elemento essencial do dia-a-dia das pessoas e de seu poder de universo simbólico constituinte e constrangedor.

Não serei tão complacente com meu trabalho. Na produção acadêmica é vergonhosa a atitude, tão recorrente, de dirigir a crítica contundente aos outros e ser sempre complacente consigo mesmo. É, certamente, uma miopia e incapacidade de ter uma certa dose de *anthropological blues* (Da Matta, 1978), não poder exercer em algum momento a dialética de afastamento e estranhamento do familiar, contraposta à familiarização, *des-estranhamento* e tentativa de compreensão do diferente, do supostamente exótico. Dessa forma, apesar de não ter eu mesmo praticado, creio importante o estudo das relações entre a religiosidade católica, assim como de outras formas de religiosidades comuns e cotidianas, na sua articulação com o sofrimento mental, com os transtornos mentais e com a constituição da subjetividade.

Pode-se, além disso, apontar em nossos estudos uma limitação quanto ao modo como foram agrupadas e focalizadas as diversas denominações religiosas. Agrupar as diversas denominações do campo evangélico em um único e abrangente grupo faz com que se percam diferenças e nuanças importantes. Cada denominação e, em um nível etnográfico, cada pequena comunidade de fiéis, tem uma especificidade cultural e um *ethos* específico, está submetida a condições de vida e de sofrimento que os agrupamentos de estudos com inspiração epidemiológica tornam homogêneas. Assim, muitos dos estudos apresentados trataram as denominações de um modo mais "demográfico" do que "socioantropológico", embora, contraditoriamente, muitas vezes estivéssemos pensando a religião a partir de referenciais teóricos simbólicos e culturais, como os de Geertz e Berger. Passamos, a seguir, a analisar os principais resultados dessas investigações.

SINOPSE DOS ESTUDOS EMPÍRICOS

Pode-se resumir o conjunto de achados dos estudos empíricos apresentados (www.artmed.com.br) da seguinte forma:

a) Em amostras clínicas, em serviços de internação psiquiátrica, os pacientes membros de agrupamentos religiosos minoritários (denominações cristãs minoritárias: no Brasil, evangélicos históricos, pentecostais e neopentecostais; na Alemanha, cristãos não-católicos e evangélicos não-luteranos, como a Igreja Apostólica Nova e os Testemunhas de Jeová) tendem a ser aqueles com diagnósticos mais graves, como transtornos psicóticos. Além disso, tais grupos minoritários revelam maior freqüência relativa de transtornos mentais menos suscetíveis de explicações psicológicas, pelo menos em seu meio cultural, como os quadros psicossomáticos.
b) De modo geral, no Brasil, membros de igrejas evangélicas têm menor prevalência de abuso ou dependência de álcool, tabaco e drogas ilícitas. Espíritas e pessoas que se declaram "sem religião" são os grupos com maior envolvimento com essas substâncias.
c) No contexto brasileiro, assim como na América do Norte e na Europa, em amostras clínicas de pacientes com doenças físicas, uma freqüência maior a cultos parece estar associada a menor abuso e dependência de bebidas alcoólicas.
d) Em pacientes psiquiátricos agudos, os sintomas do espectro maníaco (excitação, grandiosidade, humor elevado) parecem ser aqueles que, no contexto cultural brasileiro, mais absorvem elementos religiosos e místicos; os quadros depressivos parecem não incluir com freqüência os conteúdos religiosos em seus sintomas.
e) Pacientes psicóticos utilizam, com freqüência, elementos religiosos em seus sintomas, fazendo, geralmente, uma leitura idiossincrática dos símbolos e mitos presentes na cultura religiosa de seu meio. Assim, alguns pacientes esquizofrênicos graves cometem atos automutilatórios, como a auto-enucleação, a partir de interpretações idiossincráticas e "concretas" de símbolos e mitos cristãos tais como os expostos em Mateus 5:29 ("Portanto, se o teu olho direito te escandalizar, arranca-o e atira-o para longe de ti...").
f) Em estudantes adolescentes, maior envolvimento com a religião, assim como a pertença a igrejas evangélicas, relaciona-se, possivelmente, a menor uso e abuso de álcool, tabaco e drogas ilícitas. A pertença à denomina-

ção espírita e, sobretudo, ao grupo dos "sem-religião" associa-se a maior freqüência desses comportamentos.
g) Em estudantes pré-adolescentes e adolescentes, ter tido educação religiosa mais intensa durante a infância parece estar associado a ter melhor saúde mental e envolver-se menos com álcool, tabaco e drogas ilícitas.
h) Tanto para estudantes pré-adolescentes como para aqueles em fase média e final da adolescência, maior envolvimento com a religião associa-se a menores taxas de problemas de saúde mental.
i) Em jovens e adultos da população geral, sujeitos que se identificam como pertencentes a igrejas evangélicas apresentam mais sintomas depressivos e sujeitos que se identificam como espíritas kardecistas têm, de modo geral, mais problemas de saúde mental. Não é possível, entretanto, atribuir causalidade a tal relação, podendo haver processos de migração para essas denominações (evangélicas e espíritas) de pessoas que previamente já tinham problemas de saúde mental e talvez "migraram" como tentativa de alívio e significação.
j) Idosos de áreas urbanas pobres, membros de igrejas evangélicas, têm possivelmente pior qualidade de vida que idosos católicos dessas mesmas áreas. Aqui também tais processos de migração e busca de ajuda possivelmente ocorrem.
k) Em mulheres encarceradas, no Brasil, parece haver predomínio da afiliação evangélica. Por sua vez, nessas mulheres, notou-se marcante envolvimento religioso e, para muitas delas, tal envolvimento associa-se a estratégias de reconstrução da identidade e de alívio de sofrimento mental.

Interpretações

Os estudos com amostras clínicas

Identificou-se, em amostras clínicas oriundas de serviços de internação psiquiátrica, que os membros de grupos religiosos minoritários (denominações evangélicas históricas, pentecostais e neopentecostais no Brasil e igrejas cristãs minoritárias na Alemanha) tendem a ser aqueles que concentram alguns grupos diagnósticos mais graves, como os transtornos psicóticos. Tais achados têm uma relativa consistência na relativamente exígua literatura internacional que examinou a relação entre denominação religiosa e distribuição de diagnósticos em clínicas psiquiátricas. Os grupos minoritários também parecem concentrar pessoas com mais transtornos psicossomáticos e menos síndromes neuróticas, ou seja, mais sofrimento vivido no plano físico e menos no mental.

Esses achados podem ser interpretados lançando-se mão de modelos voltados para os complexos processos de identificação não-médica do sofrimento e tradução dele em categorias médicas, psicológicas ou de outra natureza, processos esses que, por sua vez, acionem a busca institucional de ajuda. Esses achados também podem, entretanto, favorecer abordagens mais audazes, que vislumbrem, nos diferentes grupos religiosos, um poder para a determinação de perfis diferenciais de transtornos mentais. Se pertencer a determinada denominação religiosa pode, de fato, configurar tipos específicos de transtornos mentais é algo que, embora possível, não tem, por enquanto, sustentação em pesquisas empíricas mais amplas.

Nessa perspectiva, membros de denominações religiosas minoritárias conformariam os sintomas passíveis de serem experimentados no seu meio religioso. Assim, por exemplo, é plausível que no *ethos* dos agrupamentos minoritários sejam mais aceitáveis queixas físicas do que psíquicas. Seria mais aceitável a um fervoroso adventista ou testemunha de Jeová sofrer de dor de estômago ou das costas do que de medos, angústias, alucinações ou obsessões. Estes últimos sofrimentos seriam mais facilmente absorvidos por uma leitura religiosa, menos médica e mais espiritual ou moral.

Uma crítica possível a esses trabalhos relaciona-se a não terem sido estudados processos de identificação êmica (ou seja, do próprio grupo cultural) e comportamentos, filtros e organizações sociais relacionados à busca e obtenção de serviços de saúde mental. Assim, uma chave importante para a explicação dos achados permaneceu em nível especulativo e baseada em estudos realizados em outros contextos assistenciais e culturais.

Outro aspecto que ainda não foi estudado é como, com que especificidade e êxito (se é que se pode usar nesse campo essa noção médica e pragmática), os diferentes grupos religiosos lidam com as pessoas com sofrimento mental. Não se sabe se uma igreja pentecostal ou neopentecostal consegue, de fato, aliviar e dar conta do sofrimento de uma pessoa com um quadro depressivo, fóbico, obsessivo-compulsivo ou psicótico que a procura, entre outros motivos, para buscar alívio para seu sofrimento. Igualmente, não temos idéia da eficácia dos passes e das terapias de desobsessão que os grupos espíritas aplicam em pessoas com idéias suicidas, dependências químicas ou transtornos mentais mais ou menos graves. Embora haja muita especulação, não há ainda dados consistentes fornecidos por estudos metodologicamente bem-conduzidos.

Será que, no contexto sociorreligioso brasileiro, os grupos de oração, a freqüência aos cultos, o apoio de membros da igreja, implicam um efeito robusto sobre os transtornos mentais ou sua ação é apenas periférica, momentânea e inconsistente?

Tudo indica que o efeito do envolvimento religioso e das representações e ações das igrejas sobre as pessoas com transtorno mental seja, de modo geral, positivo e ofereça certo alívio, seja ele por extinção total, desvio para outros fins ou renomeação e ressignificação do sofrimento. Também quase não há dados e respostas minimamente satisfatórias sobre quem, com quais transtornos específicos, com que nível de gravidade, em que momento da vida, em que fase do curso do transtorno e por quanto tempo, obtém alívio considerável ou resposta satisfatória para seu sofrimento. Também pouco se sabe sobre como e por meio de que tipo de intervenção e de processos psíquicos e socioculturais, pessoas com transtornos mentais podem ser beneficiadas consistentemente pela religião. É possível que esta "cure" alguns, mas não outros tipos de sofrimento. É também plausível que alguns tipos de religião ou envolvimento religioso sejam mais "eficazes" que outros ou que alguns sejam inclusive deletérios, acentuando o sofrimento, a culpa ou a desmoralização, assim como a desagregação pessoal e social. Parece, enfim, que a quantidade de dúvidas supera de forma esmagadora as poucas certezas que se dispõem sobre esse tema.

Uso de álcool e drogas e religião

Esta é uma das áreas na qual os resultados dos estudos existentes revelam dados mais consistentes e que mantêm uma certa coerência nos diversos contextos de investigação. Se a literatura internacional de alguma forma demonstra que membros de denominações religiosas mais conservadoras, vigilantes e estritas usam menos bebidas alcoólicas, tabaco e drogas ilícitas, os trabalhos conduzidos na Unicamp documentaram, para o contexto brasileiro, a menor freqüência de uso dessas substâncias entre membros de denominações evangélicas. Também se constatou maior uso problemático de álcool neste novo subgrupo populacional que se auto-identifica como "sem-religião".

O maior uso de álcool, tabaco e drogas ilícitas entre jovens espíritas (embora não tão acentuado como nos "sem-religião") é também um achado novo que deve ser tratado com cautela interpretativa. A riqueza doutrinária, ritual e simbólica, assim como implicações da noção de pessoa, associadas às religiões mediúnicas no Brasil, como que seduzem e induzem a interpretações de longo alcance. Por exemplo, a ênfase à condenação ao suicídio na doutrina espírita suscita a idéia de que as idéias e os atos suicidas nos seus adeptos deveriam ser mais raros. Entretanto, dois estudos recentes coordenados por Neury Botega indicaram exatamente o contrário. Em uma primeira investigação epidemiológica (Botega et al., 2005b), com 515 pessoas representativas da população de Campinas, verificou-se que os espíritas tinham, de fato, mais idéias suicidas que os católicos e os evangélicos (embora, pelo tamanho da amostra, nada se possa falar sobre atos suicidas). Em um segundo estudo (Botega et al., 2005a), com 317 profissionais de enfermagem, identificou-se que as pessoas afiliadas ao espiritismo eram mais liberais em relação ao suicídio do que as evangélicas e as católicas. Isso demonstra o quanto um certo senso comum pode errar o alvo. Embora os espíritas sejam o terceiro grupo populacional no Brasil, há poucos estudos sobre comportamentos, representação de sofrimento, práticas de saúde e transtornos mentais nesse grupo.

Ao ser abordado o uso de álcool e drogas entre os quatro principais grupos populacionais brasileiros relativos à denominação religiosa, pode-se sugerir uma apresentação esquemática em que, em um extremo, estariam os evangélicos (históricos, pentecostais e neopentecostais) e, no outro, os "sem-religião". A Tabela 8.1 ilustra esse perfil.

É possível que alguns viéses interfiram nesses resultados (apesar do uso de análise multivariada em alguns dos estudos). Os espíritas têm maior poder aquisi-

Tabela 8.1
Denominações religiosas e sua associação com uso de álcool e drogas

	Evangélicos	Católicos	Espíritas	Sem-religião	
Qualquer uso de álcool ou drogas no mês[1]	13,6%	27,7%	33,7%	Não-investigado	1.794 adolescentes, 15,7 ± 2,7 anos, de escolas públicas e privadas de Campinas, SP.
Uso problemático de álcool (AUDIT +)[2]	3,1%	8,7%	10,2%	18,3%	508 jovens e adultos, representativos da cidade de Campinas, SP.
Diagnóstico de abuso ou dependência de álcool pelo DSM-IV[3]	3,5%	8,8%	13,3%	25,0%	253 adultos, 47,6 ± 17,3 anos, pacientes com doenças clínicas, internados em um hospital universitário de Campinas, SP.
Uso de maconha no último mês[4]	3,7%	5,1%	6,5%	15,8%	1.254 jovens; 21,7 ± 4,8 anos, estudantes da Unicamp
Menor uso de álcool e drogas	⇩	⇩⇧	⇧	⇧	Maior uso de álcool e drogas

1. DALGALARRONDO, P. et al. Jovens pentecostais e espíritas em comparação à católicos: uso de álcool e drogas e saúde mental. *Jornal Brasileiro de Psiquiatria*, v. 54, n. 3, p. 182-190, 2005. 2. DALGALARRONDO, P. et al. Religion and mental disorder in Brazil. World Psychiatry, 2007. (submetido). 3. SOEIRO, R.S. et al. Religião e transtornos mentais em doentes físicos de um hospital geral universitário. *Cadernos de Saúde Pública*, 2006. (submetido). 4. NEVES, M. O.; DALGALARRONDO, P. Dados preliminares, pesquisa em andamento. 2007.

tivo e, por isso, consumiriam mais substâncias, e os evangélicos são mais representados por mulheres que usam, de modo geral, menos álcool e drogas ilícitas. Entretanto, essa possibilidade não explica por que os espíritas, que tem mais mulheres nos estudos (inclusive que os evangélicos), usam mais, e os sem-religião, que têm poder aquisitivo quase tão baixo como os evangélicos, utilizam mais (inclusive que os espíritas). Assim, se esses possíveis viéses podem participar dos resultados, eles possivelmente não anulam a consistência desse gradiente, sugerido por nossos estudos.

Assim, essas investigações sugerem, com efeito, um possível gradiente de uso de substâncias psicoativas em relação às denominações religiosas mais significativas no País. De evangélicos, que seriam os que menos usam, passando pelo grupo intermediário (e majoritário) dos católicos, vindo a seguir os espíritas, o grupo religioso com maior uso, chegando no extremo de uso mais acentuado com os sem-religião. Cabe, portanto, a novos estudos em outras regiões e localidades do País, se possível com melhor metodologia e amostras populacionais maiores e representativas, testar se esse gradiente é válido ou não para a população brasileira como um todo.

Um outro achado intrigante dos estudos realizados na Unicamp foi o relacionado à educação religiosa na infância (Quadro 8.1). Embora a própria definição desta variável seja controversa e colhida em nossos estudos inicialmente sem uma ancoragem homogênea, encontrou-se em dois estudos independentes (e em mais um, em andamento), em amostras populacionais diferentes, associação entre educação religiosa, menor uso de substâncias e melhor saúde mental.

No estudo com adolescentes, alunos de ensino fundamental e médio, identificou-se que aqueles que alegavam não ter tido educação religiosa na infância eram os que mais usavam alguma droga ou algum medicamento "para dar barato". No

Quadro 8.1
Educação religiosa na infância e variáveis de saúde mental

Educação na infância pouco ou não-religiosa vs. muito religiosa

Saúde mental[1] 811 estudantes de ensino fundamental 12,6 ± 1,6 anos	Mais transtorno emocional (OR = 2,43) Pior qualidade de vida (OR = 1,75) Pior desempenho escolar (OR = 1,98)
Uso de drogas[2] 2.287 estudantes de ensino fundamental e médio 15,8 ± 2,7 anos	Maior uso: – Ecstasy (OR = 4,19) – Medicamentos "para dar barato" (OR = 3,15) – Uso pesado de qualquer droga (OR = 1,67)
Uso de maconha[3] 1.254 estudantes universitários; 21,7 ± 4,8 anos	Uso no último mês: Sem ed. religiosa: 12,3% vs. Ed. muito religiosa: 3,2% (p < 0,001)

1. CUCCHIARO, G.; DALGALARRONDO, P. Prevalência de transtornos mentais e qualidade de vida em pré-adolescentes. *Revista Brasileira de Psiquiatria*, 2007. No prelo. 2. SOLDERA, M.A. et al. Uso de drogas psicotrópicas por estudantes: prevalência e fatores sociais associados. *Revista de Saúde Pública*, v. 38, n. 2, p. 277-283, 2004. 3. NEVES, M.O.; DALGALARRONDO, P. Dados preliminares de investigação em andamento. Nos estudos 1 e 2 as análises foram multivariadas (neutralizando, portanto, possíveis confundidores). Já no Estudo 3, em andamento, apenas se fez uma análise bivariada com o teste do Chi-quadrado.

outro estudo, com pré-adolescentes do ensino fundamental, verificou-se clara associação entre ter tido educação muito religiosa na infância e melhor saúde mental no período pré-adolescente. O terceiro estudo refere-se a dados preliminares de um estudo em andamento com os estudantes da Unicamp.

Tais resultados indicariam a ocorrência de um mesmo viés nas três pesquisas? A educação religiosa seria um epifenômeno, apenas indicativo de que a família durante a infância do sujeito estudado era mais organizada, mais bem-estruturada? Seriam esses dados resultado de "falseamento da memória", um viés de recordações distorcidas do passado? Ou haveria algo específico e intrínseco na "educação religiosa na infância" que se associaria à melhor saúde mental e a determinados comportamentos na adolescência e no período adulto?

Há pouquíssimos estudos internacionais (e nenhum no Brasil) que verificaram a associação entre educação religiosa na infância e variáveis psicológicas e psicopatológicas durante a adolescência ou a fase adulta.

Pearce e Axinn (1998) sugeriram uma interessante hipótese que relaciona o impacto da vida religiosa familiar com a formação e manutenção do vínculo entre a criança e sua mãe. O envolvimento religioso familiar, tanto via influências culturais e ideológicas que enfatizam a importância de os pais cuidarem e ensinarem seus filhos, como de seus filhos de os obedecerem, assim como via efeitos de criação de redes de apoio social e de formas mais comunitárias de sociabilidade e de vinculação social (via relação das famílias com os membros das igrejas), teria um efeito decisivo sobre a formação e sobre a qualidade dos vínculos, particularmente entre mães e filhos. Isso, possivelmente, influenciaria a saúde mental e os comportamentos do futuro adolescente. Os autores procuram sustentar suas hipóteses com uma análise de dados empíricos norte-americanos do International Panel Study of Mothers and Children e do National Survey of Youth. De modo geral, os bancos pesquisados indicaram que a filiação a diferentes denominações não se mostrou uma variável significativa, mas a intensidade do envolvimento religioso da família parece ter impacto decisivo sobre a qualidade do relacionamento entre as mães e seus filhos.

Além disso, Scheepers, Grotenhuis e Van Der Slik (2002) demonstraram, por meio de um estudo extenso (incluindo dados de 15 países e um total de 16.604 sujeitos), que atitudes e valores religiosos e éticos compartilhados pelos pais nos anos de socialização da criança parecem intensificar-se, em vez de diminuir com a idade.

Assim, os achados sobre educação religiosa na infância, nessas duas pesquisas relatadas e em nossos estudos, indicam que esta deva ser uma dimensão da religiosidade e da história pessoal que merece ser estudada de forma mais cuidadosa no futuro.

O religioso na psicopatologia

No que se refere mais especificamente às relações entre psicopatologia e religiosidade, dois estudos realizados por nosso grupo de pesquisa abordaram tal interação. No estudo clínico-qualitativo sobre automutilação ocular (auto-enucleação), foi possível vislumbrar a presença marcante e idiossincrática do religioso nas vivências de sujeitos gravemente psicóticos. Idéias poderosas de culpa, pecado, purificação e salvação são muito típicas tanto no âmbito da religião como da psicose. Nesse caso, mais do que a simples apropriação do religioso pelo psicopatológico, a forma com que o versículo bíblico Mateus 5:29 foi apropriado por indivíduos psicóticos revela como um peculiar concretismo opera na releitura de mitos e metáforas fundamentais do cristianismo. Alguns sujeitos psicóticos apropriam-se de mitos cristãos com estilo próprio, expressando um "fundamentalismo psicopatológico" *sui generis*.

Nas Figuras 8.1 e 8.2 são apresentados os desenhos de um jovem paciente psicótico que acompanhei há muitos anos, onde se vê figurativamente essa apropriação idiossincrática do mito religioso, neste caso, de mitos bíblicos.

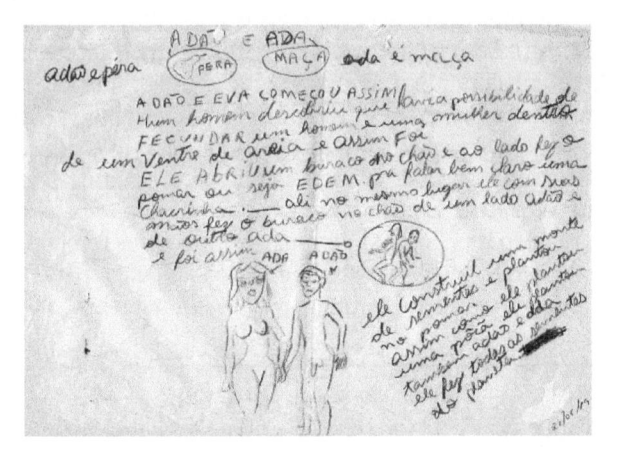

FIGURA 8.1 Ada e Adão no paraíso, segundo um jovem psicótico brasileiro.

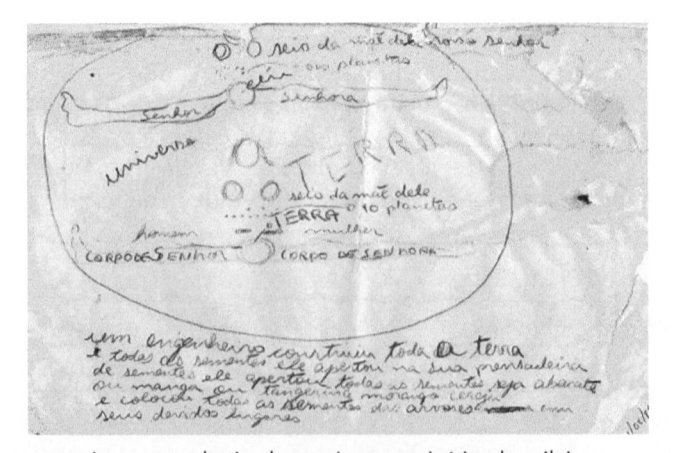

FIGURA 8.2 Cosmogonia e cosmologia de um jovem psicótico brasileiro.

Não é a intenção discutir aqui em detalhes a história clínica desse rapaz ou seus desenhos. Servem apenas como mais um exemplo das idiossincrasias que mesclam delírio e religião (diga-se de passagem, duas experiências humanas que, isoladamente, também não compreendemos de forma total). A idiossincrasia de nomear os dois primeiros seres humanos como Adão e Ada poderia ser apressadamente interpretada como o narcisismo da psicose impondo uma constituição especular da mulher. Por que o paraíso, para esse jovem esquizofrênico, se faz de um buraco no chão, este Éden, que "pra falar bem claro é uma chacrinha", com um monte de sementes no pomar, com um lindo pé de mexerica e sementes de todas as frutas? Esse Éden é o paraíso que ele, jovem de família muito pobre, sempre sonhou para si e nunca teve[140]? De qualquer forma, o engenheiro construiu a terra e com sua prensadeira fez um suco totipotente e depois colocou tudo quanto há nos seus devidos lugares, reestabeleceu o cosmos, a ordem necessária. Obviamente, tais especulações carecem de estudo mais aprofundado. De qualquer modo, o delírio desse rapaz nos faz pensar sobre o lugar da religião na vida das pessoas, psicóticas ou não-psicóticas. Como salientou Jaspers (1973), talvez se possa aprender algo a partir das coincidências entre delírio e religião na busca por sentido, sobretudo referente a temas e esferas extremas da vida.

O achado, em nossas pesquisas, de uma correlação positiva entre sintomas de conteúdos religiosos e sintomas do espectro maníaco, embora não original internacionalmente, é de interesse. Othon Bastos (1986) já havia assinalado observações da psicopatologia clássica que indicavam como as idéias de grandeza associam-se, freqüentemente, a conteúdos religiosos e mágico-místicos, quase sempre evocando divindades. No contexto brasileiro, pacientes com quadros maníacos ou maniatiformes, oriundos das classes populares, vivenciam contato íntimo com Deus, com o demônio, com a Virgem Maria, santos e outras entidades. Experimentam, também, um poder especial, cuja representação talvez só possa vir do território do sagrado. Por sua vez, nossos depressivos não parecem relatar com tanta freqüência as idéias de culpa e danação religiosa observada por psiquiatras em outros contextos culturais.

Estudos com amostras não-clínicas

O estudo com os sujeitos que experimentavam pela primeira vez a ayahuasca é original em vários aspectos. Principalmente observar sujeitos que se iniciam em uma prática ritual e o efeito disso sobre a saúde mental, com um desenho prospectivo, embora potencialmente fértil, não havia sido empreendido no Brasil. A observação

---

[140] Como outro paciente meu, um velho e pobre vaqueiro, totalmente despossuído, que foi apanhado por um caminhão e de um grave trauma cranioencefálico resultou uma psicose de Korsakov na qual ele, que nunca teve um boi sequer, tornou-se o dono da maior das boiadas da terra e a conduzia com heroísmo e *glamour*.

de uma acentuada diminuição de sintomas psicopatológicos na semana após a primeira experiência alucinógena, assim como a constatação de que o estado alterado de consciência nesse caso envolveu mais experiências de tranqüilidade, serenidade e *insights* autobiográficos e religiosos indicam a complexa interação entre condições dos sujeitos que se submetem (*set*), contexto e *ethos* no qual a experiência ocorre (*setting*) e ação farmacológica da beberagem.

Em subgrupos populacionais que se caracterizam, por um lado, por envolvimento com atividades transgressoras e criminosas e, por outro, por pertencerem às camadas mais desfavorecidas (mulheres encarceradas no presídio estadual),[141] a pertença majoritária a denominações evangélicas sugere que o simples fato de pertencer a uma igreja evangélica não faz do sujeito um ser obediente às regras sociais, às leis e às autoridades. Possivelmente, há processos mais complexos nos quais sujeitos das classes populares se aproximam de formas de religiosidade como as pentecostais e neopentecostais, que acrescentam às suas vidas sensação de poder. Mais ainda, possivelmente opera um processo mais complexo de obediência a normas e hierarquias, talvez já incorporando dimensões de uma apropriação individualista, mais pessoal e menos doutrinária e prescritiva, relacionadas ao cotidiano e aos valores extra-religiosos.

O estudo realizado com uma amostra de adultos da população geral de Campinas indicou que pertencer a igrejas evangélicas associa-se a ter mais sintomas depressivos e pertencer a denominação espírita a ter, de modo geral, mais problemas de saúde mental. No mesmo sentido, o estudo com idosos do Programa de Saúde da Família revelou que pertencer a uma denominação evangélica, em um bairro periférico de Campinas, associa-se a pior qualidade de vida, em comparação a idosos católicos do mesmo grupo social. Essa pior qualidade de vida evidencia-se também no domínio social, embora fosse esperada melhor rede de apoio social entre os evangélicos.

Como é pouco plausível e provável que a pertença a uma denominação evangélica faça piorar a qualidade de vida ou incremente sintomas depressivos, assim como o envolvimento com o espiritismo induza à pior saúde mental, procurou-se explicar esses achados especulando-se sobre um possível processo de drenagem social, no qual indivíduos em situação de sofrimento e em condições precárias de vida, sejam elas socioeconômicas ou psicossociais, buscariam novos grupos religiosos para tentar dar conta de seus sofrimentos e privações. Os dados empíricos que sustentam tal hipótese, para o contexto brasileiro, ainda são pouco consistentes, mas, baseando-se na informação sociológica e antropológica das religiões no Brasil, sugeriu-se esta última hipótese como a mais plausível.

---

[141] Estudo inédito de nosso grupo na UNICAMP sobre jovens pichadores indicam resultados semelhantes.

9

DOIS ENTREATOS: A COMPLEXIDADE DOS CONTEXTOS E A RELIGIÃO COMO OBJETO DE ESTUDO CIENTÍFICO

ENTREATO UM – O CONTEXTO HISTÓRICO ATUAL: NOVOS FOCOS SOBRE RELIGIOSIDADE, SOFRIMENTO E TRANSTORNO MENTAL NA CONTEMPORANEIDADE

É pertinente questionar como se pode pensar a religião, a religiosidade e o sofrimento mental no momento histórico presente. Quando autores como Durkheim, Weber, Freud, James, Allport, Kraepelin, Jaspers ou Erikson, algumas de minhas principais referências, formularam suas teses sobre religião e sofrimento subjetivo, assim como sobre psicopatologia e sociedade, o mundo era um tanto distinto. Estava de pé o paradigma da modernidade: angustiada, incerta, mas com pontos referenciais seguros ainda discerníveis.

É certo, entretanto, que o século XIX produziu um legado intelectual de profundos incômodos. Nietzsche sintetiza a orfandade e o desespero do Ocidente na modernidade:

> Será que não cheiramos ainda a decomposição da divindade? Também os deuses apodrecem! Deus está morto! Deus permanece morto! E fomos nós que o matamos! Como nos consolar, assassinos dos assassinos? O mais sagrado, o mais poderoso que o mundo até agora possuía foi sangrado por nossos punhais – quem pode lavar este sangue que está sobre nós?

Se Deus está morto,[142] afirma Dostoievski, através de seu personagem Ivan Karamazov,[143] então tudo é permitido. Para o homem moderno, sobretudo os "mais modernos", eruditos, cientistas, não só tudo é permitido, mas, pior, a morte, limite maior de nossa existência, não tem mais qualquer sentido. Jacques Lacan (2005), entretanto, acrescenta, novamente, um paradoxo a esse debate. Ele confronta Ivan Karamazov evocando outra vez o Édipo freudiano: se "Deus está morto, [aí então é que] nada mais é permitido". O luto do pai produz esta seqüela duradoura, esta identificação que se chama *supereu*. Ou seja, o assassinato do pai cometido pelos homens do mercado de Nietzsche não torna tudo permitido, mas talvez faça com que eles se identifiquem uma vez mais com o pai não amado. De toda forma, Deus vivo ou morto, o paradigma da modernidade parece que não mais vige, pelo menos completamente. Vislumbram-se novos tempos.

Como entender, então, o religioso e as formas de sofrimento nesta contemporaneidade intensamente fugidia, na qual as formas de sociabilidade, os valores, os modos de organização do trabalho, os símbolos culturais, a subjetividade, tudo enfim, muda muito rápida e radicalmente? O desafio é acertar o foco em um cenário que parece resistir a ele.

Não apenas por vivermos nele, este momento parece ser particularmente especial, qualitativamente novo. Foi no final do milênio que o engenho humano descobriu e desenvolveu a fricção do átomo e lançou sua energia destrutiva sobre cidades, pôs os pés e passeou pela Lua, decifrou seu próprio código genético, fotografou sua própria galáxia, fabricou uma ovelha no laboratório (logo fabricará um homem?), criou o ciberespaço, a cibercultura.

---

[142] É bem sabido que a morte de Deus em Nietzsche é sobretudo a morte da moral tradicional do Ocidente, do cristianismo com seu ascetismo peculiar, esse ascetismo que apela à humildade e à obediência. Nietzsche quer libertar os homens dessas máscaras para fundar uma atitude que assuma os valores plenos da vida. A vida mesma é uma explosão de forças desordenadas e violentas, é a vontade de domínio, de potência. Mas essa libertação, essa espécie de utopia juvenil inspirada pelas idéias do filósofo acabou por associar-se, depois, a algumas sinistras utopias políticas no século XX.

[143] Em *Irmãos Karamazov*, de Fiódor Dostoievski, o filho bastardo Smerdiakov confessa a seu meio-irmão, Ivan Karamazov, que o que o motivou para seu crime (o parricídio) teria sido o artigo que soube ter ele (Ivan) escrito, no qual defendia a idéia de que "se Deus não existe, então tudo é permitido". Na verdade, todo o romance *Irmãos Karamazov* é um longo debate sobre esse tema. Sobre tal afirmativa de Dostoievski, ver o debate com artigos de PONDE, L. F. O mundo estilhaçado e a morte libertadora. *Jornal Folha de São Paulo*, 23 dez. 2006. Tendências, debates, Opinião, A3 e RIBEIRO, R. Uma ética humana. *Jornal Folha de São Paulo*, de 23 de dez. 2006. Tendências, debates, Opinião, A3. Também nesta linha do "Deus morto e a modernidade", ver o comentário elucidativo sobre Tolstoi desenvolvido por Max Weber em: WEBER, M. A ciência como vocação. In: WEBER, M. *El político y el cientifico*, Madrid: Alianza, 1967.

Nem tudo é permitido, mas quase tudo. Meninas de 13 ou 14 anos encharcam com gasolina um ônibus cheio de gente e ateiam fogo; policiais e traficantes exterminam quem escolhem, exercitando diariamente uma lei menos romana e mais (perversamente) darwiniana; o país mais poderoso da Terra promove guerras e ignora tratados ambientais e agências internacionais que visam fornecer um certo consenso ao mundo supostamente civilizado. Minas, homens-bomba, tráfico de tudo, turismo sexual com crianças, radicalização das possibilidades de transgressão. Enfim, quase tudo é permitido (ou quase toda forma de transgressão é buscada e praticada, tornando-se banalizada).

A religião sobreviveu, ao que tudo indica muito bem, à onda secularizante do século XIX e da primeira metade do XX. Hoje, ela parece estar bem mais presente do que há 50 ou 100 anos; estabelece identidades, configura comportamentos políticos, reordena paixões, ódios, formas de solidariedade, mercados e ideologias. Ao contrário dos prognósticos de secularização, ela não morreu. Transformou-se, moldou-se, lançou-se com vigor renovado ao mundo que parecia correr à sua frente. E dita ordens, restabelece novas configurações morais, identitárias e políticas, sempre com o sagrado ao seu lado.

É nesse mesmo contexto que surge a nova versão da psiquiatria, não mais o velho alienismo a anotar, classificar e discretamente se espantar com todas as bizarrices da desrazão. A psiquiatria contemporânea tornou-se mais pragmática, assumindo o papel de juiz onipresente na definição, na mensuração e mesmo na representação coletiva do sofrimento humano. Define com critérios operacionais, quase sempre formulados por grupos de especialistas,[144] mede com uma epidemiologia abrangente e refinada e trata com os fármacos de última geração, muito caros de início, mas lentamente acessíveis a todos.

Os estudos epidemiológicos produzem dados impressionantes. Em um estudo com 9.282 pessoas adultas, representativas da população dos Estados Unidos, Kessler e colaboradores (2005) identificaram que 26% apresentavam algum transtorno mental no ano anterior e 46%, ao longo da vida. Também estimaram que 51% terão apresentado algum transtorno mental quando chegarem aos 75 anos de idade. Dos 26% com transtornos mentais no último ano, 60% relataram transtornos classificados como graves ou moderados.[145] Assim, por diversos fatores históricos,

---

[144] Tais grupos de especialistas expressam, na maioria das vezes, a hegemonia anglo-saxã. Assim, os recortes e constructos que a psiquiatria contemporânea produz refletem valores, ideologias e formas de narrar e perceber do mundo intelectual anglo-saxão.

[145] Na Europa, um estudo envolvendo França (n= 2.894), Alemanha (n= 3.555), Bélgica (n= 2.419), Espanha (n= 5.473), Itália (n= 4.712) e Países Baixos (n= 2.372) avaliou a prevalência na vida e no ano anterior de transtornos depressivos, ansiosos e relacionados ao álcool. Encontrou-se uma prevalência no ano de pelo menos um desses transtornos de 10% e na vida de 25%. (LÉPINE J. P. et al. Prévalence et comorbidité des troubles psychiatriques dans la population générale française. L'Encéphale, v. 31, p. 182-194, 2005.)

científicos e ideológicos, há uma percepção de que uma parcela considerável da população padece de transtornos mentais. O uso de psicofármacos tem se tornado cada vez mais generalizado.

Há certo consenso de que as sociedades ocidentais ingressaram em uma nova era de sua história (Harvey, 2004). Um olhar panorâmico sobre a contemporaneidade identifica novos paradigmas, vetores valorativos e éticos, um novo *ethos* que se constitui e desafia a compreensão. Já em 1967, Marshall McLuhan apontava para esse tipo de transformação:

> O computador promete, através da tecnologia, uma situação milagrosa de compreensão e unidade universais [...] A atual tradução de toda a nossa vida para a forma espiritual da informação aparentemente torna todo o globo, e a família humana, uma única consciência.

Tem-se então um contexto de sociedade dita pós-industrial, pós-fordista, pós-moderna (Kumar, 1997). Nesse contexto, um dos modelos de compreensão da contemporaneidade mais heurísticos parece ser o da "sociedade da informação". Atrelada à noção pós-moderna de que "o mundo todo é um texto", ao desenvolvimento de novas tecnologias de informação e comunicação e sua aplicação potencial a todos os setores da vida social, a nova sociedade que está emergindo se define por seus novos métodos de produzir, acessar, processar e distribuir informação.

Esse novo período, já presente de forma embrionária no século XIX, desenvolve-se a partir do começo do XX, com o aparecimento do telégrafo, do telefone, do rádio e do cinema, consolidando-se depois da Segunda Grande Guerra, com o estabelecimento da televisão, assim como com o surgimento do computador e suas relações entre processamento de informação e desenvolvimento militar. O nascimento da informação, diz Kumar (1997), não só como conceito, mas sobretudo como ideologia, tem a ver intimamente com o desenvolvimento do computador durante os anos de guerra e no período imediatamente posterior. O computador eletrônico digital surgiu principalmente como um instrumento para realizar cálculos balísticos e proceder às análises que resultaram na bomba atômica. Curiosamente, é esse mesmo complexo militar-industrial-tecnológico norte-americano que se associa ideologicamente a um vigoroso fundamentalismo cristão, para dar os contornos da nova política que se configura na nação mais poderosa do globo terrestre.

Assim, as novas tecnologias de informação, relacionadas sobretudo ao computador e às redes de informação, permitem, segundo Kumar (1997), uma segmentação e divisão de transmissores e receptores em unidades separadas e descontínuas. A informação pode ser processada, selecionada e recuperada para satisfazer as necessidade mais especializadas e individualizadas. Mais do que isso, deve-se acrescentar ao diagnóstico de Kumar uma outra reflexão. A internet e a "cibercultura" decorrente produziram, pela primeira vez na história moderna, um veículo de comunicação de massas em que não só uma ínfima elite produtora de informação (como é o caso da imprensa, do rádio, do cinema e da televisão), mas todos produzem e consomem informação. Potencialmente, é uma horizontalização de profundo alcance, algo que ainda não se consegue dimensionar em todas as suas implicações. A temporalidade e a espacialidade se transformam. Os relógios e os horários das estradas de ferro constituíam os símbolos da era industrial. Expressavam o tempo em horas, minutos e segundos. O computador, símbolo da era da informação, pensa em nanossegundos, em milhares de microssegundos. Assim, "junto à nova tecnologia das comunicações, [o computador] introduz dimensões de espaço-tempo radicalmente novas na sociedade moderna".

Nesse contexto, novas valorações e configurações ideológicas vão se estabelecendo. Com a denominação "sociedade do espetáculo", Guy Debord (1997) traduziu, por meio de sua crítica radical, bombástica até, essa tardia conformação do capitalismo. Para ele "o espetáculo constitui o modelo atual da vida dominante na sociedade". O espetáculo apresenta-se, ao mesmo tempo, como a própria sociedade, como uma parte da sociedade e como instrumento de unificação. Sua primeira tese resume todas as outras: "Toda a vida das sociedades nas quais reinam as modernas condições de produção se apresenta como uma imensa acumulação de espetáculos. Tudo o que era vivido diretamente tornou-se uma representação".

Para Debord, o espetáculo não é, simplesmente, um conjunto de imagens que se organiza na vida contemporânea, é mais: ele constitui uma relação social entre as pessoas, mediada por imagens. Mais ainda, ele tornou-se o âmago do irrealismo da sociedade real; assim, as suas formas particulares, como informação ou propaganda, publicidade ou consumo direto de divertimentos, todos os modos camaleônicos do espetáculo, passaram a constituir o modelo atual predominante da vida em sociedade. O espetáculo tornou-se a afirmação da aparência e a afirmação, diz o autor, de toda a vida humana, social, como simples aparência.[146] Do deslizamento do *ser* para *ter* que a vida social sofreu com o evento do capitalismo, deslizou-se, neste novo período, do *ter* para o *parecer*.

> Quando o mundo real se transforma em simples imagens, as simples imagens tornam-se seres reais e motivações eficientes de um comportamento hipnótico. O espetáculo, como tendência a fazer ver (por diferentes mediações

---

[146] Em um artigo recente, Carneiro e colaboradores (2005) analisam os *reality shows* (shows da vida, *Big Brother*, etc.) como formas expressivas da pós-modernidade, formas que articulam, neste contexto de império da imagem e do espetáculo, processos identificatórios, transformações da subjetividade e da sexualidade, enfim, novas expressões do narcisismo e do voyeurismo. (CARNEIRO, N. G. O.; CORDEIRO, A. B.; CAMPOS, D. S. Reality shows e voyeurismo: um estudo sobre os vícios da pós-modernidade. *Revista Latinoamericana de Psicopatologia Fundamental*, v. 8, n. 1, p. 1-13, 2005.)

especializadas) o mundo que já não se pode tocar diretamente, serve-se da visão como o sentido privilegiado da pessoa humana (Debord, 1997).

Ora, não é ilusão traçar uma conexão entre a perspectiva lançada por Debord e as novas formas da realização e propagação do religioso no Brasil e no mundo. A espetacularização da fé, do ritual e das formas de lidar com o sofrimento das massas é uma das marcas da atualidade. Tal espetacularização da fé ocorre em um mercado religioso muito atuante, competitivo e também intensamente mediatizado. Não é só visível no televangelismo, ou nos megacultos neopentecostais, mas em uma infinidade de práticas, sejam elas do catolicismo ou das demais denominações.

Jean-Claude Guillebaud (1999) irá propor uma outra transformação fundamental no contexto dos anos 1990: o da "tirania do prazer". Ao analisar as vicissitudes do prazer, sobretudo sexual, suas cambiantes regulamentações, sejam elas atreladas a uma rigidez moralizadora ou a uma permissividade forçada, ele procura reconstruir o que chama de constituição de um *eros tirânico*. Evocando Foucault, ele fala de uma "generalizada exaltação discursiva" em torno do prazer, sobretudo sexual:

> Uma incrível balbúrdia sexual coloniza hoje em dia até o menor cantinho da modernidade democrática: prazeres prometidos ou exibidos, cartazes alardeando a liberdade, preferências descritas, *performances* avaliadas ou procedimentos ensinados, há de tudo. Nenhuma sociedade antes da nossa havia consagrado ao prazer tal eloqüência discursiva, nenhuma havia antes destinado à sexualidade lugar tão preponderante em seus objetivos, imagens, suas criações [...] E assim o sexo se torna o "ruído de fundo" de nossa vida cotidiana. Com relação a épocas anteriores, sejam elas gregas ou romanas, a nossa literalmente só fala "nisso". Mas para dizer exatamente o quê? (Guillebaud, 1999)

Segundo Guillebaud, esse predomínio de um conteúdo sexual proclama liberdade, entretanto a sua repetição enfática, quase que mecânica, "acusa uma perturbação; a mensagem celebra um triunfo, mas a carga excessiva de palavras trai uma inquietação". Para o autor, o Ocidente está trocando uma tirania por outra, a da repressão e do obscurantismo sexual, pela de um gozo supostamente "emancipado das coações sociais, dos interditos religiosos e das servidões da procriação". Do pedantismo moralista da direita passa-se gradativamente a uma banalização estereotipada da vida erótica, a uma suposta descontextualização dessa vida e a uma exigência tirânica de *performance* e padronização.

Cláudio Leite (2005) apresentou, há pouco, nesse sentido, uma análise de novos aspectos da ética (e do *ethos*) associada a denominações pentecostais e neopentecostais no Brasil. Do clássico *ethos* racional e ascetismo intramundano do protestantismo apontado por Weber, tem-se uma transformação que configura um *ethos* fortemente emocional no pentecostalismo. Este *ethos* vem absorvendo valores dominantes da sociedade atual, como hedonismo, consumismo e um peculiar individualismo, em particular no neopentecostalismo. Especialmente a formulação teológica do neopentecostalismo atribui todo o mal, as intempéries da vida, os fracassos pessoais a esse personagem onipresente no universo neopentecostal que é o demônio. E o demônio como que "des-implica" totalmente o sujeito de seu sofrimento e o desincumbe de responsabilidades pessoais.

Tem-se, assim, uma forma de manifestação desse individualismo hedonista peculiar. Desse consumismo hedonista atrelado à religião, um caso bem paradigmático foi, em uma capital brasileira, a construção de um complexo em que o *megatemplo,* dentro de um *shopping center,* pertencente à própria denominação neopentecostal, integra com perfeição o templo ao consumo. Ir ao culto torna-se, dessa forma, mais uma das possibilidades de consumo ao lado da compra de roupas, do consumo de alimentos e outros bens culturais (consumismo integrado de bens materiais e de bens espirituais, bens de salvação). Tudo contabilizado por uma empresa religiosa que parece saber bem captar e incorporar o *ethos* dominante da sociedade contemporânea.

Finalmente, de todas essas configurações apresentadas, vale a pena acentuar um pouco mais o impacto e as vicissitudes daquela que, possivelmente, é a mais inovadora delas: a da cibercultura. Pierre Lévi (1999)[147] assinala que o caráter vanguardista desse movimento não deve ser subdimensionado; é algo mais que novas tecnologias que põem em ação um universo de jovens ávidos por experimentar formas inteiramente novas de sociabilidade e comunicação. O mundo virtual coloca a informação e a comunicação em fluxo permanente de todos com todos. O entusiasmo de Lévi (politicamente ingênuo, mas nem por isso totalmente destituído de verdade) pela cibercultura relaciona-se à noção de que, para ele, o ciberespaço não é totalizante, mas se constrói por um tipo peculiar de interação recíproca entre seus participantes.

No Brasil, André Lemos (2003) tem analisado a cibercultura de forma original. Para além da internet, a cibercultura invadiu o nosso presente (*homebanking,* cartões inteligentes, celulares, *palms, pagers,* voto, imposto de renda, compras, etc.). Desses recursos técnicos contemporâneos, gerou-se determinada cultura que vai penetrando tudo. Surgiu, assim, um *ciberespaço* que coloniza progressivamente todos os milímetros do cotidiano (*e-mail*, listas, *weblogs*, jornalismo *online*), estabelece novas formas de relações sociais e modos de comunicação (*webcams, chats, icqs*), novas estéticas (arte eletrônica), questões políticas (cibercidadania, ciberativismo,[148] *hackers*) e formas de configuração das noções de privacidade e de domínio público.

---

[147] Ver o livro de um dos principais analistas teóricos da cibercultura, que, embora criticado por seu otimismo às vezes ingênuo, foi quem primeiramente expôs as linhas principais desse campo: LÉVY, P. *Cibercultura.* São Paulo: 34, 1999.

[148] Os eventos de novembro de 2005 na França, do incêndio de carros e destruição de espaços públicos, perpetrados por jovens franceses de segunda e terceira geração de imigrantes magrebinos, identificados com um islamismo menos religioso e mais político-identitário, a protestar radical e violentamente contra a exclusão, parecem que foram organizados não por um partido político, uma organização do mundo real, mas pela militância virtual via internet. O caso dos suicídios coletivos organizados via internet (no Japão, apenas em 2004, ocorreram 19 suicídios coletivos acordados na rede) também é fenômeno político e subjetivo que exige reflexão.

Essa nova configuração de conexão generalizada produz, de fato, formas de padrão comunicacional, de subjetividade e de sociabilidade que é preciso entender (ou tentar entender).

Surge, assim, algo que tem sido chamado de *virtualização* da vida. Trata-se de um processo de *desterritorialização*, que implica determinada transformação do tempo e do espaço. Uma migração em direção a uma nova espacio-temporalidade que constitui uma certa realidade social virtual. Ao mesmo tempo em que se mantêm as velhas estruturas da sociedade real, criam-se novas formas de sociabilidade que possivelmente venham a implicar novas formas de subjetividade. Amizades, envolvimentos amorosos, relacionamentos pautados pelo anonimato substituem o contato real, físico, face a face. O *cibersexo* talvez exemplifique paradigmaticamente a novidade da *virtualização* da vida e a reconfiguração da subjetividade.

Do lado de cá da telinha, o próprio corpo dos seres humanos também se transforma, este aparelho aparentemente natural,[149] imutável e obsoleto (Sibila, 2002), é como que impulsionado a se moldar a um cenário de tecnologia onipotente e consumismo sem limites, de espetáculo e padronização opressiva, de precariedade identitária e virtualidade crescente. O velho corpo defectível e natural parece, ele também, não ter mais lugar na contemporaneidade.

Alguns autores têm examinado a inserção ou a participação do religioso na cibercultura. Coutinho (2001) estudou, por exemplo, um canal de bate-papo evangélico multidenominacional na rede e analisou novas formas de conceber o espaço eclesiástico. Um novo "espaço do sagrado", anteriormente territorializado, revelou-se fugaz, veloz e desterritorializado. Novos conflitos doutrinários e de poder tornaram-se evidentes nesse contexto. Dornelles (2002) também aponta para a significativa presença da religião na internet. Ele chama a atenção para uma das características do universo *on-line,* que é sua peculiar valorização do anonimato, que nos padrões de sociabilidades estabelecidos na rede tem grande valor. Em um *chat* de evangélicos por ele estudado, por exemplo, surgiu a contradição em torno a esse anonimato, já que "o cristão não deve mentir e não deve ter nada a esconder". Esse autor descreve algumas manifestações idiossincráticas da religiosidade evangélica no ciberespaço. *Sites* do tipo "Bíblia *on-line*" oferecem cursos bíblicos, aconselhamentos evangélicos, pedidos de oração e testemunhos *on-line*. Há também, em *sites* católicos, algo no sentido de uma confissão *on-line*.

Há, assim, uma vida correndo no ciberespaço, no mundo *on-line*, não percebida por quem se situa apenas no mundo *off-line*. A religião, aqui, parece ter implicações peculiares, posto que a não-materialidade do ciberespaço, ao acolher a não-materialidade do religioso, projeta seu sentido e possibilidades em um nível exponencial. É possível que isso venha a produzir efeitos inusitados sobre a experiência religiosa.

---

[149] Uma excelente apresentação das questões da corporeidade contemporânea é oferecida por Kênia Kemp (2005), que analisa como o corpo serve, na atualidade, não só como mercadoria real e simbólica, mas como imagem para o espetáculo e como elemento identitário em permanente transformação. (KEMP, K. *Corpo modificado, corpo livre?* São Paulo: Paulus, 2005.)

Embora as teorias pós-modernas sobre subjetividade, cultura e religião sejam instigantes, há, em alguns autores influentes, um exagero em termos de *construcionismo social* (a sociedade não é real, mas uma construção arbitrária) e *reducionismo tecnológico* (a informática, a cibercultura, o hiper-real substituem a vida de interação entre seres corpóreos reais). Nesse sentido, uma análise crítica dessas teorias foi recentemente apresentada por Philip Mellor (2004). Esse autor critica tais análises pós-modernas afirmando que nelas uma certa noção de cultura passou a substituir totalmente a noção de sociedade e, por meio de alguns autores em particular (ele cita Baudrillard, Touraine, Urry, Lyon, May, entre outros),[150] opera-se um reducionismo que postula ser esta entidade, a *cultura*, determinada não por relações complexas das sociedades humanas, pela interação de seres humanos reais, de carne e osso, mas configurada na sua essência por elementos da tecnologia moderna, como as redes cibernéticas e os fluxos de informações. Assim, tal "virtualização da realidade" termina pela defesa de uma "anti-sociologia", ou de uma "sociologia pós-societal", de uma *sociologia para além das sociedades*. O mundo tornou-se hiper-real, a sociedade composta por homens e suas relações complexas transformaram-se em redes e fluxos globais, enfim, o mundo passou a ser um hipertexto em movimento.

O colapso do social e a gradual eliminação das formas tradicionais de sagrado no mundo contemporâneo seriam fenômenos paralelos à emergência da tecnociência, ela mesma um subrogado de religião. Contra essa posição, Mellor lança mão tanto de sociologias tradicionais, como a de Durkheim, como de autores contemporâneos como Hervieu-Léger, que postula que a religião, mesmo transformada na contemporaneidade, mantém-se como um elemento originário e fundamental da cultura e, esta, por sua vez, deve ser apreendida nas suas relações com a sociedade real, mesmo que não seja a ela reduzida.

Penso que a crítica de Mellor (2004) é bastante precisa e acertada. O contexto pós-moderno e a sociedade da informação são elementos marcantes e poderosos para a compreensão da subjetividade, do sofrimento, da cultura e da religiosidade, mas não podem abolir a premência de uma perspectiva de ser humano oriundo e dependente de uma sociedade real, imerso em relações de seres concretos, corporificados. De tal sociedade composta por seres humanos reais em relações historicamente determinadas, emerge a cultura. E essa configura a subjetividade e o modo como a religiosidade se desenvolve em cada segmento social e em cada ser humano em particular. Assim, os tempos atuais não extinguem o social, nem esvaziam a cultura reduzindo-a a tecnologias de comunicação. Estes são tempos que deman-

---

[150] Mellor (2004) vê no niilismo de Nietzsche, na sua "morte de Deus", o núcleo originário de uma corrente desconstrucionista que evoluirá no século XX. Tal corrente terá em Foucault a postulada "morte do homem", em Baudrillard a "morte do social", o colapso da realidade e sua transformação em um simulacro do hiper-real. O profundo ceticismo de autores como Deleuze, Derrida e Lyotard, autores relacionados de diversas formas às teorias pós-modernas, formula que a sociedade, enfim, nada mais é do que uma construção cultural relativa; construção cultural que parece boiar no nada. A morte da sociologia decorrente torna-se a morte da noção mesma de "social".

dam, de fato, uma compreensão da sociedade postulada como algo concreto e simbólico ao mesmo tempo, com suas estruturas de classe, hierarquias, tensões entre grupos humanos, com uma dinâmica que põe em movimento valores, representações, condições históricas e símbolos significantes.

Essas são, em linhas gerais (mas certamente incompletas), algumas perspectivas da contemporaneidade nas quais tanto a experiência religiosa como a de sofrimento mental deverão ser relidas, reenquadradas, em um horizonte que, desfocado como dissemos, parece escorregadio à lente que rapidamente busca diferentes focos para diferentes objetos, qualidades, perspectivas e contextos. E, certamente, disso tudo, pouco ainda conseguimos apreender.

ENTREATO DOIS – A RELIGIÃO COMO OBJETO DE INVESTIGAÇÃO: DA SIMPLIFICAÇÃO EPIDEMIOLÓGICA À SUA COMPLEXIDADE INERENTE

"Deve, por força, haver algo de humano e necessário em uma influência que se tornou a mais geral sanção da virtude, a principal ocasião da arte e da filosofia, e a fonte, talvez, da melhor felicidade humana". Com essas palavras, o filósofo George Santayana (1967)[151] abre sua argumentação em favor da tese de que a religião, embora para ele não verdadeira de modo literal, isto é, não sendo uma forma de representação realista da vida, é, de certo, profundamente significativa e humanamente verdadeira.

Segundo ele, o fato de que cada religião, por mais necessária e central para a sociedade que a gera, contradizer todas as outras religiões e por ser sempre um acidente histórico (tanto como a língua que cada povo fala), acaba por contradizer a própria noção de religião. Não obstante, ela é verdadeira, não factualmente, mas como função poética, como força significativa para o indivíduo e sua sociedade. Ela tem, assim, uma acentuada idiossincrasia; seu poder, afirma o filósofo, "consiste em sua mensagem especial e surpreendente e na predisposição que a revelação dá à vida". As possibilidades significativas e perspectivas que abre, assim como os mistérios e revelações que propõe, constituem "outro mundo em que viver".

Esse outro mundo aberto pela religião seria um mundo ideal, diverso da realidade cotidiana, dura, inerte, aleatória, sem direção ou significado. Para ele, a força mutável e combativa da religião orienta o homem para algo qualitativamente distinto, para o campo idealizado do sagrado, do eterno. Como para Durkheim, para Santayana a especificidade da religião, sua dignidade particular, reside no ideal que propõe e expressa:

> For the dignity of religion, like that of poetry and of every moral ideal, lies precisely in its ideal adequacy, in its fit rendering of the meanings and values

---

[151] Para uma boa introdução ao pensamento de Santayana, ver também: STROH, G. W. George Santayana: naturalismo e desapego. In: STROH, G. W. *A filosofia americana*. São Paulo: Cultrix, 1972.

of life, in its anticipation of perfection; so that the excellence of religion is due to an idealization of experience which, while making religion noble if treated as poetry, makes it necessarily false if treated as science. (Santayana, 1900)

Assim, a religião torna-se parte fundamental da própria experiência, um acervo de sentimentos e idéias. Embora, para ele, a religião tenha, certamente, seu lado cego e instintivo, que acaba por emergir em toda espécie de instituição e prática ritual, ela reconhece o caminho para o âmago das coisas, voltando-se, ao final, para o fundamental. Dessa forma, introduz alguma ordem na vida. Para o filósofo, as condições básicas da vida e seus objetivos principais, estão poeticamente representados na religião. No entanto, seu maior pecado está em tomar o mundo de forma factual, sua fraqueza central é que "[...] tal poesia tende a arrogar-se uma verdade literal e uma autoridade moral que não possui. Por isso, tornam-se compreensíveis tanto a profundidade e a importância da religião quanto suas contradições e malogros práticos".[152]

Para Santayana, a única verdade da religião provém de sua interpretação da vida, de uma versão simbólica que produz sobre a experiência que, em última análise, busca elucidar. A falsidade da religião, seu malogro, consiste em tratar as concepções poéticas, poderosas e significativas, não como representações da experiência, mas como informação realista da experiência ou de uma realidade transcendente. A religião mantém com a vida a mesma relação original que a poesia; esta jamais aspira a uma validade literal e acrescenta, assim, um puro valor à existência, o valor de um "generoso exercício imaginativo".

Mas o valor da religião para o homem seria até maior do que o da poesia, pois se ocupa de temas não apenas mais altos, mas também mais práticos, de "aspectos da vida que têm necessidade de algum toque imaginário e de uma interpretação ideal". Tal vantagem potencial da religião é neutralizada por um abuso peculiar: quando a religião toma sua justeza simbólica como verdade factual, científica. Para Santayana, a religião, tal como a poesia, "melhora o mundo apenas com imaginá-lo melhorado". Não contente, entretanto, com tal melhora, ela muitas vezes pretende convencer a humanidade de que o quadro que pintou e embelezou é a própria realidade.

Segundo o filósofo, não devemos, entretanto, ser intolerantes com as parcialidades e contradições que a religião revela. Quando se trata de interpretação poética da existência, exatamente a contribuição fundamental da religião, contradição significa antes variedade, e a "variedade quer dizer espontaneidade, riqueza de recursos e uma aproximação maior da adequação total".

Para exemplificar essa noção de religião, Santayana analisa a prece. Para ele, a prece exprime necessidade. Ela é um aspecto da linguagem, mas um aspecto muito particular, que remete aos usos pré-racionais da linguagem. Para ele, a prece

---
[152] SANTAYANA, G. A razão na religião. In: SANTAYANA, G. *A filosofia de Santayana*. São Paulo: Cultrix, 1967. Todas as citações de Santayana a seguir são desse capítulo.

e a poesia são as principais formas desses usos pré-racionais da linguagem. No ato de orar, os homens formulam para si mesmos o que deva ser Deus e "lhe dizem minuciosamente em que acreditam e o que esperam dele". A essência da prece é poética, expressiva e contemplativa. Ela se torna tanto mais absurda quanto mais os sujeitos insistam em fazer dela "uma troca de idéias, prosaica e comercial, entre dois interlocutores". Segundo ele, nenhum homem reza para obter aquilo que sabe fazer por si mesmo. O sujeito ora em um esforço desesperado para "ser eficiente além do alcance das próprias forças". Assim, não são os preguiçosos, os indolentes, os que mais se inclinam para a oração, são aqueles que mais se preocupam, aqueles que "depois de ter trabalhado arduamente, acham intolerável ser derrotado".

Entretanto, nenhum capítulo da teologia é mais infeliz, diz o filósofo, que o que atribui eficácia material à oração. Os fatos, segundo ele, contradizem a idéia de que as maldições podem trazer o mal ou as bênçãos podem curar. Ele exemplifica dizendo que não são os exércitos mais ortodoxos e rezadores que vencem o maior número de batalhas. Os fatos, amiúde, mostram-se contra a teologia. Não é agindo materialmente sobre forças externas que a prece extrai seus efeitos. A alma realiza, pela oração, através de poesia, idealidade e contemplação, três tarefas fundamentais: "recolhe-se em si mesma e define o seu bem, acomoda-se ao destino e torna-se semelhante ao ideal que concebe".

Mas, talvez, mais importante que constituir uma versão aceitável da existência e viabilizar um ideal, uma versão poética da vida, um outro aspecto do religioso deve ser aqui enfatizado. A religião lida, primordialmente, com os territórios humanos fundamentais da incerteza e do sofrimento.

No século das certezas da razão, Pascal estabeleceu que, de fato, o que habita o cotidiano dos homens é antes a incerteza, a obscuridade em relação a tudo que é essencial à experiência humana. Da precariedade da condição humana não lhe escapa um só milímetro, pois, para o filósofo de Port-Royal:

> Não é preciso ter uma alma muito instruída para compreender que não há neste mundo verdadeira e sólida satisfação, que todos os nossos prazeres são puras vaidades, que nossos males são infinitos, e que, enfim, a morte, que nos ameaça a cada instante, deve infalivelmente nos levar em poucos anos à horrível necessidade de sermos eternamente aniquilados ou eternamente infelizes. (Pascal, 1973)

O racionalismo e o mecanicismo de alguns pensadores do século XVII trataram de explicar a natureza e a sociedade lançando mão de leis naturais. Esvaziou-se, em certa medida, o problema moral, a questão do bem e do mal e a necessidade do homem de encontrar fora de si um apoio, uma referência definitiva. Mas Pascal nada contra a corrente; o matemático e jansenista desafia a razão onipotente, pois, "[...] a última tentativa da razão é reconhecer que há uma infinidade de coisas que a ultrapassa. Revelar-se-á fraca se não chegar a percebê-lo". Ele acaba por desenvolver uma consciência trágica, mais visível no século XIX, com Kierkegaard, por exemplo. Sua reflexão sobre Deus e a alma vai incorporar noções como de "luta de consciência", de "opacidade da experiência vivida", de uma "idéia pela qual se possa viver e morrer", vetores do pensamento trágico que o filósofo dinamarquês desenvolve com gênio e radicalidade.

Gérard Lebrun (1983) aponta para uma descaracterização sistemática que se fez com o pensamento de Pascal. Transformaram-no em um devoto obediente, em um homem simplesmente hipnotizado pelo cristianismo, quando de fato ele foi a original síntese de um profundo e apaixonado religioso com o negador da metafísica, um moderno no coração da idade clássica. Segundo Lebrun, Pascal teria sido um antimetafísico que permaneceu obcecado pelo ideal de uma segurança que a metafísica não mais poderia trazer ao homem ocidental. Bem distante de Descartes, há, para ele, na experiência da vida e na condição humana, uma incerteza da qual não se escapa e que define toda a nossa condição e mesmo nossa forma de viver a religiosidade:

> Não sei quem me pôs no mundo; nem o que é o mundo, nem o que sou eu mesmo; vivo em uma terrível ignorância acerca de todas as coisas; não sei o que é meu corpo, o que são meus sentidos, a minha alma e essa parte mesma de mim que pensa o que digo, que medita sobre tudo e sobre ela própria, e não se conhece mais do que o resto. [...] Tudo o que sei é que devo morrer logo, e contudo o que mais ignoro é essa morte que não poderei evitar. Assim como não sei de onde venho, não sei para onde vou: e só sei que, saindo deste mundo, cairei para sempre no nada, ou nas mãos de um Deus irritado. [...] Eis o meu estado, cheio de fraqueza e incerteza. (Pascal, 1973)

Essa consciência trágica é ponto fundamental da experiência religiosa para Pascal. Não obstante, ele formula em sua famosa *aposta* a conveniência de crer. Ele aposta tudo na existência de Deus e da alma eterna. E é preciso, mais uma vez, lembrar que o Deus de Pascal é o Deus oculto, *Deus absconditus*. Há uma incompreensibilidade radical inerente à condição humana, pois é tanto incompreensível que Deus exista, diz Pascal, como que não exista, que a alma exista com o corpo e que não tenhamos alma, que o mundo tenha sido criado e que não o tenha.

À dimensão da incerteza deve-se acrescentar a do sofrimento. Antes que um certo senso comum formule que a religião é o lugar das certezas e consolos seguros ao coração, deve-se reconhecer uma perspectiva que a coloca como território dos atormentados, porto dos que mais têm dúvidas. Um porto onde tais sofrimentos não se extinguem, retornam sempre, refazendo o religioso de formas múltiplas. Assim, Kierkegaard (1979a) assume para si que o essencial da experiência religiosa não é o consolo, mas a constatação de que é o "estado de desespero" o material fundamental do religioso. Ao contrário do que sucede no mundo exterior e visível, na experiência concreta da realidade material, em que não rege uma lei justa sobre ociosos e trabalhadores, no mundo do espírito, diz o filósofo dinamarquês (Kierkgaard, 1979b) só "o trabalhador tem pão, só o angustiado encontra repouso, só aquele que desce aos infernos salva a bem-amada, só quem empunha a faca recebe Isaac".

O fato de todo ser humano, em última análise, confrontar-se permanentemente com a vacuidade, um vazio que não pode ser dissolvido nem por prazeres estéticos nem por regras éticas, é isto o que caracteriza, para ele, o específico do estádio religioso. O paradoxo do religioso, para Kierkegaard, é a confrontação permanente entre uma incerteza objetiva e a vivência de certeza pela fé. Trata-se de um paradoxo, de um absurdo [o movimento da fé deve constantemente efetuar-se em virtude do absurdo (Kierkgaard, 1979b)]. Para ele, a fé exige entrega total, mas uma entrega que não resulta em tranqüilidade segura e absoluta, pelo contrário, essa entrega ao religioso implica permanente conflito, pois, embora para o devoto a infinitude e eternidade de Deus sejam plenamente reais, são também absolutamente incompreensíveis.

Eis aqui, portanto, um chamado ao pensamento de Santayana, Pascal e Kierkegaard. Um chamado para que ajudem a confrontar uma perspectiva interpretativa da religião em relação ao sofrimento que tem se tornado cada vez mais presente. É a perspectiva que a situa como "fator protetor", simples, direto e sem contradições. É pelo menos problemático, quero assinalar, tentar situar a religião como fator de risco ou de proteção para a saúde, mental ou física.

Um dos principais pesquisadores da religião no campo da saúde, Jeffrey Levin (1996), insiste na viabilidade epidemiológica da religião. Para ele, a associação entre envolvimento religioso e saúde é tão evidente que a fertilidade do tema não pode simplesmente ser descartada pelas dificuldades que a conceitualização e a operacionalização do constructo "religião" implica. Ele reconhece que tal constructo é complexo, mas insiste na sua adequação à pesquisa epidemiológica. Reconhece que o estabelecimento de uma correlação epistêmica perfeita ou real entre religião e saúde é elusiva e mesmo inerentemente impossível. Faz-se necessário nesse campo, sustenta Levin, estabelecer um conjunto de pressupostos teóricos e, a partir deles, tornar viável a operacionalização dos conceitos e acessível a sua mensuração. Ele admite, portanto, as dificuldades, mas mantém que a religião é um excelente objeto epidemiológico, mesmo na lógica dos procedimentos empírico-indutivos.

Mas acomodando-se às leis e às formas de proceder tradicionais da epidemiologia, creio eu, a religião corre, sim, o risco de perder algumas de suas características mais distintivas. Quando tratada como simples "fator protetor" e tornada mensurável e testável, talvez ela revele resultados empíricos satisfatórios, mas é possível, também, que nesse processo escape algo de essencial. Tão densamente simbólica, tão marcada pela contraditória condição humana, tão polissêmica, ela é uma dimensão da vida difícil não só de operacionalizar para estudos empíricos, mas também para analisar teoricamente no campo da saúde e do sofrimento.

Indo um pouco além das ressalvas de Levin, a religião talvez seja mais bem construída e disponibilizada como objeto de investigação (epidemiológica, inclusive) com o que Almeida Filho (2000)[153] propõe chamar de "objeto complexo". Este

---

[153] As férteis e desafiantes noções desse autor relativas ao paradigma da complexidade para as ciências da saúde não podem ser aqui apresentadas por motivo de espaço. Mas vale a pena ir à fonte: ALMEIDA FILHO, N. Complexidade: novo paradigma epidemiológico. In: ALMEIDA FILHO, N. *A ciência da saúde*. São Paulo: Hucitec, 2000.

decorreria de uma nova forma de construir o objeto de investigação, uma prática científica nova, orientada pelo "paradigma da complexidade" (em oposição ao *paradigma da simplificação*). "Objetos complexos" são, para o autor, no campo mesmo da pesquisa científica, objetos que não se assentam a modelos lineares (cujas interconexões, em um sistema dinâmico, com outros objetos vão além das relações dose-resposta, produzindo efeitos que excedem a previsão de um conjunto de determinantes), são múltiplos (nas suas possibilidades de significação), são emergentes (no sentido de conterem sempre potencialmente um "novo radical" que pode emergir, não previsto na modelagem anterior), são *borrosos* (*fuzzi*), no sentido de que seus limites são imprecisos, e tal imprecisão como que desafia a lógica aristotélica da identidade e da não-contradição.

Falta, entretanto, a esse "paradigma da complexidade" uma trajetória de viabilização nas práticas concretas de pesquisa do dia-a-dia, e o ir-e-vir do empírico ao teórico cuja dialética faz amadurecer qualquer proposta de investigação científica.

A perspectiva de vislumbrar a religião como *objeto complexo* de investigação contrasta ainda mais frontalmente (que os conselhos moderados de Levin) com as formas mais recorrentes de pesquisar as relações entre religiosidade e saúde. Os estudos internacionais sobre psiquiatria e religião, em particular da epidemiologia psiquiátrica da religião, situam-se, na sua maioria, no campo tradicional da epidemiologia empírico-indutiva. Minguam ao extremo, nesse conjunto de estudos, a modelização teórica mais heurística e articulada, uma problematização do objeto e, sobretudo, uma contextualização dos referentes históricos, sociais e culturais nos quais a religião se realiza. A religião resvala quase sempre para o domínio dos fenômenos naturais.

Tomemos como exemplo os sofisticados estudos de um dos mais importantes especialistas em epidemiologia genética, Kenneth Kendler (Kendler; Gardner; Prescott, 1997; Kendler et al., 2003). Eles são casos notáveis. O último, publicado em 2003, revela um desenho de pesquisa altamente ambicioso. Uma amostra com mais de 2.600 gêmeas, muitas delas monozigóticas (o que possibilitaria, potencialmente, o controle das dimensões genéticas/ambientais), e o emprego de questionários detalhados sobre variáveis religiosas (com mais de 70 itens) e variáveis psiquiátricas controladas. Um desenho de pesquisa empírica invejável.

Esse estudo identificou associações entre religiosidade e índices de sofrimento mental e desajuste psicossocial. Entretanto, ao apresentar os resultados, os autores mostram relações difíceis de serem analisadas e interpretadas, seja por meio de alguma psicologia da religião ou de modelos articulados de psicopatologia e sociologia da religião.

Como e por que constructos oriundos de análise fatorial como "religiosidade geral", "envolvimento com Deus", "capacidade de perdão" ou "considerar Deus como juiz" se associam a menor prevalência de abuso de substâncias ou comportamento anti-social? Não há como articular os dados empíricos de modo significativo. Mais que isso, a descontextualização cultural que a construção de tal modelo de pesquisa epidemiológica, fortemente ancorado em uma estatística sofisticada, acaba por implicar, tira o vigor explicativo de um estudo extremamente sofisticado. Parece ter sido feito muito esforço metodológico para se concluir ao final que há alguma associação entre maior religiosidade e menor prevalência de abuso de substâncias e de comportamento anti-social. O estudo é válido e interessante, é certo, mas acrescentou pouco ao volume de estudos prévios, bem mais simples, mas não menos informativos, que revelavam uma associação negativa entre religiosidade, uso de substâncias e padrões comportamentais socialmente indesejáveis.

Jeffrey Levin e Harold Vanderpool (1987), há quase 20 anos, já haviam apontado alguns desses tipos de problema, muito recorrentes na investigação epidemiológica da religião. Eles verificaram que uma grande parte dos estudos empreendidos são ateóricos (ou não se dão conta das teorias implícitas), não tratam com atenção as questões epistemológicas, de conceitualização e operacionalização que o objeto exige. Sem tais cuidados, esclarecem os autores, não importa o quanto de sofisticação metodológica, estatística ou analítica se tenha, não será suficiente para que sejam gerados resultados significativos. Sem cuidar dos aspectos epistemológicos e situar teoricamente o objeto *religião*, não será suficiente para a epidemiologia que opera em consonância com a tradição empírico-indutiva simplesmente *plugar* a variável religião em uma equação multivariada ou correr os testes de significação estatística e ver o que aparece. Os ocasionais achados positivos irão aparecer, mas não se saberá muito bem o que fazer com eles.

Contextualizar a religião para tratá-la como fenômeno social, histórico e simbólico implica rejeitar, obviamente, um certo esforço de naturalização dos objetos de investigação (sejam eles biológicos mesmo, ou econômicos, históricos, culturais, simbólicos). Esse esforço de naturalização parece ser a atitude natural da medicina geral e da epidemiologia, disciplinas com as quais a psiquiatria quer, cada vez mais, assemelhar-se. Assumir o caráter simbólico e polissêmico de fenômenos como os culturais (incluindo aqui a religião) e, em certo sentido, dos fenômenos psicopatológicos exige uma tomada de posição que cria, necessariamente, uma tensão na epidemiologia psiquiátrica moderna. Os desenhos de estudos cada vez mais sofisticados e altamente estruturados no rigor da epidemiologia contemporânea parecem tornar, por sua vez, cada vez mais difícil tal contextualização. Mas é preciso perguntar: vale a pena tanta sofisticação para se chegar a resultados que pouco acrescentam ao óbvio?

Almeida Júnior (1989) já atentava em *Epidemiologia sem números* para um projeto mais amplo e crítico de investigação do que aquele praticado no paradigma hegemônico. Ele constata que os carácteres histórico, social, econômico e cultural dos transtornos se revelam pela impossibilidade de uma distribuição homogênea ou aleatória das condições mórbidas na população. Assim, a principal tarefa da pesquisa epidemiológica é investigar com a especificidade devida a distribuição desigual das doenças nos diferentes grupos sociais, articulando criticamente transtorno e contexto. Ele exprime sua proposta para a epidemiologia da seguinte forma:

> A proposição de teorias de produção (social, como aliás todas as produções) de doentes em populações concretamente definidas deve caracterizar a pró-

xima etapa de evolução da ciência epidemiológica. Teorias, e não uma teoria geral, doentes, e não doença, populações, e não a comunidade, são plurais que marcam a originalidade da epidemiologia. O coletivo "demos" inscreve-se no seu próprio nome.

O desafio parece ser realmente como tratar estes dois objetos de investigação – a religiosidade e o sofrimento psíquico – de forma a um só tempo operacional, crítica e contextualizada. Como viabilizar uma pesquisa que se demonstre válida e consistente cientificamente, posto que reprodutível e com elementos generalizáveis, e que, ao mesmo tempo, não perca a complexidade, as sutilezas e riquezas polissêmicas que elas originalmente apresentam?

Se, por um lado, o raciocínio epidemiológico, como formula Almeida Júnior (1989), assim como o das demais ciências empíricas contemporâneas, não faz outra coisa que traduzir a lógica causal em termos probabilísticos, por outro lado a concepção multicausalista da doença complexifica as relações lineares monocausais, mas, por sua forma intrínseca de recortar os objetos, necessariamente os simplifica, muitas vezes mutilando-os. Trata-se, enfim, de encarar a dimensão de complexidade dos objetos de investigação, tais como a religiosidade e o sofrimento mental.

Mais recentemente, Almeida Júnior (2000) introduziu uma diferença importante entre *sistema complicado* e *sistema complexo*. Complicado, diz ele, "é um sistema que multiplica nexos da mesma natureza entre elementos do sistema de um mesmo nível hierárquico". Assim, ao introduzir a multicausalidade e os modelos de análise multivariados na pesquisa epidemiológica, faz-se uma modelagem da complicação, mas não da complexidade. A idéia de sistemas multicausais (do *sistema complicado*) não indica hierarquia qualitativa nem *incorpora a diversidade complexa dos nexos presentes na realidade*. O sistema complexo tem uma série de propriedades distintivas (que não há como descrever aqui[154]); em poucas palavras, compreende estruturas abertas, sistêmicas, em constante transformação. Envolve considerar a "flecha do tempo" e abrir mão dos "cortes de congelamento". Implica, por exemplo, como sugerido pela teoria do caos, abrir-se à consideração de paradoxos, intoleráveis na epistemologia convencional (como, p. ex., a concepção de "ordem a partir do caos").

Há, certamente, um dilema na questão de como é possível lidar com estratégias de investigação que sejam ao mesmo tempo válidas, que preservem a objetividade e potencialidade de generalização e que não anulem ou mutilem a complexidade dos objetos, sobretudo os subjetivos e culturais.

Nesse sentido, Edgar Morin (2002) propõe que se encare sem subterfúgios a complexidade nas suas implicações epistemológicas, implicações que são, afinal, também de natureza filosófica. Sua tese enfatiza que a complexidade não se reduz

---

[154] Temo, paradoxalmente, simplificar demais as propostas de Almeida Filho para uma epidemiologia que se insira no paradigma da complexidade. Apelo ao leitor consultar sua obra acessível: ALMEIDA FILHO, N. *A ciência da saúde*. São Paulo: Hucitec, 2000.

à complicação. A complexidade é, de fato, qualquer coisa de mais profundo. Tem a ver com a contradição inerente ao efeito da objetivação e da conceitualização. Ao estudar o real, vivo e dinâmico, ao tentar aprisionar o complexo, quando o conceito recorta a realidade, necessariamente a simplifica e congela. No entanto, para Morin, a aproximação à complexidade tornou-se uma exigência social e política vital no último século, de uma ciência altamente poderosa, que se viabilizou pela sua extrema especialização, mas que acaba por se revelar profundamente fragmentadora e mutiladora dos objetos vivos e complexos. Morin diz que, ao final, a complexidade tem a ver com todo o processo de conhecimento da ciência e da filosofia:

> É o problema da dificuldade de pensar, porque o pensamento é um combate com e contra a lógica, com e contra as palavras, com e contra o conceito. [...] talvez o último Wittgenstein seja, de fato, um pensador da complexidade, isto é, da dificuldade da palavra que quer agarrar o inconcebível e o silêncio.

10

RELIGIÃO COMO SISTEMA PRIVILEGIADO DE CONSTITUIÇÃO DE SENTIDO E RESSIGNIFICAÇÃO DO SOFRIMENTO

Aprendemos com uma longa tradição[155] retomada para a modernidade por autores como Schleiermacher, Weber, Ricoeur e Gadamer,[156] e desenvolvida para os fenômenos religiosos por contemporâneos como Geertz (e, em certa medida, Berger), que a religião se inscreve no longo e interminável capítulo da história humana de dar sentido à existência bruta, de tornar o texto da vida pelo menos legível e passível de tradução para a experiência cotidiana. Entre nós, Carlos Rodrigues Brandão fala, nessa linha, de "sistemas religiosos de sentido" como referência a este universo multiforme e cada vez mais plural que é a religiosidade no Brasil.

Assim, de diferentes formas, a tradição hermenêutica tem influenciado bastante o horizonte teórico no qual se busca compreender a experiência religiosa. A hermenêutica, no sentido tradicional, referia-se à arte da tradução e da interpretação de textos (sagrados primeiro, profanos depois) de outra língua, de outro contexto histórico-social (ou de um *corpus* geral para situações específicas, como no caso da hermenêutica jurídica), trazendo-os à luz, à compreensão. Para a hermenêutica tradicional colocou-se a questão da tradução, e traduzir um texto exige a

---

[155] Para uma boa introdução à história e peculiaridades da hermenêutica na pesquisa na área social, ver: DOMINGUES, I. Weber, a hermenêutica e as ciências humanas. *Teoria e Sociedade*, p. 12-25, 2005.

[156] Hans Georg Gadamer é, possivelmente, o filósofo mais representativo da tradição hermenêutica no século XX. Ele expressa sua perspectiva na introdução de sua principal obra, *Verdade e método*, afirmando: "O sentido de minhas investigações não é, em todo caso, o de dar uma teoria geral da interpretação e uma doutrina diferencial de seus métodos [...] mas procurar o comum de todas as maneiras de compreender e mostrar que a compreensão jamais é um comportamento subjetivo frente a um objeto, mas frente à história efeitual, e isto significa, pertence ao ser daquilo que é compreendido". (GADAMER, H. G. *Verdade e método*: traços fundamentais de uma hermenêutica filosófica. Petrópolis: Vozes, 1999.)

escolha entre tradução literal ou segundo o espírito ou o sentido (Domingues, 2005). A *ars interpretandi*, ou hermenêutica, implica, então, desde o início, a busca pelo sentido, pelo significado mais exato ou mais heurístico.[157]

Na sua apropriação pelas ciências (sobretudo sociais e humanas), a hermenêutica irá reivindicar a tarefa de captar o sentido, não de textos, mas de fenômenos humanos, nas ocorrências vivas e factuais. Mas o sentido, diz Domingues (2005), deve ser procurado onde ele se encontra, na linguagem, nas diferentes formas de compreensão da linguagem oral e escrita. Assim, dando um passo a mais, partindo dessa dimensão relativa à semântica (do sentido das palavras e da linguagem), a hermenêutica passa a visar o sentido das atividades humanas que ultrapassam a linguagem, ou nas quais a linguagem se limita a ser veículo ou suporte. Aqui, para além do texto e das palavras (mas incluindo-os), estão, por exemplo, os fenômenos históricos e sociais, os atos e os símbolos religiosos nos seus contextos culturais, assim como a subjetividade e as formas de sofrimento dos homens que nos seus diferentes contextos têm um sentido a revelar.

Como explica Domingues (2005), três são os princípios fundamentais que orientam o procedimento hermenêutico: primeiro, a distinção entre espírito e letra (já estabelecida por São Paulo, que na exegese bíblica defendia não obedecer à letra, mas ao espírito, pois "a letra mata e o espírito vivifica"); segundo, considerar o círculo hermenêutico (proposto por Ernesti e Schleiermacher) que afirmava que na captação do sentido é fundamental "remeter o texto ao contexto, a parte ao todo, o sujeito ao objeto e vice-versa. O sentido não está nos elementos isolados, mas apenas em sua concatenação, assim como cada particular apenas pode ser compreendido por meio do todo e, portanto, toda explicação do particular pressupõe a compreensão do todo", segundo Schleiermacher (1999). O terceiro princípio, este proposto apenas por Schleiermacher, afirma ser crucial a idéia de que a "hermenêutica começa onde uma (certa) compreensão imediata pára"; o ato de interpretar não é algo natural, já presente no senso comum, pois o "mal-entendido" se produz por si. Interpretar pressupõe um esforço, o desejo de apreender um significado novo, mais profundo.

Um outro elemento sugerido por Schleiermacher (1999) para o procedimento hermenêutico é o que considera tanto o sujeito que produz o texto, aquele que enuncia algo cujo significado precisa ser apreendido, como o contexto no qual este algo é produzido. Ele diz: "a explicação (enquanto determinação de sentido) nunca será correta enquanto ela não resistir à confrontação com o espírito do escritor, bem como com o da antiguidade". Finalmente, para esse autor, a captação do significado por meio do procedimento hermenêutico resulta de um embate entre a linguagem e a relação entre enunciador e leitor, entre falante e ouvinte, pois as regras

---

[157] Gadamer diz que: "a principal qualidade da hermenêutica consiste em subordinar tudo isso [erudição histórica, estética, lingüística, estilística] à intenção do próprio texto. [...] trata-se de encontrar fórmulas conceituais para exprimir aquilo que a experiência do mundo nos diz. [...] responder à linguagem através da linguagem". (GADAMER, H.G. Hans Georg Gadamer. In: GADAMER, H.G. *Filosofias*: entrevistas do Le Monde. São Paulo: Ática, 1990.)

do procedimento hermenêutico desenvolvem-se como "um conjunto coeso, a partir da natureza da linguagem e das condições fundamentais da relação entre o falante e o ouvinte".

Foram lançadas, então, por teólogos (Schleiermacher), filósofos (Dilthey, Gadamer e Ricoeur) e pensadores sociais (Droysen, Rickert, Simmel e, é claro, Weber) as bases do emprego da hermenêutica na direção do fenômeno religioso. No contexto contemporâneo, Geertz e, em um certo sentido, Berger irão utilizar os princípios recém-delineados para a abordagem do fenômeno religioso. O esforço fundamental de Berger é pela apreensão do significado na esfera do religioso, em uma perspectiva que parte de Durkheim e Weber. Dessa forma, antes ou mais do que felicidade, do que aplacar a ira do pai ou encontrar formas úteis de sobreviver e lidar com necessidades concretas ou psicológicas, é por um sentido que as pessoas pelejam quando buscam a religião. Sobretudo por um sentido que recubra os pontos mais obscuros e dolorosos da experiência (Berger, 1985):

> Não é a felicidade que a teodicéia proporciona antes de tudo, mas significado. E é provável (mesmo deixando de lado a repetida aparição do motivo masoquista) que, nas situações de intenso sofrimento, a necessidade de significado é tão forte quanto a necessidade de felicidade, ou talvez maior. Não resta dúvida de que o indivíduo que padece, digamos, de uma moléstia que o atormenta, ou de opressão e exploração nas mãos de seus semelhantes, deseja alívio desses infortúnios. Mas deseja igualmente saber por que lhe sobrevieram esses sofrimentos em primeiro lugar.

Certamente, um dos pontos mais centrais do sofrimento e da demanda por significado seja a morte, a morte das pessoas mais queridas e significativas e a consciência da própria morte. Não será por acaso que o fenômeno humano até hoje mais sacralizado de todos, que resiste à indiferença, mesmo nos ambientes mais seculares, seja a morte. Para Câmara Cascudo (1983), a constatação da morte é talvez o elemento fundante da religião: "com sua vocação para a eternidade, o homem rejeitou o determinismo da morte e explicou a agitação de todas as coisas como uma prova iniludível de consciência, vontade e determinação". O que é, em si, a religião, o poeta-antropólogo não ousa dizer, mas que há uma decisiva "vocação humana para a sobrenaturalidade, para a exaltação explicadora através de justificativas acima da contingência material e formal", disso não se pode ter dúvidas, diz ele.

A religião imersa no mundo da cultura deve ser vista como instância fundamental de significação. Nem toda sociedade, nem todo contexto histórico e cultural, entretanto, dispõe de recursos de constituição de sentido de modo uniforme e igualmente fecundos. Antonio Rezende (1978)[158] sugere haver contextos, momentos históricos, situações a um só tempo políticas, sociais e existenciais, nos quais a

---

[158] Esse texto antropológico/filosófico de Antonio Muniz de Rezende foi publicado em 1978 e expressa, sem o dizer diretamente, o clima de opressão, constrangimento e alienação que a ditadura militar produziu na sociedade brasileira naquelas duas décadas.

construção de sentido claudica; assim, ele formula a idéia de uma *patologia cultural*, que é também uma *patologia da existência*, em termos de impossibilidade de *a si mesmo dar sentido*. Para esse autor, a patologia cultural revela-se por processos de desestruturação e enrijecimento sociocultural, em que dogmatismos totalitários, padronizações de comportamentos, estilos e fisionomias impostas aos indivíduos e aos grupos paralisam e tornam estéril a dimensão original da cultura que é, ao ser diversificada nos seus elementos, permitir que o sentido multiplique suas possibilidades e formas de manifestação. Tal dialética da significação, portanto, é essencial.

Para Geertz (1978), nessa linha, a constituição de uma vida simbólica, e de modos de construir significados para a vida individual e coletiva, não é algo que se soma à vida, uma sofisticação, um luxo que a dimensão cultural acrescenta às estratégias de sobrevivência no mundo. Ela é, de fato, algo mais elementar e substancial, pois "o homem tem uma dependência tão grande em relação aos símbolos e sistemas simbólicos a ponto de serem eles decisivos para sua viabilidade como criatura".

Isso é bem exemplificado por uma série de trabalhos empíricos rigorosos do sociólogo David Phillips. Ele encontrou dados que salientam o quão essencial são as redes de símbolos que emaranham os homens e determinam suas vidas e suas mortes. Em um estudo publicado na exigente revista científica *The Lancet*, seu grupo de pesquisa estudou os atestados de óbito de 28.169 adultos de origem chinesa na Califórnia, contrastou-os com 412.632 controles e verificou que uma combinação entre o ano de nascimento (*fase* do horóscopo chinês) e tipo de doença tem o poder de "antecipar" a morte nos chineses. Dito de outra forma, na medicina e no horóscopo chineses certas doenças são mais graves se ocorrerem em pessoas que nasceram em determinada época ("a combination of disease and birthyear which Chinese astrology and medicine consider ill-fated") (Phillips; Ruth; Wagner, 1993).[159] Phillips identificou empiricamente que esses símbolos e crenças chinesas "funcionam" sobretudo em indivíduos mais velhos e envolvidos com a tradição. Em outro estudo, verificou também que as pessoas tendem, de forma significativa, a morrer em datas próximas aos seus aniversários (Phillips; Van Voorhees; Ruth, 1992)[160]

---

[159] O ano de nascimento confere ao indivíduo, na medicina e na astrologia chinesas, a marca de pertencer a uma *fase* (fogo, terra, metal, água e madeira). Para cada fase há um órgão ou sintoma (fogo com coração, terra com tumores, etc.) e, sendo de uma determinada fase, a pessoa nascida em determinado ano seria muito suscetível se adoecesse de uma determinada doença. O que Phillips verificou foi que a combinação entre o ano de nascimento e o tipo de doença, quando produzem uma associação que predispõe o sujeito à morte, reduzia significativamente o tempo de sobrevida dessas pessoas de origem chinesa. A crença tradicional chinesa exercia efeito real, apressando a morte dessas pessoas.

[160] Ver também, nesse sentido, o artigo de CASSORLA, R. M. S. A importância da identificação das reações de aniversário. *Jornal Brasileiro de Psiquiatria*, v. 31, n. 5, p. 301-306, 1982.

(as mulheres uma semana após e os homens uma antes), assim como judeus norte-americanos têm índices mais elevados de mortalidade logo após a páscoa judaica (Phillips; King, 1988),[161] como se esperassem esse evento para poder abandonar a vida. Ou seja, essas investigações sugerem que não apenas as vidas das pessoas são determinadas e controladas pelos símbolos culturais de suas sociedades, mas também as suas mortes. Vivemos e morremos marcados e guiados por símbolos culturais, religiosos ou seculares.

Geertz acredita que essa dependência de símbolos e significados é tão vital que define a própria condição humana. Como Weber, ele pensa que esses símbolos constrangem os homens, mas são também por eles construídos e modificados, pois "o homem é um animal amarrado a teias de significado que ele mesmo teceu" (Geertz, 1978). Os homens são feitos pela cultura e eles mesmos a fabricam e refabricam, são feitos pela religião e a criam e recriam. Assim, na sua perspectiva hermenêutica, a análise da cultura e da religião não visa a busca de leis tal qual em uma ciência experimental ou natural, mas uma ciência interpretativa à procura do significado.

Mais ainda, Geertz enfatiza que a religião como *sistema cultural* ocupa um lugar de destaque nessas idas e vindas de constituição de significados. Ela é seguramente mais do que uma forma entre outras de escrever e ler o texto da vida. É um dos terrenos mais fundamentais à sobrevivência anímica, à constituição simbólica da vida individual e coletiva. Não sendo, obviamente, a única forma de constituição simbólica da vida , ela insere-se quase sempre no centro dos temas mais relevantes à vida, nos temas em que a construção simbólica da experiência mais parece necessária.

O campo da religião, na perspectiva de Geertz, é sobretudo um dos recursos preferenciais que a cultura oferece aos homens para lidar com o sofrimento. Ele

---

[161] Ver também, de David Phillips e seu grupo de pesquisa, um trabalho mais recente publicado no *British Medical Journal* sobre um aumento de mortalidade em torno do dia quatro do mês por problemas cardíacos entre pessoas de origem japonesa e chinesa nos Estados Unidos. As pessoas dessa origem (mas não os brancos ocidentais) tendem a considerer o quarto dia do mês como de mau agouro.
Os autores examinaram, para isso, o atestado de óbito de uma grande amostra de chineses e japoneses residentes nos Estados Unidos (n=209 908) e compararam com os atestados dos brancos (n=47 328 762).
A mortalidade por problemas cardíacos nesses orientais apresentava um pico em torno do quarto dia do mês. Os brancos do grupo-controle, pareados por idade, sexo, estado civil, tipo de hospital, local e causa de morte, não apresentaram tal fenômeno. (PHILLIPS, D. P. et al. The Hound of the Baskervilles effect: natural experiment on the influence of psychological stress on timing of death. *BMJ*, v. 323, p. 1443-1446, 2001.)

considera que na questão do sofrimento, o problema central é aquilo que Weber denominou de "o Problema do significado":[162]

> Como problema religioso, o problema do sofrimento é, paradoxalmente, não como evitar o sofrimento, mas como sofrer, como fazer da dor física, da perda pessoal, da derrota frente ao mundo ou da impotente contemplação da agonia alheia algo tolerável, suportável – sofrível, se assim podemos dizer.

A RELIGIOSIDADE BRASILEIRA: AFLIÇÃO E DEMANDA

O depoimento de uma mulher do povo traduz de forma muito significativa as formas como um importante segmento da população brasileira incorpora e utiliza a religiosidade como meio de lidar com seus sofrimentos, sejam eles cotidianos e corriqueiros, sejam eles extremados. Ribeiro de Oliveira (1977), em um artigo intitulado *Coexistência das religiões no Brasil*, anotou dessa senhora a seguinte narrativa:

> Por isso, seu moço, é que eu digo: todas as religiões são boas, mas cada uma pra uma ocasião. Para quem não tem problema na vida, a melhor religião é a católica; a gente se pega com os santos, vai à igreja quando quer e ninguém incomoda a gente. Pra quem está em dificuldade financeira, a melhor religião é a dos crentes, porque eles ajudam a gente como irmãos; só que não pode beber, fumar, dançar nem nada. Agora, pra quem sofre de dor de cabeça, a melhor religião é a dos espíritas; ela é exigente, não se pode faltar às sessões, mas cura mesmo. Se Deus quiser, quando eu ficar curada de tudo, eu volto pro catolicismo.

O pluralismo religioso contemporâneo expressa, entre outras coisas, uma certa instabilidade, um desconforto e uma busca por mudanças efetivas no dia-a-dia. O

---

[162] Seguramente não faltam críticas ao emprego da hermenêutica no campo dos fenômenos humanos concretos, sejam eles históricos, sociais, culturais ou individuais. A passagem tênue da antropologia interpretativista de Geertz para as formas assumidamente pós-modernas de antropologia já foi apontada como o surgimento de um interpretativismo e relativismo vazios. Não seriam formas válidas de etnografia a alegoria, a metáfora, a tradução ou a descrição da narrativa, seriam talvez apenas *formas de meditação*, segundo Stephen Tyler. Segundo Roberto Cardoso de Oliveira (1988), a antropologia hermenêutica levada à sua radicalidade põe em suspeita não apenas o autor (questionado ante o saber do nativo), mas o seu saber e sua autoridade (conseqüência do anticientificismo inerente ao paradigma hermenêutico). Surge assim um tipo de saber negociado, oriundo de relações dialógicas nas quais o antropólogo e seus sujeitos pesquisados confrontam e negociam a partir de seus respectivos horizontes. Mas para Cardoso de Oliveira, ao final, o paradigma hermenêutico veio mais para enriquecer do que para banalizar a pesquisa em ciências humanas. O exercício contínuo da suspeita (da teoria, do autor, da exclusividade do conhecimento científico, etc.) produz uma perspectiva crítica sistemática particularmente fértil para o saber acadêmico. (OLIVEIRA, R. C. *A categoria da des-ordem e a pós-modernidade da antropologia*. Trabalhos em Antropologia, Campinas, 1988.)

catolicismo é visto como a origem, um (duvidoso) ponto neutro em que a estabilidade preside. Ele mesmo, de fato, absorve todas essas ebulições da vida religiosa atual.

Enfim, a religião parece servir para muitas coisas, mas o essencial é que ela serve para dar sentido e articular respostas para o sofrimento. Isso, em particular, é certamente mais evidente em quem mais sofre.

O que gostaria de acentuar aqui é, então, essa determinada perspectiva do fenômeno religioso no Brasil,[163] no contexto da cultura brasileira. Vimos anteriormente como autores como Peter Fry e Duglas Monteiro salientam as dimensões de aflição e demanda, sobretudo na religiosidade popular brasileira. Ao lado da constituição do sentido, elas seriam os eixos centrais da experiência religiosa. Mas examinemos algumas decorrências dessa perspectiva.

Há uma linha interpretativa da religiosidade popular e sua articulação com o sofrimento[164] que contrapõe a medicina científica, saber e prática cuja propriedade seria primordialmente das classes hegemônicas, às formas de cura, de lidar com o sofrimento, que seriam mais religiosas e mágicas, patrimônio preferencial das classes populares. Contrapõem-se, assim, medicina científica e medicina mágico-religiosa, discurso lógico-científico e discurso mágico-simbólico, cura por meios naturais e cura simbólica.

As principais formas da religiosidade popular no panorama cultural brasileiro contemporâneo – pentecostalismo, neopentecostalismo e religiões mediúnicas – trazem no seu cerne a perspectiva da cura, formulam uma resposta plausível, explícita e decidida ao sofrimento. No cerne da religiosidade brasileira atual estariam, portanto, a aflição, o sofrimento, a conseqüente demanda por respostas e as distintas formas de respostas que essas religiosidades articulam.

Mas há que se cuidar de não se incorrer mais uma vez em um tipo de análise que, vinda do século XIX, em princípio da Europa erudita e etnocêntrica, atribui à religiosidade culta, das classes hegemônicas, uma "razão teológica", uma percepção do mundo na sua dimensão espiritual. Para as classes populares, a religião significaria mais uma resposta ao sofrimento. Em última análise, volta-se a atribuir à religiosidade popular o *status* de magia. E, ainda, as classes populares de uma sociedade profundamente desigual, não tendo acesso aos bens materiais, simbólicos e tecnológicos das classes hegemônicas, não podendo usufruir de bens como a melhor medicina científica, a psiquiatria moderna e a psicanálise, acabariam por

---

[163] Seguramente não se trata de algo exclusivo do Brasil. Thomas Csordas e Elizabeth Lewton reviram extensamente a literatura mundial referente a práticas, experiências e rituais de cura simbólica e constataram que, em todos os cantos do mundo, as formas populares de cura revelam uma dimensão simbólica, sagrada ou espiritual, sendo, quase sempre, inseridas numa perspectiva claramente religiosa. (CSORDAS, T.J.; LEWTON, E. Practice, performance and experience in ritual healing. *Transcultural Psychiatry*, v. 35, n. 4, p. 435-512, 1998.)

[164] Ver, por exemplo, o artigo de BELLO, R. A. Religiões populares e procedimento de cura. In: BELLO, R. A. *Estudos de religião*, v. 16, p. 111-122, 1999. Assim como o detalhado estudo de MONTERO, P. *Da doença à desordem*: a magia na Umbanda. Rio de Janeiro: Graal, 1985.

lançar mão, mais ou menos sabiamente (essa condescendente "sabedoria" atribuída às classes populares pelas elites intelectualizadas), das religiões, das formulações mágicas dos pronto-socorros espirituais.

Em nossos estudos apresentados anteriormente, os evangélicos e os espíritas, decididamente mais religiosos do que a maioria remanescente católica, também mais exigentes e reguladores da vida (pelo menos os evangélicos), parecem ser também os grupos nos quais o sofrimento mental, as precariedades e dores da vida são mais acentuados. Seriam, portanto, religiões de aflição. No entanto, a evidência de que seriam também religiões de importação de novos adeptos, sobretudo de pessoas em claro desconforto com o catolicismo majoritário, implica aceitá-las como religiões de demanda. Aflição e demanda que não se resolvem definitivamente, posto que a religiosidade popular, embora "sábia", não teria, em última análise, o suposto poder da tecnologia psiquiátrica ou a profundidade da psicanálise, produtos das elites científicas ocidentais. Ou ainda uma outra possibilidade, que postula que o sofrimento, a aflição, e conseqüentemente a demanda, não se resolvem nunca. Embora uns padeçam mais do que outros, e de modos distintos, o mal-estar na vida cotidiana, este sim, seria democraticamente distribuído, posto ser a condição humana algo universal e não apanágio das classes populares. Todas as pessoas, todas as classes seriam "...condenadas previamente sem apelação a sofrimento e morte", como apontou Drummond ao nos falar das criaturas de Deus.

Há que se encarar com cautela, portanto, como fez, de certa forma, Durkheim (1978), a tese de que a religiosidade de um determinado grupo seja mais mágica, mística ou pragmática, e a de outro mais espiritualista, contemplativa ou mais ética e normativa. Weber gostava dessa tese (mas é permitido refutá-lo!): umas formas de religiosidade voltando-se mais para a resolução de problemas práticos e outras para a vida espiritual. Nesse sentido, Durkheim (1978) afirmou:

> Todas as religiões, mesmo as mais grosseiras, são, em certo sentido, espiritualistas: pois as potências que elas colocam em jogo são antes de tudo espirituais e, por outro lado, é sobre a vida moral que elas têm por principal função agir.

Assim, defende-se aqui que as religiões, sejam elas populares ou de elites, irão compor essas diferentes dimensões, pragmáticas e espiritualizadas, mágicas e ideológicas, tomando-as de forma específica e sempre contemplando-as conjuntamente. Não se trata de negar a centralidade que a perspectiva de classe continua a representar na vida contemporânea. A fé religiosa, as doutrinas, as formas rituais, os valores e a estética variam e acomodam-se segundo as classes sociais. Não se deve menosprezar isso, pelo contrário, penso que hoje há um excessivo esquecimento das condições de classe, intimamente relacionadas às dimensões étnicas, de gênero e grupos etários, no estudo da religião e da cultura.

O sofrimento das classes populares encontra hoje uma resposta aceitável para elas nas formas organizadas das igrejas pentecostais e neopentecostais. Já encontraram mais ajuda nos santos e na Mãe Santíssima. Já vislumbraram um alento na umbanda, que parecia ser uma forma particularmente original para uma suposta identidade nacional. O sofrimento das classes médias e das elites obtém respostas nas várias formas que o espiritismo kardecista toma, nas religiosidades esotéricas, e em um individualismo espiritualista que oferece respostas mais palatáveis para quem freqüentou universidade e gosta de Freud ou Jung. O filho do sociólogo que se surpreendeu com a religiosidade popular brasileira, os fiéis como que convidando Jesus para sambar com eles ("esse Cristo que desce do altar para sambar com o povo"), fala com propriedade das formas do sofrimento e seus destinos em moças de diferentes classes sociais. Cantando o samba *Notícia de Jornal*,[165] de Luiz Reis e Haroldo Barbosa ele diz:

> Tentou contra a existência
> no humilde barracão
> Joana de tal, por causa de um tal João
> Depois de medicada, retirou-se pro seu lar
> Aí a notícia carece de exatidão
>
> O lar não mais existe
> Ninguém volta ao que acabou
> Joana é mais uma mulata triste que errou
>
> Errou na dose
> Errou no amor
> Joana errou de João
>
> Ninguém notou
> Ninguém morou
> Na dor que era seu mal
> A dor da gente não sai no jornal

Assim sofre Joana, mulata triste, de quem pouco se sabe, a não ser que mora em um humilde barracão, que sua vida desandou, que não só não soube escolher o amor como foi incompetente para escolher o veneno na dose certa para calar definitivamente suas dores. Talvez seja encaminhada ao posto de saúde e passe a tomar fluoxetina, talvez faça com uma moça de classe média, uma jovem psicóloga, alguma terapia. É possível também que uma vizinha a convide a freqüentar os cultos lá na "Universal", na "Assembléia de Deus" ou na "Deus é Amor". Talvez ela vá e goste. Talvez não. Possivelmente ela encontrará outro João, mas é bem possível que continue a errar no amor.

O mesmo cantor desse lindo samba antigo compôs uma canção (Chico Buarque de Holanda) falando de uma outra moça, esta de classe média, uma *sinhazinha*, que sofre em algum apartamento da zona sul do Rio de Janeiro e demanda alívio para sua aflição de um modo distinto:

> Tá na hora de acordar, sinhazinha
> Tem muito o que fazer
> Tem cabeça pra tratar

---

[165] REIS, L.; BARBOSA, H. *Notícia de jornal*. Intérprete: Chico Buarque de Holanda. Rio de Janeiro: E. M. Brasileira, [20--].

> Tem que ler caderno B
> Hora no homeopata
> Fita no vídeo-clube
> Tá na hora de acordar
> Tem a vida pra viver
> Tem convite pra dançar
> Telefone pra você
> Namorado pra brigar
> Vinho branco pra esquecer
>
> Tá na hora de acordar, sinhazinha
> Eu não chamo uma outra vez
> Que tem búzio pra jogar
> Tem massagem no chinês
> Coleção nas vitrines
> Tá na hora de acordar
> Tá na idade de querer
> Namorado pra casar
> Casamento pra sofrer
> A cabeça pra dançar
> E a vontade de morrer
> Disco novo pra rodar
> Vinho branco pra esquecer

Ela tem terapias, ioga e homeopatas, búzios, astrologia e livros espiritualistas, talvez também tome um pouco de fluoxetina, se não engordar, é claro. Todos os recursos serão acionados para ver se não sofre tanto, se torna o sofrimento suportável ou se dá a ele um sentido, um significado plausível. Isso tudo ocorre com Joana e com Sinhazinha, cada uma do seu jeito, é verdade, mas ambas combinando saberes e práticas seculares com religiosas, saberes e práticas que não permanecem estáticos, mas que se transformam com o passar dos anos e que, de alguma forma, transformam a vida delas.

O religioso terá sempre, ao que parece, a sua presença reservada nesse território de sofrimento e significação, convivendo com a psicologia, com a psicanálise e com a psiquiatria, desafiando-as um tanto, mas ao final das negociações, estabelecendo pactos e acordos que garantam um lugar ao sol a todas essas formas de resposta à aflição. Afinal, como ensina Riobaldo (Rosa, 1984)

> [...] O senhor tolere, isto é o sertão. Uns querem que não seja [...] O senhor sabe: há coisas de medonhas demais, tem. Dor do corpo e dor da idéia marcam forte, tão forte como o todo amor e raiva de ódio. [...] Explico ao senhor: o diabo vige dentro do homem, os crespos do homem – ou é o homem arruinado, ou o homem dos avessos. Solto, por si, cidadão, é que não tem diabo nenhum. Nenhum!

Constatado que o sertão existe, que as dores são medonhas demais e que o diabo é, de fato, o homem nos seus avessos, ele prescreve: "Bebo água de todo rio... Tudo me quieta, me suspende. Qualquer sombrinha me refresca. Mas é só muito provisório". E por ser sempre muito provisório, talvez por isso mesmo as pessoas, das diferentes classes, bebam água de todo rio, e vão continuar bebendo.

A gente pobre, geralmente pentecostais e neopentecostais, vai ao pronto-socorro espiritual, toma fluoxetina e eventualmente faz psicoterapia no postinho. A classe média, as camadas intelectualizadas, tornam-se espiritualistas, tomam homeopatia, às vezes um antidepressivo, fazem algum tipo de psicoterapia e lêem Dalai Lama, Paulo Coelho ou Leonardo Boff. Mas todos, todos, continuam a sofrer. A sofrer e a buscar. Uma busca por sentido e alívio que, ao que parece, não vai cessar tão cedo.

11
CONCLUSÕES

Esforcei-me, ao longo desses anos de pesquisa, para compatibilizar duas perspectivas difíceis, talvez impossíveis de serem compatibilizadas: a pesquisa médica e epidemiológica e as dimensões da vida religiosa e do sofrimento pessoal. À pergunta: "afinal, a religião faz bem ou faz mal à saúde mental"?, eu tratei de buscar respostas, mesmo sabendo que talvez seja uma pergunta imperfeita, ou malformulada, pois envolve consideráveis simplificações.

Apesar das ressalvas a tais dificuldades metodológicas, a religião, na maior parte das vezes, parece fazer bem à saúde. Parece dificultar que as pessoas se tornem problematicamente envolvidas ou dependentes de bebidas alcoólicas e outras substâncias, assim como parece oferecer um alento a quem sofre de dolorosas experiências depressivas, ansiosas ou mesmo psicóticas. Uma semana após eu ter falado algo nessa linha em um recente programa de televisão, um paciente meu me retrucou: "O senhor falou bonito na TV, doutor Paulo, gostei. Mas isso tudo que o senhor disse não é certo para mim. Para mim, a religião fez um mal terrível..." (a seguir tentou me explicar por que a religião lhe fez muito mal). De outros pacientes, sobretudo de familiares, não tem sido incomum ouvir "[...] Doutor, quando ela começa a falar muito de religião é aí então que eu sei que a coisa vai desandar". Apesar de tais depoimentos, tenho dúvidas se a religião causou o sofrimento dessas pessoas, ou simplesmente vem, de alguma forma, associada a tais sofrimentos, em uma relação mais complexa que flechas causais possam dar conta. Também tenho dúvidas sobre afirmações muito categóricas e simplistas em relação ao caráter "protetor" da religião sobre a saúde física e mental.

Sempre intrigado com essas perguntas (mal ou bem-formuladas), e como não deixo o vício professoral de tentar organizar as complexidades, simplificando-as, às vezes indevidamente, organizei o quadro a seguir (Quadro 11.1), que pondera, de um lado, os efeitos benéficos da religião e, do outro, seus possíveis efeitos deletérios.

Assinalo aqui que esses dois grupos de possibilidades da religião, sobre a saúde e a vida das pessoas, não se excluem. Assim, em muitos casos, a religião

Quadro 11.1
Possíveis "fatores positivos" e "fatores negativos" da religião e da religiosidade sobre a saúde mental

Fatores ou efeitos positivos	Fatores ou efeitos negativos
Fornecer um conjunto de sentidos e significados plausíveis para a existência, para o sofrimento e para a morte.	Por meio da idéia maniqueísta de bem e de mal absolutos, figuras do mal, como o demônio, podem disponibilizar um perseguidor constante.
Produzir e fornecer uma rede de apoio social acessível e culturalmente aceitável para o sujeito.	Diminuir a liberdade individual por meio de cobranças exigentes do grupo sociorreligioso em relação tanto a comportamentos como a pensamentos, fantasias e valores.
Estabelecer padrões comportamentais saudáveis em relação ao uso de álcool, tabaco e drogas ilícitas.	Estabelecer padrões de conduta moral de difícil alcance, produzindo uma sensação constante de culpa, insuficiência e baixa auto-estima.
Fornecer padrões de *coping* relacionados a perdas vitais, como viuvez, perda de amigos e parentes, envelhecimento. Oferecer formas ritualizadas de luto.	Sujeitos com orientação homossexual, com identidade transexual ou outros comportamentos que diferem da norma, embora muitas vezes intensamente interessados na vida religiosa, sofrem rejeição e discriminação por grupos religiosos nos quais nasceram ou querem ingressar.
Práticas rituais podem fornecer a sensação de pertença a um grupo, de contato com o sagrado e de proteção divina, podem contribuir na "realização" de sentimento religioso.	Práticas rituais emocionalmente intensas podem desencadear episódios psicóticos ou de outros transtornos mentais.
Difundir a idéia de solidariedade e de igualdade, veiculando valores e comportamentos relacionados a aceitação, tolerância, ajuda e apoio a outras pessoas e grupos. Aparentados ao sentido de solidariedade estariam a piedade, a caridade, o amor ao próximo e à natureza, etc.	Engendrar idéias sectárias de superioridade do próprio grupo e de inferioridade de pessoas ou grupos externos ou distintos em termos culturais, religiosos ou étnicos, ou de outra diferença de qualquer natureza, estimulando assim o racismo, o sexismo, o classismo, o etnocentrismo, o preconceito, a discriminação religiosa, etc.

pode abrigar a contradição,[166] ser positiva e negativa ao mesmo tempo para o indivíduo ou para o grupo social. Pode proporcionar libertação e aprisionamento,

---

[166] De fato, a religião, como objeto de investigação epidemiológica e do campo da saúde, tem essa dimensão contraditória, posto que é simbólica e polissêmica. Isso é válido também para constructos como "família" e "condição matrimonial", "imigração", "trabalho", ou seja, para os demais constructos socioculturais que se apresentam às ciências da saúde e à epidemiologia.

uma consciência maior e alienação, alívio e sofrimento. Pode, também, comportar-se adequadamente para o tratamento epidemiológico e produzir resultados satisfatórios para alguns pesquisadores da ciência da saúde. Mas é preciso estar atento a esses momentos curiosos, quando ela *não se comporta*, quando se revela complexa e contraditória, quando acompanha os homens no seu estranho modo de ser.

Ressalvo também que, apesar de ter enfatizado nesta discussão que a religião se dirige fundamentalmente para a construção de um significado plausível e para o apaziguamento da dor e do sofrimento, sejam eles relacionados à doença, à morte ou à miséria, mesmo sendo tais dimensões fundamentais, não creio que a religião se restrinja a elas. Ela é algo mais; visa mais do que fornecer significado e aplacar a dor. Responde a um desejo por transcender a vida cotidiana, a uma avidez por mistério, por acolher e ao mesmo tempo ir ao encontro do absurdo de nossa condição. Nas palavras de Kierkegaard (1979):

> O maravilhoso é viver a cada momento assim ditoso e contente em virtude do absurdo, vendo em cada instante a espada suspensa na cabeça da bem-amada, encontrando não o repouso na dor da resignação, mas a alegria em virtude do absurdo. Aquele que for capaz disso é grande, é o único homem realmente grande, e só o pensar naquilo que ele realiza enche-me a alma de emoção, porque nunca recusei admirar as grandes ações.

Parece ser temeroso, no final deste livro, ao terem sido tratados objetos de tamanha complexidade como "religião", "saúde", "sofrimento" e "transtorno mental", formular algo que se pretenda o *status* de conclusão. Não se pode negar as profundas dificuldades que esse campo de estudos contém e revela. Dificuldades e contradições relacionadas ao objeto de estudo e aos métodos empregados, entre teorias de inspiração, formas de pesquisar, resultados obtidos e interpretações desenvolvidas. Assim, é mister reconhecer que todo o esforço de compatibilização de métodos epidemiológicos e procedimentos de pesquisa empírica com os objetos complexos e fugidios envolvidos na vida religiosa produz um conjunto de resultados um tanto difíceis de organizar de forma coerente.

Este livro termina, portanto, com o reconhecimento de limites: limites do autor, de seus métodos, instrumentos e capacidade de análise. Tal reconhecimento implica também uma reiterada e perplexa percepção da imensa complexidade e da riqueza de tais objetos de investigação: religião, saúde, sofrimento e transtorno mental.

REFERÊNCIAS

ABIB, J. A. D. Revoluções psicológicas: um retorno a Wilhelm Wundt, William James e outros clássicos. *Cadernos de História e Filosofia da Ciência*, v. 6, n. 1, p. 107-143, 1996.

ACKERKNECHT, E. H. Ethnologische Vorbemerkung. In: ERWIN, H. *Ackerknecht, Kurze Geschichte der Psychiatrie*. Stuttgart: Ferdinand Enke Verlag, 1985.

ALLPORT, G. W. O sentimento religioso. In: ALLPORT, G. W. *Desenvolvimento da personalidade*. São Paulo: Herder, 1966.

ALLPORT, G. W. *Personalidade*. São Paulo: USP, 1973.

ALLPORT, G. W. *The individual and his religion*. New York: MacMillan, 1950.

ALLPORT, G. W. *The nature of prejudice*. Boston: The Beacon Press, 1954.

ALLPORT, G. W. The religious context of prejudice. *Journal for the Scientific Study of Religion*, v. 5, p. 447-457, 1966.

ALLPORT, G. W.; ROSS, J. M. Personal religious orientation and prejudice. *Journal of Personality and Social Psychology*, v. 5, p. 432-443, 1967.

ALMANAQUE ABRIL. *Brasil 2005:* religiões. São Paulo: Abril, 2005.

ALMEIDA FILHO, N. *A ciência da saúde*. São Paulo: Hucitec, 2000.

ALMEIDA FILHO, N. Cultura e psicopatologia: revisão da literatura epidemiológica latino-americana. *Jornal Brasileiro de Psiquiatria*, v. 34, n. 6, p. 357-364. 1985.

ALMEIDA FILHO, N. *Epidemiologia sem números*: uma introdução crítica à ciência epidemiológica. Rio de Janeiro: Campus, 1989.

ALMEIDA, A. M. *Fenomenologia das experiências mediúnicas: perfil e psicopatologia de médiuns espíritas*. 2004. Tese (Doutorado em Psiquiatria) - Departamento de Psiquiatria da Faculdade de Medicina da Universidade de São Paulo, São Paulo, 2004.

ALMEIDA, L. M. COUTINHO, E. S. F. O. Alcoolismo e o hospital geral: estudo de prevalência junto à demanda ambulatorial. *Jornal Brasileiro de Psiquiatria*, v. 39, n. 1, p. 27-31, 1990.

ALVES, M.M. A igreja e a história do Brasil. In: ALVES, M. M. *A igreja e a política no Brasil*. São Paulo: Brasiliense, 1979.

ALVES, R. A. volta do sagrado: os caminhos da sociologia da religião no Brasil. *Religião e Sociedade*, v. 3, p. 109-141, 1978.

ALVES, R. O. *Enigma da religião*. Petrópolis: Vozes, 1979.

ALVIM, C. F. Fanatismo religioso em Belisário. *Revista da Associação Medica de Minas Gerais*, v. 3-4, p. 351-357, 1951.

AMARO, J. W. F. Mito e religião. *Revista de Psiquiatria Clínica*, v. 22, n. 2, p. 31-37, 1995.

AMARO, J. W. F. Psicologia e religião segundo Freud, Fromm e Durkheim. *Revista de Psiquiatria Clínica*, v. 22, n. 4, p. 107-114, 1995.

AMARO, J. W. F. Psicologia e religião, segundo C. G. Jung. *Revista de Psiquiatria Clínica*, v. 22, n. 1, p. 1-10, 1995.

AMARO, J. W. F. Psicoterapia e religião. *Revista de Psiquiatria Clínica*, v. 23, n. 2, p. 47-50, 1996.

AMARO, J. W. F. *Psicoterapia e religião*. São Paulo: Lemos, 1996.

AMERICAN PSYCHIATRIC ASSOCIATION. *DSM-IV-TR*: manual diagnóstico e estatístico de transtornos mentais 4. ed. Porto Alegre: Artmed, 2002.

ANCONA-LOPEZ, M. A espiritualidade e os psicólogos. AMATUZZI, M. M. *Psicologia e espiritualidade*. São Paulo: Paulus, 2005.

ANDRADE, M. *Pequena história da música*. São Paulo: Martins, 1977.

ANDRADE, N. Das hallucinacoes ligadas á alienação mental. *Annaes Brazilienses de Medicina*, v. 2, p. 167-179, 1880.

ANTONIAZZI, A. *Por que o panorama religioso no Brasil mudou tanto?* São Paulo: Paulus, 2004.

ARGUE, A.; JOHNSOS, D. R.; WHITE, I. K. Age and religiosity: evidence from a three-wave panel analysis. *Journal for the Scientific Study of Religion*, v. 38, p. 423-435, 1999.

ARGYLE, M. *Conducta religiosa*. Buenos Aires: Paidos, 1966.

ATRAN, S. Genesis of suicide terrorism. *Science*, v. 299, p. 1534-1539, 2003.

AZARI, N. et al. Neural correlates of religious experience. *European Journal of Neuroscience*, v. 13, n. 8, p. 1649-1652, 2001.

AZEVEDO, F. *A cultura brasileira*. 2. ed. São Paulo: Companhia Editora Nacional, 1944.

AZEVEDO, I. B. *A celebração do indivíduo*: a formação do pensamento batista brasileiro. Piracicaba: Unimep, 1996.

AZEVEDO, T. Religião popular e sentimento de culpa. *Revista Brasileira de Psiquiatria*, v. 3, n. 2, p. 121-122, 1969.

AZZI, E. Atitudes sociais de um grupo de universitários paulistas. *Revista da Universidade de Campinas*, v. 3, n. 10-11, 62-72, 1956.

BACELAR, J.; CAROSO, C. C. (Orgs.). Faces da tradição afro-brasileira: religiosidade, sincretismo, anti-sincretismo, reafricanização, práticas terapêuticas, etnobotânica e comida. In: CONGRESSO AFRO-BRASILEIRO, 5., 1997, Salvador.

BAETZ, M. et al. The association between spiritual and religious involvement and depressive symptoms in Canada. *Journal of Nervous and Mental Diseases*, v. 192, n. 12, p. 818-822, 2004.

BAPTISTA, A. S. D. *Estudo sobre as práticas religiosas e sua relação com a saúde mental*: um estudo na comunidade. 2004. Tese. Escola Paulista de Medicina, Universidade de São Paulo, São Paulo, 2004.

BASTIDE, R. *As religiões africanas no Brasil*. São Paulo: Pioneira, 1971.

BASTIDE, R. *O candomblé da Bahia*. São Paulo: Companhia Editora Nacional, 1978.

BASTIDE, R. *Sociologia das doenças mentais*. São Paulo: Companhia Editora Nacional, 1967.

BASTIDE, R.; CESAR, O. Pintura, loucura e cultura. *Arquivos do Departamento de Assistência a Psicopatas do Estado de São Paulo*, v. 22, p. 51-70, 1956.

BASTOS, O. Curso sobre delírio III: aspectos transculturais e trans-históricos da atividade delirante. *Jornal Brasileiro de Psiquiatria*, v. 35, n. 3, p. 163-168, 1986.

BECKER, M. C. *Aconselhamento pastoral na depressão*: uma análise psico-teológica do aconselhamento pastoral diante da depressão. 2003. Dissertação. Faculdade de Ciências Médicas da Universidade Estadual de Campinas, Campinas, 2003.

BEIT-HALLAHMI, B. Religious based differences in approach to the psychology of religion: Freud, Fromm, Allport and Zilboorg. In: BROWN, L. B. *Advances in psychology of religion*. Oxford: Pergamon Press, 1985.

BEIT-HALLAHMI, B.; ARGYLE, M. *The psychology of religious behavior, belief, and experience*. New York: Routledge, 1997.

BELLO, R. A. Religiões populares e procedimento de cura. In: BELLO, R. A. *Estudos de religião*, v. 16, p. 111-122, 1999.

BELOT, G. El sentimiento religioso. In: DUMAS, G. *Nuevo Tratado de Psicologia*. Buenos Aires: Kapelusz, 1962. Tomo 6.

BERGER P. L. Reflections on the sociology of religion today. *Sociology of Religion*, v. 62, n. 4, p. 443-454, 2001.

BERGER, P. *O dossel sagrado*: elementos para uma teoria sociológica da religião. São Paulo: Paulinas, 1985.

BERGERET, J. Prélude à une étude psychanalytique de la croyance. *Revue Française de Pscychanalise*, v. 3, p. 877-896, 1997.

BERGIN, A. E. Religiosity and mental health: a critical reevaluation and meta-analysis. *Professional Psychology: Research and Practice*, v. 14, n. 2, p. 170-184, 1983.

BERGSON, H. *As duas fontes da moral e da religião*. Rio de Janeiro: Jorge Zahar, 1978.

BÍBLIA SHEDD. *Antigo e novo testamentos*. São Paulo: Vida Nova, 1997.

BIRMAN, P. *O que é umbanda*. São Paulo: Brasiliense, 1983.

BLÉNANDONU, G. *Wilfred R. Bion (1897-1979)*: a vida e a obra. Rio de Janeiro: Imago, 1993.

BORINI, P. et al. Alcoolismo feminino: padrão de consumo, motivações para o abuso e aspectos conceituais e emocionais de pacientes de baixa renda internadas em hospital psiquiátrico. *Jornal Brasileiro de Psiquiatria*, v. 48, n. 1-2, p. 539-545, 1999.

BORINI, P. et al. Padrão de uso de bebidas alcoólicas de estudantes de medicina. *Jornal Brasileiro de Psiquiatria*, v. 43, n. 2, p. 93-103, 1994.

BOTEGA, N. J.; et al. Nursing personnel attitudes towards suicide: the development of a measure scale. *Revista Brasileira de Psiquiatria*, v. 27, n. 4, p. 315-318, 2005a.

BOTEGA, N. J.; et al. Suicidal behavior in the community: prevalence and factors associated with suicidal ideation. *Revista Brasileira de Psiquiatria*, v. 27, n. 1, p. 45-53, 2005b.

BOTELHO, J. B. *Medicina e religião*: conflito de competência. Manaus: Valer, 2005.

BOUMA, G. D. The emergence of religious plurality in Australia: a multicultural society. *Sociology of Religion*, v. 56, n. 3, p. 285-302, 1995.

BOURDIEU, P. Gênese et structure du champ religieux. *Revue Française de Sociologie*, v. 12, p. 295-334, 1971.

BOURDIEU, P. Une interprétation de la théorie de la religion selon Max Weber. *Archives Européennes de Sociologie*, v. 12, n. 1, p. 3-21, 1971.

BOURGUIGNON, E. *Religion, altered states of consciousness and social change*. Columbus: Ohio University Press, 1973.

BRAAM, A. W. et al. Religious involvement and 6-year course of depressive symptoms in older Dutch citizens: results from the Longitudinal Aging Study Amsterdam. *Journal of Aging and Health*, v. 16, n. 4, p. 467-489, 2004.

BRANDÃO, C. R. Crer, duvidar e pensar a crença: confessantes, engajados e buscadores. *Teoria e Crítica*, n° especial, p. 64-75, 2003.

BRANDÃO, C. R. Fronteira da fé: alguns sistemas de sentido, crenças e religiões no Brasil de hoje. *Estudos Avançados*, v. 18, n. 52, p. 21-43, 2004.

BREWERTON, T. D. Hyperreligiosity in psychotic disorders. *The Journal of Nervous and Mental Disease*, v. 182, n. 5, p. 302-304, 1994.

BROCHARD, V. *Les sceptiques grecs*. Paris: Vrin, 1959.

BROWN, S. L.; et al. Religion and emotional compensation: results from a prospective study of widowhood. *Personality and Social Psychology Bulletin*, v. 30, p. 1165-1174, 2004.

BRUMANA, F. G.; MARTINEZ, E. G. *Marginalia sagrada*. Campinas: UNICAMP, 1991.

BUARQUE DE HOLANDA, F. *Sinhazinha* (Despertar). Rio de Janeiro: Morola, [20—].

BUARQUE DE HOLANDA, S. *Raízes do Brasil*. 26. ed. São Paulo: Companhia das Letras, 1995.

BUENO, E. *Brasil*: uma história. São Paulo: Ática, 2004.

BURROWS, G. M. *Enthusiam and Insanity*. In: BURROWS, G. M. Commentaries on Insanity. London: Underwood, 1828.

BURTON R. *The anatomy of melancholy* (1621). London: A.R. Shilleto, 1893.

BYRNE P. Religion: definition and explanation. In: Smelser, N. J.; Baltes, P. B. *International Encyclopedia of the Social and Behavioral Sciences*. Amsterdam: Elsevier, 2001.

CACCIATORE, O. G. *Dicionário de cultos afro-brasileiros*. Rio de Janeiro: Forense, 1977.

CÂMARA CASCUDO L. O morto brasileiro. In: CÂMARA CASCUDO L. *Tradição, ciência do povo*. São Paulo: Perspectiva, 1971. p. 103-104.

CÂMARA CASCUDO L. Religião. In: CÂMARA CASCUDO L. *Civilização e cultura*. Belo Horizonte: Itatiaia, 1983. cap. 12.

CÂMARA CASCUDO L. *Tradição, ciência do povo*. São Paulo: Perspectiva, 1971.

CAMARGO, C. P. F. *Kardecismo e umbanda*. São Paulo: Pioneira, 1961.

CARPEAUX O.M. *Uma nova história da música*. Rio de Janeiro: Ediouro, 1999.

CARDOSO DE OLIVEIRA, R. *A categoria da des-ordem e a pós-modernidade da antropologia*. Trabalhos em Antropologia. Campinas: IFCH-UNICAMP, 1988.

CARNEIRO, N. G. O.; CORDEIRO, A. B.; CAMPOS, D. S. Reality shows e voyeurismo: um estudo sobre os vícios da pós-modernidade. *Revista Latino Americana de Psicopatologia Fundamental*, v. 8, n. 1, p. 1-13, 2005.

CARVALHO, H. M. C. *Obsessões graves*: sinais. São Paulo: Lake, [20—]. (Estudos Espíritas, n. 2).

CASSORLA, R. M. S. A importância da identificação das reações de aniversário. *Jornal Brasileiro de Psiquiatria*, v. 31, n. 5, p. 301-306, 1982.

CASTELLS, M. *O poder da identidade*. São Paulo: Paz e Terra, 2001.

CAVALCANTI, M. L. V. C. *O mundo invisível*: cosmologia, sistema ritual e noção de pessoa no espiritismo. Rio de Janeiro: Jorge Zahar, 1983.

CENTRO APOLOGÉTICO CRISTÃO DE PESQUISA. *Religiões "mundiais" diferentes e seitas locais*, 2003.

CESAR O. Demonologia. *Arquivos do Departamento de Assistência a Psicopatas do Estado de São Paulo*. v. 23, p. 137-148, 1957.

CESAR O. Simbolismo místico nos alienados. *Revista do Arquivo do Município de São Paulo*, v. 124, p. 47-72, 1949.

CESAR, O. A arte primitiva nos alienados: manifestação esculptorica com caracter symbolico feiticista num caso de syndroma paranoide. *Memórias do Hospício de Juquery*, v. 1, n. 1, p. 111-125, 1924.

CESAR, O. Contribuition à l'etude de l'art chez les alienés. *Arquivos do Departamento de Assistência a Psicopatas do Estado de São Paulo*, v. 16, p. 51-64, 1951.

CESAR, O. Los místicos de los hospícios. In: CESAR, O. *Misticismo y locura*. Buenos Aires: Partenon, 1939/1945.

CESAR, O. *Misticismo e loucura*. São Paulo: Oficinas Gráficas do Juqueri, 1939.

CIPRIANI, R. *Manual de Sociologia de la Religion*. Buenos Aires: Siglo Veintiuno, 2004.

COELHO, M. T. A. D.; ALMEIDA FILHO, N. A transição entre a normalidade e a anormalidade mental. In: GARCIA, R.; PONDE, M.; LIMA, M. G. *Atualização em Psicoses*. São Paulo: Phoenix, 2004.

COHN, C. Noções sociais de infância e desenvolvimento infantil. *Cadernos de Campo,* v. 10, n. 9, p. 13-26, 2000.

COMSTOCK, G. W.; TONASCIA, J. A. Education and mortality in Washington County, Maryland. *Journal of Health and Social Behavior*, v. 18, p. 54-61, 1977.

COMTE, A. *Discurso sobre o espírito positivo*. São Paulo: Abril Cultural, 1973. (Coleção Os Pensadores).

COSTA PEREIRA, M. E. A noção de "desamparo" no pensamento freudiano. In: COSTA PEREIRA, M. E. *Pânico e desamparo*. São Paulo: Escuta, 1999.

COSTA PEREIRA, M. E. Ulysses Pernambucano e a questão da "higiene mental". *Revista Latinoamericana de Psicopatologia Fundamental*, v. 7, n. 1, p. 123-129, 2005.

COSTA, P. T.; WIDIGER, T. A. *Personality disorders and the five-factors model of personality*. Washington: American Psychological Association, 1994.

COUTINHO, S. R. Jesus on line: comunidades religiosas e conflitos na rede. *Boletim Omnes Urbes*, v. 3, n. 1, 2001.

CSORDAS, T. J.; LEWTON, E. Practice, performance and experience in ritual healing. *Transcultural Psychiatry*, v. 35, n. 4, p. 435-512, 1998.

DA MATTA, R. O ofício de etnólogo, ou como ter anthropological bues. In: NUNES, E. *A aventura sociológica*. Rio de Janeiro: Jorge Zahar, 1978.

DALGALARRONDO P. et al. Delírio: características psicopatológicas e dimensões comportamentais em amostras clínicas. *Jornal Brasileiro de Psiquiatria*, v. 52, n. 3, p. 191-199, 2003.

DALGALARRONDO, P. *Psicopatologia e semiologia dos transtornos mentais*, Porto Alegre: Artmed, 2000.

DAVIS, M.; WALLBRIDGE, D. *Limite e espaço*: uma introdução à obra de D.W. Winnicott, Rio de Janeiro: Imago, 1982.

DE SANCTIS S. C. *La conversione religiosa*: studio bio-psicologico. Roma: Laborari Fidenter, 1927.

DE VAUS D.; MCALLISTER. Gender differences in religion. *American Sociological Review*, v. 52, p. 472-481, 1987.

DEBORD, G. *A sociedade do espetáculo*: comentários sobre a sociedade do espetáculo. Rio de Janeiro: Contraponto, 1997.

DECONCHY, J. P. Les méthodes em psychologie de la religion. *Archives de Sciences Sociales des Religions*, v. 63, n. 1, p. 31-83, 1987.

DECONCHY, J. P. Théories et allegories en psychologie de la religion. *Archives de Sciences Sociales des Religions*, v. 64, n. 2, p. 179-192, 1987.

DEUTSCH A. Tenacity of attachment to a cult leader: a psychiatric perspective. *The American Journal of Psychiatry*, v. 137, n. 12, p. 1569-1573, 1980.

DITTES, J. E. Psychology of Religion. In: LINDZEY; G.; ARONSON, E. *The Handbook of social psychology*. Massachusetts: Addison-Wesley, 1969.

DITTES, J. E. Religion: psychological study. In: SILLS, D. L. (Ed.). *International Encyclopedia of the Social Sciences*. New York: Macmillan/The Free Press, 1968.

DOMINGUES, I. Weber, a hermenêutica e as ciências humanas. *Teoria e Sociedade*, p. 12-25, maio 2005.

DONAHUE, M. J.; BENSON, P. L. Religion and the well-being of adolescents. *Journal of Social*, v. 51, p. 145-160, 1995.

DORNELLES, J. *Fiéis virtuais*: estudo antropológico sobre a presença religiosa na Internet. Ciudad Antropológica: Ciudad Virtual de Antropologia e Arqueologia, 2002. Disponível em: www.antropologia.com.ar.

DOUGLAS, M. Introdução. In: FRAZER, J. G. *O ramo de ouro*. Rio de Janeiro: Guanabara Koogan, 1982.

DUMONT, J. P. *A filosofia antiga*. Lisboa: Edições 70, 1986.

DUPRONT, A. A religião: antropologia religiosa. In: LE GOFF. *História: novas abordagens*. Rio de Janeiro: Jorge Zahar, 1978.

DURKHEIM, E. As formas elementares da vida religiosa. In: DURKHEIM, E. *Os Pensadores*. São Paulo: Abril Cultural, 1912/1978.

DURKHEIM, E. *O problema religioso e a dualidade da natureza humana*. Religião e Sociedade. Rio de Janeiro: ISER, 1977.

DURKHEIM, E. *O suicídio*: um estudo sociológico. Rio de Janeiro: Jorge Zahar, 1982.

ECO, U. Quando o outro entra em cena nasce a ética. In: ECO, U.; Martini, C. M. *Em que crêem os que não crêem*. Rio de Janeiro: Record, 2000.

ELIADE, M. *Iniciaciones místicas*. Madrid: Taurus, 1975.

ELIADE, M. *O sagrado e o profano*: a essência das religiões. São Paulo: Martins Fontes, 1996.

ELLENBERGER, H. F. *El descubrimiento del inconsciente*: historia y evolución de la psiquiatria dinâmica. Madrid: Gredos, 1976.

ENDERS, E. L. *Martin Luthers Briefwechsel*. Frankfurt: [s.n.], 1884-1907.

EPICURO. *Carta sobre a Felicidade* (a Meneceu). São Paulo: UNESP, 1997. p. 25.

ERICHSEN, F. Bemerkungen über das sogenannte "religiöse" Erleben des Schizophrenen. Nervenarzt, v. 45, p. 191-199, 1974.

ERIKSON, E. H. *Identidade, juventude e crise*. Rio de Janeiro: Jorge Zahar, 1976.

ERIKSON, E. H. Oito idades do homem. In: ERIKSON, E. H. *Infância e sociedade*. Rio de Janeiro: Jorge Zahar, 1976.

ERIKSON, E. H. *Young Man Luther: a study in psychoanalysis and history*. New York: WW Norton & Company, 1962.

ERIKSON, J. M.; ERIKSON, E. H. Gerotranscendência. In: ERIKSON, E. H. *O ciclo de vida completo*. Porto Alegre: Artmed, 1998.

ERINOSHO, O. A. Social background and pre-admission sources of care among Yoruba psychiatric patients. *Social Psychiatry*, v. 12, n. 2, p. 71-74, 1977.

ESQUIROL, E. *Maladies mentales*. Paris: J.-B. Baillière, 1838.

EYSENCK, H. J.; EYSENCK, M. *Personality and individual differences*. London: Plenum, 1985.

FARR, C. B., HOWE, R. L. The influence of religious ideas on the etiology, symptomatology, and prognosis of the psychoses: with special reference to social factors. *American Journal of Psychiatry*, v. 11, p. 845-865, 1932.

FARRINGTON, B. Os deuses cósmicos, a alma e o indivíduo In: FARRINGTON, B. *A doutrina de Epicuro*. Rio de Janeiro: Jorge Zahar, 1968.

FERNANDEZ, A. *Fundamentos de la psiquiatría actual*. Madrid: Paz Montalvo, 1977.

FERRAZ, M. H. C. T. *Arte e loucura*: limites do imprevisível. São Paulo: Lemos Editorial, 1998.

FEUERBACH, L. *A essência do cristianismo*. Campinas: Papirus, 1988.

FIZZOTTI, E. *Verso uma psicologia della religione*. Turim-Leumann: Elle Di Ci, 1992.

FOREL, A. Religion und Sexualleben. In: FOREL, A. *Die sexuelle Frage*. München: Verlag Ernst, 1920.

FOUCAULT, M. *Doença mental e psicologia*. Rio de Janeiro: Tempo Brasileiro, 1975.

FOWLER, J. Stages of faith: the psychology of human development and the quest for meaning. New York: Haper & Row, 1981.

FRAZER J. G. Sobre totemismo e tabu. In: FADIMAN, C. *O tesouro da enciclopédia britânica*. Rio de Janeiro: Nova Fronteira, 1994.

FRAZER, J. G. *O ramo de ouro*. Rio de Janeiro: Guanabara Koogan, 1982.

FREEMAN, D. et al. Psychological investigation of the structure of paranoia in a non-clinical population. *British Journal of Psychiatry*, v. 186, p. 427-435, 2005.

FREUD, S. Das Unbehagen in der Kultur (1929/1930). In: FREUD, S. *Studienausgabe*. Frankfurt: Fischer Wissenschaft, 1982.

FREUD, S. Der Mann Moses und die monotheistische Religion: Drei Abhandlungen (1939). In: FREUD, S. *Studienausgabe*. Frankfurt: Fischer Wissenschaft, 1982.

FREUD, S. Die "kulturelle" Sexualmoral und die moderne Nervosität. In: FREUD, S. *Studienausgabe*. Frankfurt: Fischer Wissenschaft, 1982.

FREUD, S. Die Zukunft einer Illusion (1927). In: FREUD, S. *Studienausgabe*. Frankfurt: Fischer Wissenschaft, 1982.

FREUD, S. Massenpsychologie und Ich-Analyse (1921). In: FREUD, S. *Studienausgabe*. Frankfurt: Fischer Wissenschaft, 1982.

FREUD, S. *Neuroses de transferência*: uma síntese. Rio de Janeiro: Imago, 1987.

FREUD, S. Psychoanalytische Bemerkungen ueber einen autobiographisch beschriebenen fall von Paranóia (Dementia paranoides). In: FREUD, S. *Studienausgabe*. Frankfurt: Fischer Wissenschaft, 1982.

FREUD, S. *Totem y tabú* (1913-1914). Buenos Aires: Amorrortu, 1986.

FREUD, S. *Zwangshandlungen und religionsuebungen*. Frankfurt: Fischer Wissenschaft, 1982.

FREYRE, G. *Casa-Grande e Senzala*. 25. ed. Rio de Janeiro: José Olympio, 1987.

FREYRE, G. *Problemas brasileiros de antropologia*. Rio de Janeiro: José Olympio, 1973.

FROMM, E. *Análise do homem*. Rio de Janeiro: Jorge Jorge Zahar, 1983.

FRY, P. H.; HOWE, G. N. Duas respostas à aflição: umbanda e pentecostalismo. *Debate e critica*, n.6, p. 75-94. jul. 1975

FUSTER, P. Fanatic psychopaths: value of the K. Schneider clinical type (apropos of 3 clinical cases). *Actas luso-españolas de neurología, psiquiatría y ciencias afines*, v. 6, n. 4, p. 361-372, Jul-Aug, 1978.

GADAMER, H. G. Dois mil anos sem um novo Deus. In: DERRIDA, J.; VATTIMO, G. (Orgs.). *A religião*: o seminário de Capri. São Paulo: Estação Liberdade, 2000.

GADAMER, H. G. Hans Georg Gadamer. In: GADAMER, H. G. *Filosofias*: entrevistas do Le Monde. São Paulo: Ática, 1990.

GADAMER, H. G. *Über die verborgenheit der gesundheit*. Frankfurt: Suhrkamp Verlag, 1993.

GADAMER, H. G. *Verdade e método*: traços fundamentais de uma hermenêutica filosófica. Petrópolis: Vozes, 1999.

GALANTER, M. Charismatic religious sects and psychiatry: an overview. *American Journal of Psychiatry*, v. 139, n. 12, p. 1539-1548, 1982.

GALLUP G. H.; BEZILLA, R. *The religious life of young americans*. Princeton: The George Gallup International Institute, 1992.

GALLUP International Millennium Survey. 2000.Disponível em: http://www.gallupinternational.com.survey15.htm. Acesso em: 14 maio 2004.

GAMA, C. M. P. *O espírito da medicina*: médicos e espíritas em conflito. 1992. Dissertação. Instituto de Filosofia e Ciências Sociais da Universidade Federal do Rio de Janeiro, Rio de Janeiro, 1992.

GASPER, H.; MUELLER, J.; VALENTIN, F. Mystik. In: GASPER, H.; MUELLER, J.; VALENTIN, F. *Lexikon der sekten, sondergruppen und weltanschauungen*. Freiburg: Herder, 1990.

GAY P. *Um judeu sem Deus*. Rio de Janeiro: Imago, 1992.

GEERTZ, C. A religião como sistema cultural. In: GEERTZ, C. *A interpretação das culturas*. Rio de Janeiro: Jorge Zahar, 1978.

GEERTZ, C. O beliscão do destino: a religião como experiência, sentido, identidade e poder. In. GEERTZ, C. *Nova luz sobre a antropologia*. Rio de Janeiro: Jorge Zahar, 2001

GEERTZ, C. Religion: anthropological study, In: SILLS, D. L. (Ed.). *International Encyclopedia of the Social Sciences*. New York: Macmillan/The Free Press, 1965. v. 13

GEERTZ, C. Uma descrição densa: por uma teoria interpretativa da cultura. In: GEERTZ, C. *A interpretação das culturas*. Rio de Janeiro: Jorge Zahar, 1978.

GEERTZ, C.; FLECK, D. E.; STRAKOWSKI, S. M. Frequency and severity of religious delusions in Christian patients with psychosis. *Psychiatry Research*, v. 103, n. 1, p. 87-91, 2001

GIGLIO J. S. *Psicoterapia e espiritualidade*. 1997. Monografia. Associação Junguiana do Brasil, São Paulo, 1997.

GIGLIO, Z. G.; GIGLIO J. S. *Anatomia de uma época*. Campinas: Instituto de Psicologia Analítica de Campinas, 2002.

GIRGENSOHN K. *Der seelische aufbau des religiösen erlebens*. Gütersloh: Bertelsman, 1930.

GONÇALVES M. *A religiosidade como fator de proteção contra transtornos depressivos em pacientes acometidas com patologia ontológica da mama*. Campinas, 2000. Tese (Doutorado em Ciências Médicas) - Faculdade de Ciências Médicas, Universidade Estadual de Campinas, Campinas, 2000.

GRIESINGER, W. *Die Pathologie und Therapie der psychischen Krankheiten*. Amsterdam: E.J. Bonset, 1867/1964.

GUILLEBAUD, J. C. *A tirania do prazer.* Rio de Janeiro: Bertrand Brasil, 1999.

HALL, G. S. *Jesus the Christ in the light of psychology*. New York: MacMillan, 1917.

HALL, G. S. *The adolescence and its relations*. London: Appleton & Company, 1911.

HARVEY, D. *Condição pós-moderna*: uma pesquisa sobre as origens da mudança cultural. São Paulo: Loyola, 2004.

HAUCK, J. F. et al. *História da igreja no Brasil*: ensaio de interpretação a partir do povo. Petrópolis: Vozes, 1980. Tomo 2.

HENNEBERG, R. Mediumistische psychosen. *Berliner Klinische Wochenschrifft*, v. 87, p. 873-875, 1919.

HILGARD, E. Altered states of awareness. In: GOLEMAN, D.; DAVIDSON, R. J. *Consciousness*: the brain, states of awareness, and alternate realities. New York: Irvington, 1979.

HILL, A. B. The environment and disease: association of causation. *Proceedings of the Royal Society of Medicine*, v. 58, p. 1217-1219, 1965.

HOFFER, E. *Fanatismo e movimentos de massa*. Rio de Janeiro: Lidador, 1968.

HOUT, M.; FISCHER, C. S. Why more americans have no religious preference: politics and generations. *American Sociological Review*, v 67, n. 2, p. 165-190, 2002.

HOWARTH; E. What does Eysenck's psychoticism scale really measure? *British Journal of Psychology*, v. 77, p. 223-227, 1986.

HUNT, R. A.; KING, M. The intrinsic-extrinsic concept: a review and evaluation. *Journal for the Scientific Study of Religion,* v.10, p. 339-356, 1971.

IDELER, K. W. *Versuch einer theorie desw religiösen wahnsinns*. Braunschweig: Schwetschke, 1848-1850.

IDLER, E. L.; KASL, S. V. Religion among disabled and nondisabled persons I: cross-sectional patterns in health practices, social activities, and well-being. *Journal of Gerontology*, v. 52, n. 6, p. 294-305, 1997.

INGERSOLL-DAYTON, B.; KRAUSE, N.; MORGAN, D. Religious trajectories and transitions over the life couse. *International Journal of Aging and Human Development*, v. 55, p. 51-70, 2002.

JACKSON, M.; FULFORD, K. W. M. Spiritual experience and psychopathology. *Philosophy, Psychiatry & Psychology*, v. 4, n. 1, p. 41-65, 1997

JACOB, C. R. et al. *Atlas da filiação religiosa e indicadores sociais no Brasil*. São Paulo: Loyola, 2003.

JACQUES, E. Los sistemas sociales como defensa contra las ansiedades persecutória y depressiva. In: KLEIN, M. *Obras Completas IV*. Buenos Aires: Paidos-Horme, 1976.

JAMES, W. *As variedades da experiência religiosa*: um estudo sobre a natureza humana. São Paulo: Cultrix, 1991.

JAMES, W. *Pragmatismo*: um nuevo nombre para algunos antiguos modos de pensar. Barcelona: Orbis, 1975.

JANET, P. *De la angustia al éxtasis (1926)*. México: Fondo de Cultura Económica, 1991.

JASPERS, K. Psychopathie und religion. In: JASPERS, K. *Allgemeinde Psychopathologie*. Berlin: Springer Verlag, 1973.

JOLIVET, R. *Tratado de filosofia*: psicologia. Rio de Janeiro: Livraria Agir, 1967.

JONES, H. The epicurean tradition. London: Routledge, 1992.

JORNAL FOLHA DE SÃO PAULO. *Com 831 pessoas, Borá tem cinco igrejas (C1)*. São Paulo, 30 jul 2005.

JUNG, C.G. *Memórias, sonhos, reflexões*. Rio de Janeiro: Nova Fronteira, 1975.

JUNG, C.G. *Psicologia e religião*. Petrópolis: Vozes, 1987.

KELLY-MOORE, J. A.; FERRARO, K. F. Functional limitations and religious service attendance in later life: barrier and/or benefit mechanism? *Journal of Gerontology*, v. 56, n. 6, p. S365-S363, 2001.

KEMP, K. *Corpo modificado, corpo livre?* São Paulo: Paulus, 2005.

KENDLER, K. S. et al. Dimensions of religiosity and their relationship to lifetime psychiatric and substance use disorders. *The American Journal of Psychiatry*, v. 160, n. 3, p. 496-503, 2003

KENDLER, K. S.; GARDNER, C. O.; PRESCOTT, C. A. Religion, psychopathology and substance use and abuse: a multimeasure, genetic-epidemiologic study. *The American Journal of Psychiatry*, v. 154, p. 322-329, 1997.

KENNEDY, G. L. et al. The relation of religious preference and practice to depressive symptoms among 1,855 older adults. *Journal of Gerontology*, v. 51, n. 6, p. 301-308. 1996

KERR-CORRÊA, F.; SIMÃO, M. O.; DALBEN, I. Possíveis fatores de risco para o uso de álcool e drogas em estudantes universitários e colegiais da UNESP. *Jornal Brasileiro de Dependência Química*, v. 3, n. 1, p. 32-41, 2002.

KESSLER, R. C. et al. Prevalence, severity, and comorbidity of 12-month DSM-IV disorders in the National Comorbidity Survey replication. *Archives of General Psychiatry*, v. 62, p. 617-627, 2005.

KIERKEGAARD, S. A. O desespero humano: doença até à morte. In: KIERKEGAARD, S. A. *Os pensadores*. São Paulo: Abril Cultural, 1979.

KIERKEGAARD, S. A. Temor e tremor. In: KIERKEGAARD, S. A. *Os pensadores*. São Paulo: Abril Cultural, 1979.

KIMURA, B. *Zwischen Mensch und Mensch*: Strukturen japanischer Subjektivität. Darmstadt: Wissenschaftliche Buchgesellschaft, 1995.

KIRK, G. S.; RAVEN, J. E.; SCHOFIELD, M. *Os filósofos pré-socráticos*. 4. ed. Lisboa: Calouste Kulbenkian, 1994.

KIRSCH, T. G. Restaging the will to believe: Religious pluralism, anti-syncretism, and the problem of belief. *American Anthropologist*, v. 106, n. 4, p. 699-709, 2004. Este artigo aparece em uma sessão do *American Anthropologist* denominada "new answers to old questions: What is belief"?

KLEIN, M. Algunas conclusiones teóricas sobre la vida emocional Del bebé. In. KLEIN, M. *Obras Completas*. Buenos Aires: Pidos-Horme, 1976a. Tomo 3.

KLEIN, M. Sobre la identificación. In: KLEIN, M. *Obras Completas*. Buenos Aires: Pidos-Horme, 1976b. Tomo 4.

KNOBEL, M. A síndrome da adolescência normal. In: Aberastury, A.; KNOBEL, M. *Adolescência Normal*: um enfoque psicanalítico. Porto Alegre: Artes Médicas, 1984.

KOENIG, H. G. *Aging and God*. New York:Haworth, 1994.

KOENIG, H. G. et al. Religious coping and depression among elderly, hospitalized medically ill men. *American Journal of Psychiatry*, v. 149, n. 2, p. 1693-700, 1992.

KOENIG, H. G.; GEORGE, L. K.; PETERSON, B. L. Religiosity and remission of depression in medically ill older patients. *American Journal of Psychiatry*, v. 155, n. 4, p. 536-542, 1998.

KOENIG, H. G.; LARSON, D. B. Religion and mental health: evidence for an association. *International Review of Psychiatry*, v. 13, p. 67-78, 2001.

KOENIG, H. G.; MCCULLOUGH, M. E.; LARSON, D. B. *Handbook of religion and health*. New York: Oxford University Press, 2001.

KRAEPELIN E. *La demência precoz, parafrenias, la locura-maniaco-depressiva*, 1ª, 2ª e 3ª partes. Buenos Aires: Polemos, 1996.

KRAFFT-EBING, R. V. *Lehrbuch der Psychiatrie*. Stuttgart: Enke, 1879.

KRAUSE, N.; ELLISON, C. G.; MARCUM, J. P. The effect of church-based emotional support on health: do they vary by gender? *Sociology of Religion*, v. 63, p. 1, p. 21-47, 2002.

KRAUSE, N.; TRAN, T. V. Stress and religion involvement among elderly black adults. *Journal of Gerontology*, v. 44, p. 4-13, 1989.

KRAUSE, N.; WULFF, K. M. Religious doubt and health: exploring the potential dark side of religion. *Sociology of Religion*, v. 65, n. 1, p. 35-56. 2004.

KRUKOFF, M. W. et al. Music, imagery, touch and prayer as adjuncts to interventional cardiac care: the monitoring and actualization of noetic training (MANTRA) II randomized study. *The The Lancet*, v. 366, n. 9481, p. 211-217, 2005.

KUMAR, K. *Da sociedade pós-industrial à pós-moderna*: novas teorias sobre o mundo contemporâneo. Rio de Janeiro: Jorge Zahar, 1997.

LACAN, J. Discurso aos católicos. In: LACAN, J. *O triunfo da religião, precedido de discurso aos católicos*. Rio de Janeiro: Jorge Zahar, 2005.

LACAN, J. *Nomes-do-pai*. Rio de Janeiro: Jorge Zahar, 2005.

LAHR, C. A crença. In: LAHR, C. *Manual de filosofia*. Porto: Livraria Apostolado da Imprensa, 1968.

LAPLANCHE, J.; PONTALIS, J. B. *Vocabulário de Psicanálise*. São Paulo: Martins Fontes, 1986.

LAPLANTINE, F. *Antropologia da doença*. São Paulo: Martins Fontes, 2004.

LAPLANTINE, F. Penser anthropologiquement la religion. *Anthropologie et Societés*, v. 27, n. 1, p. 11-33, 2003.

LARSON, D. B. et al. Systematic analysis of research on religious variables in four major psychiatric journals, 1978-1982. *American Journal of Psychiatry*, v. 143, n. 3, p. 329-334, 1986

LARSON, D. B.; SWYERS, J. P.; McCULLOUGH, M. E. *Scientific research on spirituality and health*: a consensus report. National Institut for Healthcare Research. Rockville: The John M. Templeton Foundation, 1998.

LAWRENCE, E.; PETERS, E. Reasoning in believers in the paranormal. *The Journal of Nervous and Mental Disease*, v. 192, n. 11, p. 727-733, 2004.

LEÃO, F. C. *Uso de práticas espirituais em instituição para portadores de deficiência mental*. 2004. Dissertação. Faculdade de Medicina, Universidade Federal de São Paulo, São Paulo, 2004.

LEBRUN, G. *Blaise Pascal*. São Paulo: Brasiliense, 1983.

LEITE, C. A. C. A ética pentecostal e o espírito emotivo: da ética protestante racional à ética protestante emocional. *Teoria e Sociedade*, n. especial, p. 172-189, maio 2005.

LEMOS FILHO, A. *Os catolicismos brasileiros*. Campinas: Alínea, 2000.

LEMOS, A. Cibercultura: alguns pontos para compreender a nossa época. In: LEMOS, A. CUNHA, P. *Olhares sobre a cibercultura*. Porto Alegre: Sulina, 2003.

LÉPINE, C. *O inconsciente na antropologia de Lévi-Strauss*. São Paulo: Ática, 1979.

LEPINE, J. P. et al. Prévalence et comorbidité des troubles psychiatriques dans la population générale française. *L'Encéphale*, v. 31, p. 182-194, 2005.

LESBAUPIN, I. Marxismo e religião. In: TEIXEIRA, F. *Sociologia da Religião*: enfoques teóricos. Petrópolis: Vozes, 2003.

LEUBA, J. H. *The belief in God and Imortality*: a psychological, anthropological and statistical study. Boston: Sherman, Frenc & Company, 1916.

LEVIN, B. W.; BROWNER, C. H. The social production of health: critical contribution from evolutionary, biological and cultural anthropology. *Social Science and Medicine*, v. 61, p. 745-750, 2005.

LEVIN, J. S. How religion influences morbidity and health: reflections on natural history, salutogenesis and host resistance. *Social Science and Medicine*, v. 43, n. 5, p. 849-864, 1996.

LEVIN, J. S. Religion and health: is there an association, is it valid, and is it causal? *Social Science and Medicine*, v. 38, n. 11, p. 1475-1482, 1994.

LEVIN, J. S.; LARSON, D. B. Religion and spirituality in medicine: research and education. *JAMA*, v. 278, n. 9, p. 792-793, 1997.

LEVIN, J. S.; SCHILLER, P. L. Is there a religious factor in health? *Journal of Religion and Health*, v. 26, n. 9, p. 9-36, 1997.

LEVIN, J. S.; VANDERPOOL, H. Y. Is frequent religious attendance really conductive to better health? Toward and epidemiology of religion. *Social Science and Medicine*, v. 24, n. 7, p. 589-600, 1987.

LÉVI-STRAUSS, C. A eficácia simbólica. In: LÉVI-STRAUSS, C. *Antropologia Estrutural*. Rio de Janeiro: Tempo Brasileiro, 1989.

LÉVI-STRAUSS, C. A estrutura dos mitos (capítulo XI). In: LÉVI-STRAUSS, C. *Antropologia Estrutural*. Rio de Janeiro: Tempo Brasileiro, 1989.

LÉVI-STRAUSS, C. Religiões comparadas dos povos sem escrita. In: LÉVI-STRAUSS, C. *Antropologia Estrutural*. Rio de Janeiro: Tempo Brasileiro, 1976.

LÉVI-STRAUSS, C. Totemismo hoje. In: LÉVI-STRAUSS, C. *Os Pensadores*. São Paulo: Abril Cultural, 1976.

LÉVI-STRAUSS, C.; ERIBON, D. *De perto e de longe*. Rio de Janeiro: Nova Fronteira, 1990.

LÉVY, P. *Cibercultura*. São Paulo: 34, 1999.

LEWIS, I. M. *Êxtase religioso*. São Paulo: Perspectiva, 1977.

LINNEY, Y. M.; PETERS, E. R., AYTON, P. Reasoning biases in delusion-prone individuals. *British Journal of Clinical Psychology*, v. 37, p. 285-302, 1998.

LOEWY, M. *As aventuras de Karl Marx contra o Barão de Münchhausen*: marxismo e positivismo na sociologia do conhecimento. São Paulo: Cortez, 2003.

LONG, A. A. *La filosofia helenística*. Madrid: Alianza, 1997.

LOTUFO NETO, F. *Psiquiatria e religião: a prevalência de transtornos mentais entre ministros religiosos*. 1996. Tese. Faculdade de Medicina, Universidade Federal de São Paulo, São Paulo, 1996.

LUCENA, J. Aspectos culturais na patologia mental em certos grupos brasileiros. *Revista Brasileira de Psiquiatria*, v. 3, n. 1, p. 7-30, 1969.

LUCENA, J. Sobre a evolução histórica da psiquiatria em Pernambuco. *Revista da Associação Brasileira de Psiquiatria*, v. 4, n. 13, p. 56-62, 1982.

LUCENA, J. Uma pequena epidemia mental em Pernambuco: os fanáticos do município de Panelas. *Neurologia*, v. 2, n. 2, p. 3-11, 1940.

LYNCH, T.; SANO, M.; MARDER, K. S. Clinical characteristics of a family with chromosome 17-linked disinhibition-dementia-parkinsonism-amyotrophy complex. *Neurolgy*, v. 44, p. 1878-1884, 1994.

LYRA, A. Misticismo e psiquiatria. *Arquivos do Departamento de Assistência a Psicopatas do Estado de São Paulo*, v. 28, p. 15-41, 1964.

MACEDO, C. C. *Imagem do Eterno*: religiões no Brasil. São Paulo: Moderna, 1989.

MACEDO, C. C. Os protestantes entre nós. In: MACEDO, C. C. *Imagem do eterno*: religiões no Brasil. São Paulo: Moderna, 1989.

MACHADO, A. L. *Um estudo das práticas religiosas do doente mental internado*: Incidências, influências e histórias de vida. 1993. Dissertação. Faculdade de Ciências Médicas da Universidade Estadual de Campinas, Campinas, 1993.

MAFRA, C. *Os evangélicos*. Rio de Janeiro: Jorge Zahar, 2001.

MALINOWSKI, B. *A scientific theory of culture and other essays*. Chapel Hill: The University of North Carolina Press, 1944.

MALINOWSKI, B. O caráter público e tribal dos cultos primitivos. In: MALINOWSKI, B. *Magia, ciência e religião*. Lisboa: Edições 70, 1988.

MALINOWSKI, B. O homem primitivo e a sua religião. In: MALINOWSKI, B. *Magia, ciência e religião*. Lisboa: Edições 70, 1988.

MALINOWSKI, B. Vida, morte e destino na fé e no culto primitivos. In: MALINOWSKI, B. *Magia, ciência e religião*. Lisboa: Edições 70, 1988.

MARIANO, R. *Neopentecostais*: sociologia do novo pentecostalismo no Brasil. São Paulo: Loyola, 1999.

MARIZ, C. L. A sociologia da religião de Max Weber. In: TEIXEIRA, F. (Org.). *Sociologia da Religião*: enfoques teóricos. Petrópolis: Vozes, 2003.

MARIZ, C. L. Libertação e ética: Uma análise do discurso de pentecostais que se recuperam do alcoolismo. In: ANTONIAZZI, A. et al. *Nem anjos nem demônios: Interpretações sociológicas do pentecostalismo*. Petrópolis: Vozes, 1994.

MARX, K. Crítica da filosofia do direito de Hegel. In: MARX, K.; ENGELS, F. *Sobre a religião*. Lisboa: Edições 70, 1975.

MARX, K.; ENGELS, F. *Ausgewählte Werk in sechs Bänden*. Berlin: Dietz Verlag, 1989.

MATEUS, M. D. M. L. *Estudo etnográfico de pacientes com esquizofrenia e seus familiares em São Vicente, Cabo Verde*. Dissertação). Escola Paulista de Medicina, Universidade Federal de São Paulo, São Paulo, 1998.

MAUSS, M. A prece (1909). In: OLIVEIRA, R. C. (Org.). *Mauss*. São Paulo: Ática, 1979.

MAUSS, M. Esboço de uma teoria geral da magia (1899). In: MAUSS, M. *Sociologia e antropologia*. São Paulo: Cosacnaify, 2003.

MAUSS, M. Une catégorie de l'esprit humain: La notion de personne, celle de "moi". In: MAUSS, M. *Sociologie et Anthropologie*. Paris: Presse Universitaires de France, 1950.

MAUSS, M.; HUBERT, H. *Sobre o sacrifício (1904)*. São Paulo: Cosacnaify, 2005.

McCRAE, R. R.; JOHN, O. P. An introduction to the five-factor model and its applications. *Journal of Personality*, v. 60, p. 175-192, 1992.

McCULLOUGH, M. E. et al. (2005) The varieties of religious development in Adulthood: a longitudinal investigation of religion and rational choice. *Journal of Personality and Social Psychology*, v. 89, n. 1, p. 78-89, 2005.

McLUHAN, M. *Understanding media*: the extensions of man. London: Sphere Books, 1967.

MEADOW, M. J.; KAHOE, R. D. *Psychology of religion*: Religion in individual lives. New York: Harper and Row, 1984.

MELLOR, P. A. Religion, culture and society in the "information age". *Sociology of Religion*, v. 65, n. 4, p. 357-371, 2004.

MENDONÇA DE JESUS, A. E. *Um olhar sobre Itapira*: a presença dos hospitais psiquiátricos.

MENDONÇA, A. G. *O celeste porvir*: a inserção do protestantismo no Brasil. São Paulo: Paulinas, 1984.

MENDONÇA, A. G.; VELÁSQUES FILHO, P. *Introdução ao protestantismo no Brasil*. São Paulo: Loyola, 1990.

MENEZES, A. B. *A loucura sob novo prisma*. Brasília: Federação Espírita Brasileira, 1988.

MENEZES, R. C. Marcel Mauss e a sociologia da religião. In: TEIXEIRA, F. (Org.). *Sociologia da religião*: enfoques teóricos. Petrópolis: Vozes, 2003.

MEZAN, R. *Freud*: pensador da cultura. São Paulo: Brasiliense, 1986.

MILLER, A. S.; HOFFMANN, J. P. Risk and religion: an explanation of gender differences in religiosity. *Journal for the Schientific Study of Religion*, v. 34, p. 63-75, 1995.

MILLER, A. S.; STARK, R. Gender and religiouness: can socialization explanations be saved? *American Journal of Sociology*, v. 107, n. 6, p. 1399-1423, 2002.

MILLER, B. L. et al. Neuroanatomy *of the self*: evidence from patients with frontotemporal dementia. *Neurology*, v. 57, p. 817-821, 2001.

MILLER, L.; DAVIES, M.; GREENWALD, S. Religiosity and substance use and abuse among adolescents in the National Comorbidity Survey. *Journal of the American Academy of Child and Adolescent Psychiatry*, v. 39, n. 9, p. 1190-1197, 2000.

MINAYO, M. C. S.; SANCHES, O. Quantitativo-qualitativo: oposição ou complementaridade? *Cadernos de Saúde Pública*, v. 9, n. 3, p. 239-248, 1993.

MIRA Y LOPEZ, E. *Manual de psiquiatria*. Buenos Aires: Librería / El Ateneo, 1943.

MOL, H. *Identity and the sacred*. A sketch for a new social-scientific theory of religion., Oxford: Blackwell, 1976.

MONAGHAN R.R. Three faces of the true believer: motivations for attending a fundamentalist church. *Journal for the Scientific Study of Religion*, v. 6, p. 236-245, 1967.

MONTEIRO, D. T. A cura por correspondência. *Religião e Sociedade*, v. 1, n. 1, p. 61-79, 1977.

MONTEIRO, V. B. M. *Procura de ajuda e tratamento realizado por familiares de pacientes no primeiroa episódio psicótico*. 2004. Dissertação. Escola Paulista de Medicina da Universidade Federal de São Paulo, São Paulo, 2004.

MONTEIRO, Y. N. Doença e pecado no imaginário cristão. *Estudos de Religião*, v. 13, p. 93-110, jun. 1999.

MONTERO, P. *Da doença à desordem*: a magia na umbanda. Rio de Janeiro: Graal, 1985.

MOOG, V. Bandeirantes e pioneiros: paralelo entre duas culturas. Porto Alegre: Globo, 1954.

MOREAU DE TOURS, J. Recherches sur les aliénés en orient. *Annales Medico-Psychologiques*, v. 1, p. 103-132, 1843.

MOREIRA-ALMEIDA, A. *Fenomenologia das experiências mediúnicas*: perfil e psicopatologia de médiuns espíritas. 2004. Tese. Departamento de Psiquiatria da Faculdade de Medicina, Universidade de São Paulo, São Paulo, 2004.

MOREIRA-ALMEIDA, A.; ALMEIDA, A. A. S.; LOTUFO NETO, F. History of Spiritist Madness in Brazil. *History of Psychiatry*, v. 16, n. 1, p. 5-25, 2005.

MOREIRA-ALMEIDA, A.; ALMEIDA, A. A. S.; LOTUFO NETO, F. Spiritist views of mental disorders in Brazil. *Transcultural Psychiatry*, v. 42, n. 4, p. 570-595, 2005.

MOREIRA-ALMEIDA, A.; LOTUFO NETO, F.; KOENIG, H. G. Religiousness and mental health: a review. *Revista Brasileira de Psiquiatria*. No prelo.

MOREL, P. João de Deus, São. In: DICIONÁRIO Biográfico Psicologia. Rio de Janeiro: Jorge Zahar, 1997.

MOREL, P. Jofre JG. In: DICIONÁRIO Biográfico Psicologia. Rio de Janeiro: Jorge Zahar, 1997.

MORIN, E. *O problema epistemológico da complexidade*. Lisboa: Publicações Europa-América, 2002.

MORITZ, S.; WOODWARD, T. S. Jumping to conclusions in delusional and non-delusional schizophrenic patients. *British Journal of Clinical Psychology*, v. 44, n. 2, p. 193-207, 2005.

MUCHEMBLED, R. *Uma história do diabo*: séculos XII-XX. Rio de Janeiro: Bom Texto, 2001.

MUELLER, F. M. *An introduction to the science of religion*. London: Longman, 1903.

MURAMOTO, O. Medial prefrontal córtex and religious behavior: a case of frontal variant of frontotemporal dementia. *Cognitive and Behavioral Neurology*. No prelo.

MURAMOTO, O. The role of the medial prefrontal cortex in human religious activity. *Medical Hypotheses*, v. 62, n. 4, p. 479-485, 2004.

MURPHY, H. B. M. Cultural aspects of the delusion. *Studies in Genetics*, v. 20, p. 684-692, 1967.

MURPHY, H. B. M.; VEGA, G. Schizophrenia and religious affiliation in Northern Ireland. *Psychological Medicine*, v. 12, n. 3, p. 595-605, 1982

NEELEMAN, J. et al. Tolerance of suicide, religion and suicide rates: an ecological and individual study in 19 Western countries. *Psychological Medicine*, v. 27, n. 5, p. 1165-1171, 1997.

NEELEMAN, J.; LEWIS, G. Religious identity and comfort beliefs in three groups of psychiatric patients and a group of medical controls. *International Journal of Social Psychiatry*, v. 40, n. 2, p. 124-134, 1994.

NELSON K. R. et al. Does the arousal system contribute to near death experience? *Neurology*, v. 66, n. 7, p. 1003-1009, 2006.

NÉRI, A. L. *Qualidade de vida e idade madura*. Campinas: Papirus, 1993.

NEWBERG, A. B.; D'AQUILI, E. The neuropsychology of spiritual experience. In: KOENIG, H. G. *Handbook of religion and mental health*. San Diego: Academic Press, 1998.

NEWBERG, A. et al. The measurement of regional cerebral blood during the complex cognitive task of meditation: a preliminary SPECT study. *Psychiatry Research*, v. 106, p. 113-122, 2001.

NEWSWEEK. Search of the Spiritual. *Newsweek*, v. 146, n. 9-10, 2005.

NIETZSCHE, F. Die Fröhliche Wissenschaft. In: NIETZSCHE, F. *Du sollst der warden, der du bist: Psychologische Schriften*. München: Kindler Verlag, 1976.

NINA RODRIGUES, R. A loucura epidêmica de Canudos: Antonio Conselheiro e os jagunços. *Revista Latinoamericana de Psicopatologia Fundamental*, v. 3, n. 2, p. 145-157, 2000.

NINA RODRIGUES, R. Abasia coeiforme epidêmica no norte do Brasil. *Revista Latinoamericana de Psicopatologia Fundamental*, v. 6, n. 4, p. 145-156, 2003.

NINA RODRIGUES, R. *Animismo fetichista dos negros bahianos*. Rio de Janeiro: Civilização Brasileira, 1935 [1896].

NINA RODRIGUES, R. Sobrevivências religiosas: religião, mitologia e culto. In. NINA RODRIGUES, R. *Os Africanos no Brasil*. São Paulo: Universidade de Brasília/Companhia Editora Nacional, 1982/1933.

NORTH, C. S.; PFEFFERBAUM, B. Research on the mental health effects of terrorism. *JAMA*, v. 288, n. 5, p. 633-636, 2002.

NUCCI, M. G. *Formulação cultural do caso em saúde mental*: uma experiência num Centro Primário de Saúde na cidade de Campinas-SP. 2002. Dissertação. Faculdade de Ciências Médicas, Universidade de Campinas, Campinas, 2002.

NUNES, E. D. Perspectiva sociológica. In: BLANCA, G. et al.*Comportamento Suicida*. Porto Alegre: Artmed, 2004.

NUNES, M. O. *À temp et à contre-temps: Lês voix dês tambours du candomblé dans la psychose*. Departement D'Anthropologie, Universite de Montreal, Canadá, 1999.

ODA, A. M. G. R. *Alienação mental e raça: a psicopatologia comparada dos negros e mestiços brasileiros na obra de Raimundo Nina Rodrigues*. 2003. Tese. Faculdade de Ciências Médicas, Universidade Estadual de Campinas, Campinas, 2003.

ODA, A. M. G. R.; DALGALARRONDO, P. História das primeiras instituições para alienados no Brasil. *Revista História, Ciências, Saúde: Manguinhos*, v. 12, n. 3, p. 983-1010, 2005.

OLIVEIRA, E. R. *O que é benzeção*. São Paulo: Brasiliense, 1985.

OLIVEIRA, M. D. *A religião mais negra do Brasil*: por que mais de oito milhões de negros são pentecostais. São Paulo: Mundo Cristão, 2004.

OLIVEIRA, P. A. R. (Ribeiro de Oliveira P.A) A teoria do trabalho religioso em Bourdieu. In: TEIXEIRA, F. (Org.). *Sociologia da religião*: enfoques teóricos. Petrópolis: Vozes, 2003.

OLIVEIRA, R. M. Coexistência das religiões no Brasil. *Revista Vozes*, v. 71, n. 7, p. 35-42, 1977.

OLIVEIRA, V. P. *O caminho do silêncio*: uma busca do autoconhecimento: um estudo de um grupo sufi. 1991. Dissertação. (Mestrado em Antropologia Social) - Departamento de Antropologia, Instituto de Filosofia e Ciências Humanas da Universidade Estadual de Campinas, Campinas, 1991.

OLIVEIRA, W. I.; LEVY, L. E. A.; MARTINS, R. B. Iemanjá: um mito brasileiro em floração. *Jornal Brasileiro de Psiquiatria*, v. 35, n. 5, p. 267-271, 1986.

ORGANIZAÇÃO MUNDIAL PARA A SAÚDE (OMS). *Classificação de transtornos mentais e de comportamento da CID-10*. Porto Alegre: Artes Médicas, 1993.

ORTIZ, R. *A morte branca do feiticeiro negro*. Petrópolis: Vozes, 1978.

OTTO, R. *O sagrado*. Lisboa: Edições 70, 1992.

PALMER, M. *Freud e Jung*: sobre a religião. São Paulo: Loyola, 2001.

PARGAMENT, K. I. *The psychology of religion and coping*: theory, research, practice. New York: The Guildford Press, 1997.

PASCAL, B. Pensamentos. In: PASCAL, B. *Os Pensadores*. São Paulo: Abril Cultural, 1973.

PASCAL, B. *Prière pour le bon usage des maladies*. Paris: Éditions A L'enfant Poete, 1946.

PATTISON, E. M. Possession states and exorcism. In: FRIEDMANN, C. T. H.; R. A. FAGUET. (Eds.). *Extraordinary disorders of human behavior*. New York: Plenum Press, 1982.

PAYNE, B. P.; McFADDEN, S. H. From loneliness and solitude: religious and spiritual journeys in late life. In: THOMAS, L. E.; EISENHANDLER, S. A. *Aging and the religious dimension*. London: Auburn House, 1994.

PAYNE, I. R. et al. Review of religion and mental health: prevention and the enhancement of psyhosocial functioning. *Prevention in Human Services*, v. 9, n. 2, p. 11-40, 1991.

PEARCE, L. D.; AXINN, W. G. The impact of family religious life on the quality of mother-child relations. *American Sociological Review*, v. 63, n. 6, p. 810-828, 1998.

PELTO, P. J. *Iniciação ao estudo da antropologia*. Rio de Janeiro: Jorge Zahar, 1979.

PENNA, A. G. A contribuição dos psicólogos no domínio dos fenômenos religiosos. In: PENNA, A. G. A. *Em busca de Deus*: introdução à filosofia da religião. Rio de Janeiro: Imago, 1999.

PEREIRA DE QUEIROZ, M. I. MARTUSCELI, C. *Estudo de sociologia e história*. São Paulo: Anhembi, 1957.

PEREIRA DE QUEIROZ, M. I. *O messianismo no Brasil e no mundo*. São Paulo: Alfa-Ômega, 2003.

PEREIRA, C. L. *Seguindo a voz de Deus*: narrativas e etnografia em um caso de sacrifício de crianças, Salvador, Bahia, 1977/2001. 2002. Tese – (Doutorado em Ciências Sociais). Departamento de Antropologia, Instituto de Filosofia e Ciências Humanas, Universidade Estadual de Campinas, Campinas, 2002.

PERNAMBUCANO, U. As doenças mentais entre os negros de Pernambuco. *Neurobiologia*, v. 1, n. 1, p. 1-13, 1938.

PESSOTI, I. *A loucura e as épocas*. São Paulo: 34, 1994.

PETERS, E. et al. Delusional ideation in religious and psychotic populations. *British Journal of Clinical Psychology*, v. 38, p. 83-96, 1999.

PETERS, L. B.; PRICE-WILLIAMS, D. A phenomenological overview of trance. *Transcultural Psychiatric Research Review*, v. 20, p. 5-39, 1983.

PFISTER, O. Die Illusion einer Zukunft. *Imago*, v. 14, n. 2/3, p. 149-184, 1928.

PFROMM NETTO, S. Desenvolvimento religioso. In: PFROMM NETTO, S. *Psicologia da Adolescência*. São Paulo: Livraria Pioneira, 1974.

PHILLIPS, D. P.; KING, E. W. Death takes a holiday: mortality surrounding major social occasions. *The Lancet*, v. 24, p. 728-732, 1988.

PHILLIPS, D. P.; RUTH, T. E.; WAGNER, L. M. Psychology and survival. *The Lancet*, v. 342, n. 6, p. 1142-1145, 1993.

PHILLIPS, D. P.; VAN VOORHEES, C. A.; RUTH, T. E. The birthday: lifeline or deadline? *Psychosomatic Medicin,* v. 54, p. 532-542, 1992.

PHILLIPS. D. P. et al. The Hound of the Baskervilles effect: natural experiment on the influence of psychological stress on timing of death. *BMJ*, v. 323, p. 1443-1446, 2001

PIERUCC, A. F. *O desencantamento do mundo*: todos os passos do conceito em Max Weber. São Paulo: 34, 2003.

PIERUCC, A. F.; PRANDI, R. *A realidade social das religiões no Brasil*. São Paulo: Hucitec, 1996.

PIERUCCI, A. F. *Bye bye Brasil*: o declínio das religiões tradicionais no Censo de 2000. *Estudos Avançados*, v. 18, n. 52, p. 1-12, 2005.

PIN, E. *Elementos para uma sociologia do catolicismo latino-americano*. Petrópolis: Vozes, 1966.

PINEL, P. *Traités médico-philosophique sur l'alienation mentale ou La manie*. Paris: Richard, Caille et Ravier, 1801.

PIRES, N. Reação delirante induzida: estudo de epidemia mental coletiva. *Arquivos de Neuro-Psiquiatria*, v. 4, n. 1, p. 34-42, 1946.

PONDE, L. F. O discurso de Deus. *Jornal Folha de São Paulo*, São Paulo, 7 ago. 2005. Caderno Mais, p. 7.

PORTER, R. Loucura Religiosa. In: PORTER, R. *Uma história social da loucura*. Rio de Janeiro: Jorge Jorge Zahar, 1990.

PRANDI, R. *Mitologia dos orixás*. São Paulo: Companhia das Letras, 2001.

PRANDI, R. *Segredos guardados*: orixás na alma brasileira. São Paulo: Companhia das Letras, 2005.

PRINCETON RELIGION RESEARCH CENTER. *Religion in America*. Princeton: The Gallup Poll, 1996.

PRUYSER, P. The seamy side of current religious beliefs. *Bulletin of the Menninger Clinic*, v. 41, p. 329-348, 1977.

QUEIROZ, S. *Fatores relacionados ao uso de drogas e condições de risco entre alunos de graduação da Universidade de São Paulo*. 2000. Tese. Faculdade de Saúde Pública, Departamento de Prática de Saúde Pública da Universidade de São Paulo, São Paulo, 2000.

RAMADAM, Z. B. A. *Sexualidade, religião e misticismo*. Temas, v. 52, p. 164-172, 1996.

RAMOS, A. *A aculturação negra no Brasil*. São Paulo: Nacional, 1942.

RAMOS, A. *As culturas negras no novo mundo*: Antropologia cultural e psicologia social. Rio de Janeiro: Civilização Brasileira, 1937.

RAMOS, A. *O folclore negro no Brasil*: demopsicologia e psicanálise. Rio de Janeiro: Civilização Brasileira, 1935.

RAMOS, A. *Primitivo e loucura*. 1926. Tese. (Doutorado em Ciências Médicas e Cirúrgicas) - Faculdade de Medicina da Bahia, Salvador, 1926.

REDKO, C. *Fighting against the "evil"*. Religious and cultural construction of the first psychotic experience of young people living in São Paulo, Brazil. 2000. Thesis.McGill University, Canada, 2000.

REIS, L.; BARBOSA, H. *Notícia de jornal*. Rio de Janeiro: E. M. Brasileira, [20—].

REYES HERRERA, S. E. *Grupos e linhas de pesquisa no campo de estudos da religião no Brasil*. 1999. (Texto não publicado)

REZENDE, A. M. Pistas para um diagnóstico da patologia cultural. In: Moraes, J. F. R. (Org.). *Construção social da enfermidade*. São Paulo: Cortez & Moraes, 1978.

REZENDE, A. M. *Wilfred R. Bion*: uma psicanálise do pensamento. Campinas: Papirus, 1995.

RIBEIRO, R. Alguns resultados do estudo de cem médiuns. In: RIBEIRO, R. *Estudos pernambucanos*: dedicados a Ulysses Pernambucano. Recife: Oficina Gráfica do Jornal do Comércio, 1937.

RIBEIRO, R. Análise sócio-psicológica da possessão. *Neurologia*, v. 19, p. 188-211, 1956.

RIBEIRO, R. As estruturas de apoio e as reações do negro ao cristianismo na América Portuguesa: bases instrumentais numa revisão de valores. *Boletim do Instituto Joaquim Nabuco*, v. 6, p. 57-80, 1957.

RIBEIRO, R. Cultos Afrobrasileiros do Recife: um estudo de ajustamento social. *Boletim do Instituto Joaquim Nabuco*, nº especial, p. 54-59, 1952.

RIBEIRO, R. O Teste de Rorschach no estudo da "aculturação" e da "possessão fetichista" dos negros do Brasil. *Boletim do Instituto Joaquim Nabuco*, v. 1, p. 44-50, 1952.

RILLING, J. et al. A neural basis for social cooperation. *Neuron*, v. 35, p. 395-405, 2002.

RIZZUTO, A. M. *Por que Freud rejeitou Deus?* São Paulo: Loyola, 2001.

ROCHA, F. F. Do delírio em geral. *Revista Brasileira de Psicanálise*, v. 2, n. 1, p. 127-142, 1919.

ROCHA, N. S. *Associação entre estado de saúde, espiritualidade/religiosidade/crenças pessoais e qualidade de vida*. 2002. Dissertação. Programa de Pós-Graduação em Ciências Médicas: Psiquiatria, Faculdade de Medicina da Universidade Federal do Rio Grande do Sul, Porto Alegre, 2002.

RODRIGUES, N. B. *A interface religião-medicina*: concepção de doença espiritual e doença material. *Alteridades*, v. 1, p. 43-60, 1994.

ROLIM, F. C. *Pentecostais no Brasil*: uma interpretação sócio-religiosa. Petrópolis: Vozes, 1985.

ROLIM, F. C. Sagrado e profano em Durkheim. In: ROLIM, F. C. *Dicotomias religiosas*: ensaio de sociologia da religião. Petrópolis: Vozes, 1996.

ROLIN, F. C. Max Weber: natural e sobrenatural. In: ROLIN, F. C. *Dicotomias religiosas*: ensaios de sociologia da religião. Petrópolis: Vozes, 1997.

ROLIN, F. C. Ernest Bloch e George Lukács: dois messiânicos revolucionários. In: ROLIN, F. C. *Dicotomias religiosas*: ensaios de sociologia da religião. Petrópolis: Vozes, 1997.

ROOF, W. C. *A generation of seekers*: the spiritual journeys of the baby boom generation. San Francisco: Harper, 1993.

ROSA, G. *Grande Sertão*: veredas/ O diabo na rua, no meio do redemunho ... . São Paulo: Círculo do Livro, 1984.

ROTERDAM, E. *Elogio da loucura*. Rio de Janeiro: Ediouro, 1968.

RUBIM DE PINHO, A. A visão psiquiátrica do misticismo (1975). In: CONCEIÇÃO, A. C. *Rubim de Pinho*: Fragmentos da Psiquiatria Transcultural. Salvador: EDUFBA, 2002.

RUBIM DE PINHO, A. Aspectos socioculturais das depressões na Bahia (1968). In: CONCEIÇÃO, A. C. *Rubim de Pinho*: Fragmentos da Psiquiatria Transcultural. Salvador: EDUFBA, 2002.

RUBIM DE PINHO, A. et al. Fatores sócio-culturais nas depressões. *Revista Brasileira de Psiquiatria*, v. 3, n. 1, p. 63-96, 1969.

RUBIM DE PINHO, A. O cultural e o histórico no campo do delírio. In: CONCEIÇÃO, A. C. *Rubim de Pinho*: Fragmentos da Psiquiatria Transcultural. Salvador: EDUFBA, 2002.

RUBIM DE PINHO, A. O diagnóstico da psicose maníaco-depressiva: Ensaio de sistematização. Tese. (Livre-Docência em Clínica Psiquiátrica), Faculdade de Medicina, Universidade da Bahia, Salvador, [20--].

RUBIM DE PINHO, A. Tratamentos religiosos das doenças mentais (1975). In: CONCEIÇÃO, A. C. *Rubim de Pinho*: Fragmentos da Psiquiatria Transcultural. Salvador: EDUFBA, 2002.

RUSTIN, M. Kleinian psychoanalysis and cultural theory. In: RUSTIN, M. *The good society and the inner world: Psychoanalysis, politics and culture*. London: Verso, 1991.

SAHLINS, M. *Ilhas de História*. Rio de Janeiro: Jorge Zahar, 1990.

SANCHEZ, Z. V. M.; OLIVEIRA, L. G.; NAPPO, S. A. Fatores protetores de adolescentes contra o uso de drogas com ênfase na religiosidade. *Ciências e Saúde Coletiva*, v. 9, n. 1, p. 43-55, 2004.

SANCHIS, P. A contribuição de Émile Durkheim. In: TEIXEIRA, F. (Org.). *Sociologia da religião*: enfoques Teóricos. Petrópolis: Vozes, 2003.

SANCHIS, P. A religião dos brasileiros. *Teoria e Sociedade*, n° especial, p. 16-49. 2003

SANTAYANA, G. *A filosofia de Santayana*. São Paulo: Cultrix, 1967.

SANTAYANA, G. *Interpretations of poetry and religion*. New York: Charles Scribner's Sons, 1900.

SANTOS, J. L. *Espiritismo*: uma religião brasileira. São Paulo: Moderna, 1997.

SAROGLOU, V. Religion and the five factors of personality: a meta-analytic review. *Personality and Individual Differences*, v. 32, p. 15-25, 2002.

SASAKI, M.; SUZUKI, T. Changes in religious commitment in the United States, Holland and Japan. *American Journal of Sociology*, v. 92, p. 1055-1076, 1987.

SAVER, J. L.; RABIN, J. The neural substrates of religious experiences. *Journal of Neuropsychiatry and Clinical neurosciences*, v. 9, p. 498-510, 1997.

SCHADEN, E. *Aspectos fundamentais da cultura guarani*. São Paulo: Difusão Européia do Livro, 1962.

SCHAFER, W. E. Religiosity, spirituality, and personal distress among college students. *Journal of College Student Development*, v. 38, n. 6, p. 633-644, 1997.

SCHÄR, H. *Religion und Seele in der Psychologie C.G. Jung*. Zurich: Rascher Verlag, 1946.

SCHEEPERS, P.; GROTENHUIS, M. T.; VAN DER SLIK, F. Education, religiosity and moral attitudes: explaining cross-national effect differences. *Sociology of Religion*, v. 63, n. 2, p. 157-176, 2002.

SCHLEIERMACHER, F. D. E. *Hermenêutica*: arte e técnica da interpretação. Petrópolis: Vozes, 1999.

SCHNEIDER, K. *Psicopatologia clínica*. São Paulo: Mestre Jou, 1976.

SCHNEIDER, K. *Zur Einführung in die Religionspsychopathologie*. Tübingen: Verlag von J.C.B. Mohr (Paul Siebeck), 1928.

SCHUBERT, S. C. *Obsessão, desobsessão*: profilaxia e terapêutica espíritas. Brasília: Federação Espírita Brasileira, 1990.

SCHULTZ-HENKE, H. Das religiöse erleben des atheisten. *Psyche*, v. 4, p. 417-435, 1950.

SCREECH, M. A. Good madness in Christendom. In: BYNUM, W. F.; PORTER, R.; SHEPHERD, M. (Ed.). *The anatomy of madness*: essays in the history of psychiatry. London: Tavistock, 1985.

SEGAL, H. Psicanálise e liberdade de pensamento. In. SEGAL, H. *A obra de Henna Segal*. Rio de Janeiro: Imago, 1983.

SHAND, J. D. The decline of traditional Christian beliefs in Germany. *Sociology of Religion*, v. 59, n. 2, p. 179-184, 1998.

SHERKAT, D. E. *Counterculture or continuity*: competing influences on baby boomers' religious orientations and participation. *Social Forces*, v. 76, p. 1087-1115, 1998.

SHERKAT, D. E. Sexuality and religious commitment in the United States: an empirical examination. *Journal for the Scientific Study of Religion*, v. 41, p. 313-323, 2000.

SHULIK, R. N. Faith development in older adults. *Educational Gerontology*, v. 14, p. 291-301, 2002.

SIBILIA, P. *O homem pós-orgânico*: corpo, subjetividade e tecnologias digitais. Rio de Janeiro: Relume Dumará, 2002.

SILVA, E. M. *O espiritualismo no século XIX*: textos didáticos. Instituto de Ciências Humanas, Universidade Estadual de Campinas, Campinas, 1997.

SILVA, E. M. *Repensando o fanatismo religioso*: representações, conceitos e práticas contemporâneas. Instituto de Ciências Humanas da Universidade Estadual de Campinas, Campinas, 2004.

SILVA, J. A.; GARCIA, M. L. T. Comunidades terapêuticas religiosas de tratamento de dependência química no Estado do Espírito Santo. *Jornal Brasileiro de Psiquiatria*, v. 53, n. 4, p. 243-252, 2004.

SILVEIRA, N. *Jung*: vida e obra. Rio de Janeiro: Paz e Terra, 1975.

SIMMEL, G. Fundamental religious ideas and modern science: an inquiry (1909). In: HELLE, H. J.; NIEDER, L. (Ed.). *Essays on Religion*. New Haven: Yale University, 1997.

SIMS, A. Comentary on "Spiritual experience and psychopathology". *Philosophy, Psychiatry & Psychology*, v. 4, n. 1, p. 77-81, 1997.

SIMS, A. *Symptoms in the mind*. London: W. B. Saunders, 1995.

SKIDMORE, T. E. *Uma história do Brasil*: paz e terra. São Paulo: [s.n.], 1998.

SMITH, W. R. *Lectures on the religion of the semites*. London: Bonanate, 1889.

SORENSON, A. M.; GRINDSTAFF, C. F.; TURNER, R. J. Religious involvement among unmarried adolescent mothers: a source of emotional support? *Sociology of Religion*, v. 56, n. 1, p. 71-81, 1995.

SPERO, M. Parallel dimensions of experience in psychoanalytic psychotherapy of the religious patient. *Psychotherapy*, v. 27, n. 1, p. 53-71, 1990.

STANDAGE, K. F. The use of Schneider's typology for the diagnosis of personality disorders: an examination of reliability. *The British Journal of Psychiatry*, v. 135, p. 238-42, 1979.

STAROBINSKI, J. *Historia del tratamiento de la melancholia desde los orígenes hasta 1900*. Genebra: Documenta Geigy, 1962.

STEINBROOK, E. Cross cultural aspects of schizophrenia with emphasis on cultural variations in the family structure. *American Journal of Psychiatry*, v. 109, p. 330, 1952.

STOLL S.J. Religião, ciência ou auto-ajuda? Trajetos do espiritismo no Brasil. *Revista de Antropologia*, v. 45, n. 2, p. 361-402, 2002.

STOMPE, T. et al. Comparison of delusions among schizophrenics in Austria and in Pakistan. *Psychopathology*, v. 32, p. 225-234, 1999.

STOMPE, T. et al. Religious delusions in postmodern, modern and traditional Societies. In: World Congress of Psychiatry, 13, 2005.

STONE, C. Opening psychoanalytic space to the spiritual. *Psychoanalytic Review*, v. 92, n. 3, p. 417-430, 2005.

STRAWBRIDGE, W. J. et al. Religiosity buffers effects of some stressors on depression but exacerbates others. *Journal of Gerontology*, v. 53, p. S118-S126, 1998.

STROH, G. W. George Santayana: naturalismo e desapego. In: STROH, G. W. *A filosofia americana*. São Paulo: Cultrix, 1972.

STROH, G. W. William James: pragmatismo e psicologia. In: STROH, G. W. *A filosofia americana*. São Paulo: Cultrix, 1972.

SUASSUNA, A. *Auto da compadecida*. Rio de Janeiro: Agir, 2002.

SUZUKI, D. T. *Introdução ao Zen-Budismo*. Rio de Janeiro: Civilização Brasileira, 1961.

SWANSON, G. E. *The birth of gods: the Origin of Primitive Beliefs*. Ann Arbor: Univiversity of Michigan Press, 1966.

SWARTZ, D. Bridging the study of culture and religion: Pierre Bourdieu's political economy of symbolic power. *Sociology of Religion*, v. 57, n. 1, p. 71-85, 1996.

TATEYAMA M. et al.Comparison of schizophrenic delusions between Japan and Germany. *Psychopathology*, v. 26, p. 151-158, 1993.

TAVARES, B. F.; BERIA, J. U., LIMA, M. S. Factors associated with drug use among adolescent students in southern Brazil. *Revista de Saúde Pública*, v. 38, p. 6, p.787-796, 2004.

TEIXEIRA F. (Org.) *Sociologia da Religião*: enfoques teóricos. Petrópolis: Vozes, 2003.

TEIXEIRA, F.;MENEZES, R. (Org.) *As religiões no Brasil*: continuidades e rupturas. Petrópolis: Vozes, 2006.

THALBOURNE, M. A. Belief in the paranormal and its relationship to schizophrenia-relevant measures: A confirmatory study. *British Journal of Clinical Psychology*, v. 33, p. 78-80, 1994.

THOMAS, L. E.; EISENHANDLER, S. A. A human science perspective on aging and the religious dimension. In: THOMAS, L. E.; EISENHANDLER, S. A. *Aging and the religious dimension*. London: Auburn House, 1994.

THOMPSON, E. H. Beneath the status characteristic: gender variations in religiousness. *Journal for the Scientific Study of Religion*, v. 30, p. 381-394, 1991.

THUNÉ-BOYLE, I. C. et al. Do religious/spiritual coping strategies affect illness adjustment in patients with cancer? A systematic review of the literature. *Social Science and Medicine*, v. 63, p. 151-164, 2006.

TÓFOLI, D. Pastor combina heavy metal e religião / São Paulo abre uma igreja a cada dois dias. *Jornal Folha de São Paulo*, 29 jan. 2006.

TORRES, W. C. Relação entre religiosidade, medo da morte e atitude frente ao suicídio. *Arquivos Brasileiros de Psicologia*, v. 38, n. 4, p. 3-23, 1986.

TUCKER, D. M., NOVELLY, R. A.; WALKER, P. J. Hyperreligiosity in temporal lobe epilepsy: redefining the relationship. *Journal of Nervous and Mental Diseases*, v. 175, p. 181-184,1987.

TYLOR, E. B. *Cultura Primitiva*. Madrid: Ayuso Editorial, 1981.

UNRUH, A. M.; VERSNEL, J.; KERR, N. Spirituality unplugged: a review of commonalities and contentions, and a resolution. *Canadian Journal of Occupational Therapy*, v. 69, n. 1, p. 5-19, 2002.

VALLE, E. *Psicologia e experiência religiosa*. São Paulo: Loyola, 1998.

VAN LIEBURG, M. J. A Reformer with Depression: Martín Luther (1483-1546). In: VAN LIEBURG, M. J. *Famous depressives*: ten historical sketches. Rotterdam: Organon International, 1988.

VAN LIEBURG, M. J. The Depresión of a Jesuit: Ignatius de Loyola (1491-1556). In: VAN LIEBURG, M. J. *Famous depressives*: ten historical sketches. Rotterdam: Organon International, 1988.

VAN WALSUM, K. L. Nos malades: three examples of christian influences in care for the insane in pre-revolutionaire France and Belbium. *Journal of Psychology and Christianity*, v. 23, n. 3, p. 219-233, 2004.

VERGER, P. *Orixás*: deuses iorubas na África e no novo mundo. Salvador: Corrupio, 1997.

VERGHESE, A. et al. Factors associated with the course and outcome of schizophrenia in India. *British Journal of Psychiatry*, v. 154, p. 499-503, 1989.

VERGOTE, A. *Psychologie religieuse*. Bruxelles: Dessart, 1966.

VIGNAT, J.-P. La clinique des états de conscience. *Annales médico-psychologiques*, v. 154, n. 10, p. 589-600, 1996.

VILLARES, C. C. *Representações de doença por familiares de pacientes com diangnóstico de esquizofrenia*. 1996. Dissertação. Escola Paulista de Medicina, Universidade de São Paulo, São Paulo, 1996.

VOLCAN, S. M. A. et al. Relação entre bem-estar espiritual e transtornos psiquiátricos menores: estudo transversal. *Revista de Saúde Pública*, v. 37, n. 4, p. 1-10, 2003.

VOLLMOELLER, W. Zur Problematik mediumistischer Psychosen. *Nervenarzt*, v. 65, p. 57-61, 1994.

WAGLEY, C. *An introduction to Brazil*. New York: Columbia University Press, 1963.

WALTER, T.; DAVIE, G. The religiosity of women in the modern west. *British Journal of Sociology*, v. 49, p. 640-660, 1998.

WATTS, F. Psychology of religion. In: SMELSER, N. J.; BALTES, P. B. *International Encyclopedia of the Social & Behavioral Sciences*. Amsterdan: Elsevier, 2001.

WEBER, M. *A ética protestante e o espírito do capitalismo*. São Paulo: Thompson Pioneira, 2001.

WEBER, M. A. Objetividade do conhecimento nas ciências sociais. In: COHN, G. (Org.). *Sociologia*. São Paulo: Ática, 2000.

WEBER, M. *Conceitos básicos de sociologia*. São Paulo: Moraes, 1987. Esta pequena brochura é um extrato da parte inicial de Max Weber, Wirtschaft und Gesellschaft, J. C. B. Mohr (Paul Siebeck), Tübingen, 1980, com a qual cotejou-se o livro da Editora Moraes e mesmo modificou-se algo na tradução.

WEBER, M. Die protestantischen Sekten und der Geist des Kapitalismus (1919/1920). In: WEBER, M. *Die protestantische Ethik* I: Eine Aufsatzsammlung. Hamburg: Gütersloher Verlagshaus, 1991.

WEBER, M. La ciência como vocación. In: WEBER, M. *El político y el cientifico*. Madrid: Alianza, 1967.

WEBER, M. *Wirtschaft und Gesellschaft*. Tübingen: J.C.B. Mohr, 1980.

WERLANG, B. G.; BOTEGA, N. J. *Comportamento suicida*. Porto Alegre: Artmed, 2004.

WHITAKER, E. A. Manifestações psíquicas inconscientes ou raras e espiritismo. *Revista de Neurologia e Psiquiatria de São Paulo*, v. 8, n. 1, p. 3-10, 1942.

WILGES, I. *Cultura religiosa*: as religiões no mundo. Petrópolis: Vozes, 1995.

WILLAIME, J. P.; HERVIEU-LEGER, D. *Sociologies et Religion*: approches classiques. Paris: PUF, 2001.

WINK, P.; DILLON, M. Spiritual development across the adult life course: Finding from a longitudinal study. *Journal of Adult Development*, v. 9, p. 79-94, 2002.

WINNICOTT, D. W. Michael Balint: tipos de caráter: o temerário e o cauteloso (1954). In: WINNICOTT, D. W. *Explorações psicanalíticas*. Porto Alegre: Artes Médicas, 1994a.

WINNICOTT, D. W. O brincar e a cultura (1968). In: WINNICOTT, D. W. *Explorações psicanalíticas*. Porto Alegre: Artes Médicas, 1994b.

WINNICOTT, D. W. O uso de um objeto no contexto de Moisés e o Monoteísmo (1969). In: WINNICOTT, D. W. *Explorações psicanalíticas*. Porto Alegre: Artes Médicas, 1994c.

WINNICOTT, D. W. Objetos transicionais e fenômenos transicionais. In: WINNICOTT, D. W. *O brincar e a realidade*. Rio de Janeiro: Imago, 1975.

WINSLOW, F. Insanity in India. *The Journal of Psychological Medicine and Mental Pathology*, v. 6, p. 356-367, 1853.

WONDRACEK, K. H. K. *O futuro e a ilusão*: um embate com Freud sobre psicanálise e religião. Petrópolis: Vozes, 2003.

WORK, H. Contemporary youth: their psychological needs and beliefs. In: GALANTER, M. *Cults and new religious movements*. Washington: American Psychiatric Press, 1989.

WORLD CHRISTIAN DATABASE. *Pesquisa em 10 países da Pew Fórum on Religion & Public Fórum*. 2006.

WORLD HEALTH ORGANIZATION. Preamble to the Constitution of the World Health Organization. *Official Records of the World Health Organization*, n. 2, p. 100, 1946.

XAVIER, F. C.; VIEIRA, W. *Desobsessão*. Brasília: Federação Espírita Brasileira, 1993.

XENÓFANES DE CÓLOFON. *Fragmentos*. São Paulo: Olavobrás, 2003.